KB233471

노화와 운동

굿라이프 7

Aging Change Exercise

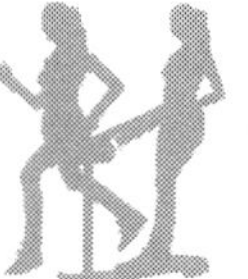

개정 2판

노화와 운동

김남익 지음

이담 Books

질병을 치료하기 위한 약물요법은 사용목적에 따라 한 가지 효과만을 가져온다. 그러나 운동은 약처방과 달리 여러 가지 부수적인 효과를 동시에 낼 수 있기 때문에 어떤 면에선 약처방보다 더 호전적인 결과를 가져올 수 있다. 그래서 지금 세계 의학계는 놀라운 운동효과에 주목한다. 삶의 활력과 건강을 선사하는 운동에 대해 구체적인 효과는 노화를 억제하고 질병을 예방할 수 있다는 것은 누구나 인정하는 사실이다.

생각해보면 일년 아니 평생을 건강하게 생활하는 것은 간단한 일일지 모른다. 잘 먹고 잘 자고 활기찬 활동을 하고 긍정적이고 따뜻한 마음으로 세상을 바라보고 생활하면 되는 것이다. 하지만 제일 중요한 것은 너무나 잘 아는 이 일들을 어떻게 일년 내내 지속적으로 행동에 옮기느냐? 일 것이다. 그만큼 각 개인에게 건강관리에 효과적인 일들은 지속적으로 하기가 힘들고 편한 것만 찾는 것이 현대인의 특징이기 때문이다.

이러한 문제를 해결해 주기 위해서 지난 10여 년 동안 운동처방에 따른 운동검사와 지도를 해오면서 고령자들의 건강에 관심을 가지고 신체 활동과 노화에는 어떠한 관련이 있는지를 규명하기 위해 종적인 연구결과를 토대로 책을 만들어야겠다는 생각으로 여러 자료를 모아 초판을 완성하게 되었다.

본서는 운동에 관한 지식이 적은 고령자들이나 사회인 및 노화 관련 연구자들에게 조금이라도 도움을 주고자 서술된 기초 운동관리 교재이다. 초판이라 아직 부족하고 미흡한 점이 많으나, 앞으로 더 많은 분량과 내용을 충실히 보강해 훌륭한 고령자들의 운동안내서의 교재가 될 수 있도록 노력해 나갈 것을 약속한다.

본서는 종적인 연구를 기초로 하여 심혈관계 질환 위험요소와 운동 참여여부에 따라 10년 전과 현재, 남녀 고령자들에 있어서 건강도, 운동능력, 혈관 염증, 활성산소, 성인병의 발병률과 사망률 분포에 미치는 영향을 실질적으로 제시하였다.

본서의 내용에 있어서, 노화에 따른 사망률과 발병률, 그리고 심혈관계 질환 위험요소와의 관련성의 결과에 있어서 남자는 심장기능 요인, 여자는 체지방 요인이 영향을 많이 미치고, 신체적 비활동도 큰 요인으로 작용한다고 할 수 있다. 따라서 심전도 이상이나 혈압, 체지방이 높으면 합병증과 함께 수명에 큰 영향을 미칠 수 있을 것이고, 심장기능과 체지방, 그리고 운동부족에 의해 현저

히 체력이 저하되면, 고령자들의 질환 발병률과 사망률이 증가된다
는 것을 본서의 결과 데이터로 예측할 수 있다.

그리고 고령자들의 규칙적인 신체 활동의 참여는 건강도, 운동
능력에 효과적인 것으로 나타났고, 심혈관계 질환 위험요소와 성인
병의 질환이 없는 고령자들이라도 신체적 비활동은 건강에 악영향
을 미칠 수 있지만, 심혈관계 질환 위험요소를 보유한 고령자들이
라도 적극적인 신체 활동에 참여한다면, 노화의 지연과 함께 질병
을 예방할 수 있는 능력을 배양하여 건강한 노년기를 보낼 수 있
을 것으로 생각한다.

끝으로 본서를 만드는 기간 중에 매일 저의 건강을 체크해주고
걱정을 아끼지 않았던 아내, 그리고 아빠에게 힘을 준 아들 유석과
딸 다빈에게 감사드린다. 또한 바쁘신 가운데 저의 미흡한 원고를
출판하게 해주신 한국학술정보(주) 사장님께 진심으로 감사드린다.

2005년 11월
연세빌딩 스포츠클리닉 연구실에서
김 남 익

책 머리에

|개정2판|

모든 사람들의 한결같은 소망은 무병장수일 것이다. 질병 없이 건강하고 행복하게 삶을 즐기는 것이다. 그래서 유행하는 말이 있다. 그것은 '99881244'인데, '구십구 세까지 팔팔하게 살다가 하루 이틀 아프다가 죽는다.'는 것이다. 이러한 말을 실현하기 위해서는 규칙적인 운동과 식생활 등의 생활습관 개선이 철저히 따라야 한다. 따라서 세계 의학계는 놀라운 운동효과에 주목한다. 삶의 활력과 건강을 선사하는 운동에 대해 구체적인 효과는 노화를 억제하고 질병을 예방할 수 있다는 것은 누구나 인정하는 사실이다.

얼마 전까지만 해도 고령자들은 더 건강하게 회춘하는 것은 유전적으로 불가능한 일로만 여겨져 왔다. 그러나 건강과 수명은 운명이 지어지는 것이 아니라, '어떠한 환경조건(생활습관)을 가지고 생활 하느냐'에 따라 달라진다고 할 수 있다.

저자는 이러한 문제를 해결해 주기 위해서 지난 15여 년 동안 운동처방에 따른 운동검사와 지도를 해오면서 고령자들의 건강에 관심을 가지고 신체 활동과 노화에는 어떠한 관련이 있는지를 규명하기 위해 종적인 연구결과를 토대로 책을 만들어야겠다는 생각으로 여러 자료를 모아 2005년에 미흡하게 초판을 완성하게 되었다.

그리고 다시 2009년에 각 질환에 따른 기초적 지식, 혈관 질환의 내용, 치매와 운동, 그리고 고령자들의 식이와 영양, 항암 식품을 추가하여 내용을 보충한 개정판을 출간하게 되었다.

본서는 운동에 관한 지식이 적은 고령자들이나 사회인 및 노화 관련 연구자들에게 조금이라도 도움을 주고자 서술된 기초 운동관리 교재이다. 초판을 다시 정리하여 2판을 준비하였으나, 아직 부족하고 미흡한 점이 많으나, 앞으로 더 많은 분량과 내용을 충실히 보강해 훌륭한 고령자들의 운동 안내서의 교재가 될 수 있도록 노력해 나갈 것을 약속한다.

끝으로 본서를 만드는 기간 중에 매일 나의 건강을 체크해주고 걱정을 아끼지 않았던 아내 김지연, 그리고 아빠에게 힘을 준 아들 유석과 딸 다빈에게 감사드린다. 또한 바쁘신 가운데 저의 미흡한 원고를 출판하게 해주신 한국학술정보(주) 채종준 사장님께 진심으로 감사드린다.

2009년 5월
대전 둔산 SKY빌딩 연구실에서
김 남 익

목차

제1장 노화와 운동의 개요

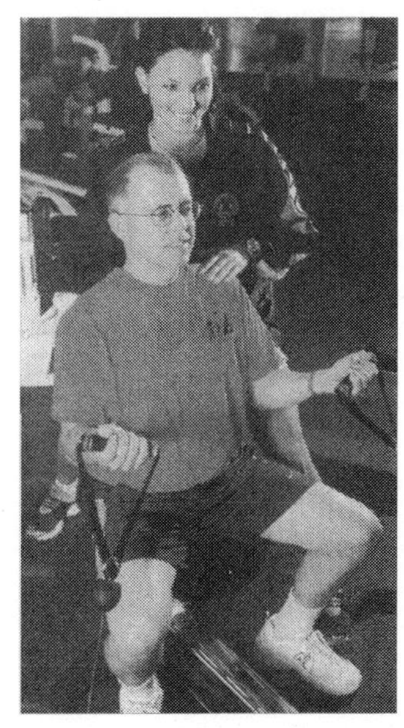

65세 이상 고령자들도 근력 운동으로
근육의 크기를 키워 강한 체력을 유지
할 수 있다.

1. 노화와 운동의 개요
2. 노화에 의한 신체적 변화
3. CVD의 발생 기전
4. 신체 활동과 CVD의 생리적 효과
5. 노화와 CVD의 운동처방
6. 노화와 운동의 위험요소

1. 노화와 운동의 개요

1) 이상적인 노인상

① 자신의 신변정리는 스스로 해야 한다.

② 활력(기력)이 있어 자립하여 생활이 가능해야 한다.

③ 풍부한 경험과 지식을 바탕으로 사회의 귀중한 자원으로서 인정받아야 한다.

①, ②를 달성하기 위해서는, 4km 정도 걷기가 가능해야 하고, 20 계단 오르기가 가능, 취사, 세탁, 목욕 정도는 혼자 가능해야 한다.

이것이 고령자에게 기대되는 체력이다.

따라서 이상적인 노인상을 유지하기 위하여 아래의 생활습관을 잘 지키기만 하여도 충분히 건강하고 활기찬 생활로 장수할 수 있다.

- **규칙적이고 바른 생활 5가지**
  - 정식(正食): 골고루 섭취, 비빔밥(입 밖), 가정식 백반(입 안)
  - 정동(正動): 지휘자(상체운동) － 장수
  - 정면(正眠): 숙면
  - 정식(正息): 복식호흡, 코로 들여 쉬고 입을 오므려 내뱉는다.
  - 정심(正心): 마음이 온 몸을 지배

---

2) 노화(노쇠)

1년에 한 살씩 누구나 나이를 먹는다. 이는 세상에서 가장 공평하다. 어릴 때는 나이 먹는 것이 기쁠 때도 있지만, 어른이 되면 누구나 아쉬워하고 때로는 슬퍼한다. 중년 이후에는 '나이를 먹는다.'는 말보다 '늙는다.'는 말이 더 자연스럽다.

2007년 통계청에서 발표한 '생명표'에 따르면, 현재 45세 남성은 32년(2040년), 여성은 39년(2046년)더 살 수 있을 것(기대수명)으로 전망됐다. 45세 남성과 여성은 나이를 32~39번 더 먹는다는 뜻이다.

나이를 먹는다는 것은 의학적으로 어떤 의미를 갖는 것일까? 의학적으로는 늙는 것을 '노화' 또는 '노쇠'라고 한다. 노쇠를 시간이 경과함에 따라 유해한 변화들이 축적되어 생체기능이 저하되고 질병에 걸릴 확률이 증가하는 과정이라고 정의한다. 늙는 것은 병이 아니지만, 기능이 저하되는 '진행과정'인 것이다.

• 몸의 물이 마른다.

나이가 들수록 몸의 기능이 떨어지는 이유는 나이가 들수록 각 장기의 실질 세포수가 감소하기 때문이다. 실질 세포수가 죽어도 새로운 세포의 생성이 되지 않으면, 세포수가 감소하게 된다. 이는 호르몬이나 영양물질 등 체액을 만드는 생산 공장이 줄어드는 것으로 볼 수 있다.

의학계에서도 논란이 있으나, 노화는 인체를 구성하는 물과 호르몬 등 체액이 줄어드는 것이라는 설명이 설득력을 얻고 있다.

일반인들도 나이를 먹을수록 몸에서 물이 마르는 것 같다고 말하는 것은 과학적으로 일리가 있는 것이다.

갓 태어난 신생아는 전체 체중의 75~80%가 체액이다. 20~30대까지도 별 변화가 없어 뇌, 심장, 폐, 장 등 장기의 70~80%가 수분이며, 물이 별로 없을 것 같은 피부에 72%, 심지어 뼈에도 22%의 수분이 함유되어 있다. 하지만 60~70대가 되면, 체내 수분 함량이 남성은 50%, 여성은 45%로 뚝 떨어진다.

수분의 부족은 근육량 감소와 피로로 이어진다. 근육의 70% 이상이 수분이므로 수분이 3~4%만 부족해도 근육이 쉽게 피로해진다. 그러면 조금만 움직여도 '힘들다'는 말이 나올 수밖에 없다.

한 국내 조사결과에 따르면, 남성의 평균 근육량은 20대는 56.2㎏에서 70대엔 49.1㎏으로 7.1㎏이 줄었고, 여성은 20대는 38㎏에서 70대엔 36㎏으로 2㎏이 줄었다고 하였다.

• 겉으로 보이는 노화

먼저 키와 몸무게가 변한다. 70대 남성은 20대 때보다 키가 5㎝가량 줄어들며, 체중은 50세까지는 증가하다가 80세에 10%정도 감소한다. 하지만 체지방은 10%가량 증가한다. 여성도 60세까지 체중이 증가하며 체지방도 20대에 비해 10%가량 증가한다. 체지방은 주로 복부 내장과 장간막(창자 사이 막)에 축적되며 피하지방은 오히려 감소한다. 체지방율의 분석결과 남성은 20대는 18.3%에서 70대엔 21.5%, 여성은 20대는 24%에서 70대엔 30.7%로 높아진다.

남성호르몬과 체력저하로 성기능도 떨어진다. 미국노인병학회에서 발표한 연간 오르가즘 도달 횟수 조사에 따르면, 30대엔 121회,

40대 81회, 50대 52회, 60대 35회, 70대 22회로 점점 줄어든다. 발기 각도도 평균 45세부터 수평과 같다가 그 이후론 더 아래로 내려간다.

- 눈에 잘 안 보이는 노화

몸 속 기관이나 조직의 기능도 떨어진다. 특히 장기의 무게가 현저하게 감소한다. 흉선(가슴 샘)의 무게는 20대를 100으로 보면, 60대엔 60, 90대에는 10까지 줄어든다. 간, 신장, 비장도 60~70대가 되면, 젊을 때 크기의 50% 이하로 줄어든다. 20세에 2~3kg이던 간 무게가 70세가 되면, 1kg밖에 되지 않는다.

뇌의 신경세포 수 감소도 두드러진다. 60~70대엔 뇌 크기와 뇌혈류량이 20대보다 약 20~30%줄어든다. 칼슘, 단백질 성분 감소로 인해 골밀도도 감소한다. 그리고 심장의 최대 박동수도 노화에 따라 감소한다. 30대가 지나면, 동맥혈압이 상승하고 심근 수축력이 약화되면서 심박출량이 매년 1%씩 감소한다. 폐활량 등 운동기능도 감소한다. 폐활량은 30대를 100으로 보았을 때 50대는 약 80, 70대는 60으로 낮아진다.

따라서 '나이를 먹는 것을 아쉬워하기보다 어떻게 하면 나이가 들어도 더 건강하게 살 수 있는냐'를 고민하는 것이 바람직하다. 즉 건강수명이 중요하다. 노화를 늦추기 위한 운동, 식사, 수면, 스트레스 관리, 금연, 절주를 실천하기 위해 계획을 세워야만 한다.

유럽에서 10여 년간 진행된 건강수명 추적 연구에 따르면, 운동, 흡연, 절주, 식이조절 등 4가지 위험 요인만 조절해도 사망이나 질병의 60%는 막을 수 있다고 하였다.

3) 난 얼마나 늙었을까?

다음 4가지 간단한 노화측정법으로 노화 정도를 체크해 볼 수 있다.

- **피부 탄력 검사:** 피부 노화 정도를 알아보는 검사. 엄지와 집게 손가락으로 손등 피부를 5초 동안 잡아당겼다가 원상태로 복구하는데 걸리는 시간을 잰다.
  - 20~30대는 1~2초, 40~50대는 2~5초, 60대 이상은 10초 이상 걸린다.
- **순발력 검사:** 30㎝자를 떨어뜨린 뒤, 두 손가락으로 잡는 검사. 엄지와 중지를 약 10㎝ 평행하게 벌린 다음, 다른 사람이 잡고 있던 자를 예고 없이 떨어뜨려 잡는데 걸린 거리를 측정한다. 3회 측정해 평균치를 기록한다.
  - 20~30대는 0~10㎝, 40~50대는 10~20㎝, 60대 이상은 20~30㎝로 측정돼 있다.
- **정적 균형 검사:** 신체의 전반적인 신경근육 기능을 파악할 수 있다. 검사방법은 두 눈을 감고 무릎을 45도 구부린 채 양손은 허리에 대고 왼발을 지면에서 15cm 정도 들어 올린다. 그 후 눈을 뜨거나 발을 움직일 때까지 걸리는 시간을 측정한다. 5분 간격으로 3회 측정해 평균치를 기록한다.
  - 20~30대는 25초 이상, 40~50대는 10~25초, 60대 이상은 10초 이하로 나와 있다.
- **안구조절 검사:** 한 손에 자의 한쪽 끝을 잡고 측정하려는 눈 바로 아래 안면 뼈에 갖다 댄다. 반대 편 손은 편안하게 읽을 수 있는 거리에서 명함을 쥔다. 명함을 눈에 가깝게 서서히 움직여 본다. 흐리게 보이는 거리를 측정해 기록한다.
  - 20~30대는 10㎝, 40~50대는 30㎝, 60대 이상은 100㎝ 정도이다.

4) 노화와 운동

인간은 누구나 건강한 삶을 원하고 있다. 건강에 대한 세계보건기구(WHO)의 정의를 인용하지 않더라도 사람들은 자신의 생활과 환경에 잘 적응하고, 쾌적한 삶을 영위하기 위해서 누구나 건강하고자 하는 것이다.

그러나 청·장년기를 지나 노년에 이르게 되면, 신체 각 기능이 저하되고, 신체 활동 영역이 감소하여 노화와 여러 가지 질환에 쉽게 노출되는 것이 사실이다. 특히, 심장병을 비롯한 심혈관계통의 질환은 한 번의 발병으로 치명적인 영향을 미치기 때문에 질환을 조기에 진단하고 예방하는 것이 매우 중요하다.

이러한 심혈관계 질환에는 고혈압, 동맥경화, 뇌졸중 및 심근경색 등이 있으며, 1999년 통계청 발표에 의하면, 1990～1999년까지 뇌졸중, 심장병 등의 심혈관계 질환으로 사망한 경우가 교통사고, 간 질환에 의한 사망률보다 높다고 하였다. 이것은 신체 활동이 감소하면서 칼로리 소비가 줄어들고, 각자의 업무와 생활 스트레스 그리고 고지방 음식섭취량이 증가하며 환경오염이 심해진 영향으로, 특히 40대 이후 성인에 있어서 이러한 비율은 더욱 증가하기 때문에 각 개인들은 이에 대한 대비가 더욱 절실한 실정이다.

지금까지 노화와 심혈관계 질환에 대한 연구들은 어떠한 요소가 심혈관계통의 질환에 가장 큰 영향을 미치는가? 하는 측면에서 연구되었으며, 혈중 지단백의 고농도, 고혈압, 흡연, 당뇨병, 비만, 비활동적 생활습관 및 과거 가족의 병력(病歷)이 주요한 위험요소로 밝혀져 있다.

이들 심혈관계 위험요소들은 복합적으로 작용하여 노화와 질환을 발생시킬 수 있는 가능성을 한층 높일 수 있기 때문에 위험요소를 제거하거나 영향력을 감소시키기 위한 연구가 연속적으로 진행되었는데, 다수의 연구결과에 의하면, 규칙적인 유산소성 운동은 혈중 지단백의 농도와 혈압을 정상화시키며, 체중 감소, 심폐기능과 근력의 유지 및 향상, 그리고 혈당 항상성 유지에 도움을 줌으로써 심혈관계 질환의 발생 위험도는 낮출 수 있다고 밝히고 있다.

고령자들의 생활 형태와 관련된 심혈관계통의 질환 발병률과 노화에 의한 사망률은 신체적 비활동, 알코올 섭취의 정도, 부족한 수면과 수면장애 등과도 매우 밀접한 관련이 있다고 하였고, 광범위한 지역사회 건강 교육프로그램이 심혈관계 질환의 발병률 및 사망률에 영향을 미친다고 하였다.

그리고 임상적으로 case-control 연구들이 이루어져, 관상동맥 질환을 가진 환자에서 혈중 지질 농도가 높음이 확인되었고, 1960년대에 Seven Country Study의 다국적인 연구로, 일명 Nineteen Country Study, Ni-Hon-San Study 등의 대규모 횡단면적(cross-sectional)인 연구가 발표되었다. Nineteen Country Study는 세계보건기구의 통계를 이용하여 각국 지역의 관상동맥 질환 사망률과 혈중 지질과의 상관관계를 관찰한 것으로 40~69세까지의 중년을 대상으로 실시한 결과, 관상동맥 질환 사망률의 45%가 혈중 지질의 변화에 의해 설명되어 밀접한 관계가 관찰되었고, 총 콜레스테롤과 HDL-C의 비율(동맥경화지수)이 관상동맥 질환 사망률의 31%라고 보고하였다.

또한 세계의 각각 다른 지역에 거주하는 남성들에 있어서 관상동맥 질환에 기인된 혈압과 사망률과의 관계에 대한 Seven Country Study의 연구가 시행되었는데, 혈압 증가에 따른 관상동맥 질환 사망률의 상대적인 증가는 비슷한 반면, 절대적인 증가에 있어서 같은 수준의 혈압이 대체적으로 다양하게 변화되었다고 하였다.

그러나 이러한 연구들은 대부분 횡적이고, 다국적인 연구들로서 노화에 따른 심혈관계 질환의 위험요소가 건강도, 운동능력, 성인병의 발병률과 사망률에 미치는 영향을 직접적으로 설명하는 데는 한계를 가지고 있다. 즉 혈압이 높거나, 콜레스테롤이 높다는 점이 직접적인 사망의 원인이 되는가? 아니면 다른 질환의 발생과 관련이 있는가? 하는 문제는 단순하게 횡단면적인 연구를 통해서는 설명이 어려우며, 이는 장기간의 종단면적인 연구를 통해 각 개인의 건강도를 나타내는 병력 자료, 생활양식 및 운동습관을 분석한 다음, 일정 기간이 지난 후에 노화에 의한 사망률이나 발병률과의 관계를 조사해야 타당하다고 생각한다.

사실 지금까지 동일한 개인에 대해 심혈관계 질환의 위험요소와 건강도, 운동능력, 성인병의 발병률 또는 사망률과의 관계를 종단면적으로 규명한 연구는 국내·외적으로 거의 없는 실정으로서 노화와 운동에 대한 연구가 절실히 필요한 실정이다.

더욱이 우리 사회에서 중·노년층이 급속하게 증가하고 있는데, 1999년도 통계청 발표에 따르면, 우리 사회에서 노년 인구가 차지하는 비율은 7.6%에 이르며, 50대의 중년층을 포함하는 인구는 전체 인구의 30%에 이르고 있다고 한다. 또한 중년 이후 사망률은 뇌졸중과 심혈관계 질환에 의한 경우가 전체의 30%로서 1위를 차지하고 있는 것으로 볼 때, 노화 대한 다각적인 노력이 필요한 실정이다.

이렇게 고령자들의 건강상태에 대한 연구가 절실히 필요하였음에도 불구하고, 노화에 의한 심혈관계 질환의 위험요소와 성인병의 발병률 또는 노화에 의한 사망률과의 관계에 대한 연구가 부족하였던 것은, 동일인에 대해 장기간에 걸친 추적 연구를 수행하는 데 따른 경제적인 어려움과 고령자들의 각 개인에 대한 반복 측정 평가의 어려움, 그리고 전문 연구기관의 지속적인 환자 관리의 부재 등이 그 이유가 될 수 있겠다.

그러나 심혈관계통의 질환을 일으키는 것으로 밝혀진 위험요소에 대해 발병률과 노화에 의한 사망률의 관계를 규명하는 것은 첫째, 각종 성인병의 예방을 위한 개인들의 노력에 큰 동기 부여를 할 수 있을 것이고, 둘째, 그에 따라 위험요소의 제거를 위해 운동이나 식생활 개선 등 개인들의 노력이 배가될 것이며, 셋째, 위험요소의 제거가 사실상 불가능한 경우, 위험요소의 영향을 최소화하는 방안을 제시할 수 있다는 점에서 고령자를 비롯한 국민 건강증진과 보건향상에 크게 기여를 할 수 있을 것으로 생각된다.

따라서 본 교재는 노화에 따른 심혈관계통의 질환 발생 위험요소와 운동 참여여부가 10년 전과 후, 고령자들에 있어서 건강도, 운동능력, 염증반응, 성인병의 발병률과 사망률 분포, 노화와 활성산소, 치매와 운동, 노화방지와 영양에 미치는 영향을 다각적으로 제시하고 있다.

2. 노화에 의한 신체적 변화

1) 골격의 노화

인간의 골격은 노화가 진행되면서 기능이 점점 퇴화하고 탄력성이 떨어지기 때문에 골절의 위험성이 증가한다. 뼈의 역할은 조혈작용과 지주의 역할을 하고 뼈를 강화시키기 위해서는 골격에 부하와 신진대사가 활발히 일어나는 운동을 실시했을 때, 골격의 노화를 감소시킬 수 있다.

2) 근육의 노화

연령의 증가에 따라 모든 신체의 변화가 일어난다. 근조직이 쇠퇴하고 평형성이 저하되어 자세 유지능력이 떨어지며 몸이 앞으로 구부러져 내장의 압박을 받는 등 근력의 기능이 저하된다.

근력저하는 자세의 불안정을 초래하여 신경기능 등 다른 여러 가지 생리적인 기능을 저하시켜 노화를 촉진시키게 되고 운동부족에 의해서 근육약화가 나타나는 경우가 크기 때문에 각자의 운동 능력에 맞는 신체 활동의 참여가 중요하다.

그림 1-1. 근육의 노화과정

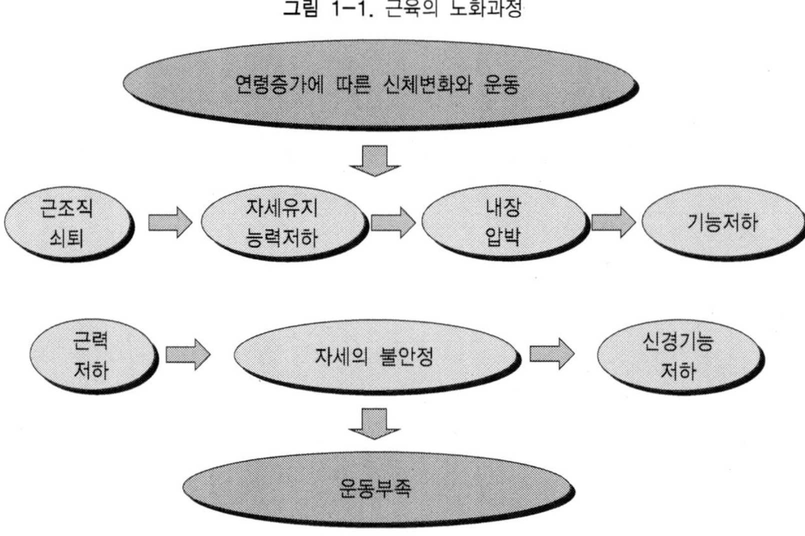

3) 관절의 노화

    연령이 증가하면, 관절이 위축되고 퇴행성관절염이 일어난다. 그만큼 많이 사용한 결과이며 운동부족으로 관절과 그 주위의 모든 기관이 약화되면, 관절의 약화는 더욱 빠르게 나타날 수 있다. 근육이나 인대 등의 약화는 관절의 부담을 많이 주게 되고 만성관절 류머티즘이 일어나며 이 모든 것이 운동기피에서 올 가능성이 크다.

그림 1-2. 관절의 노화과정

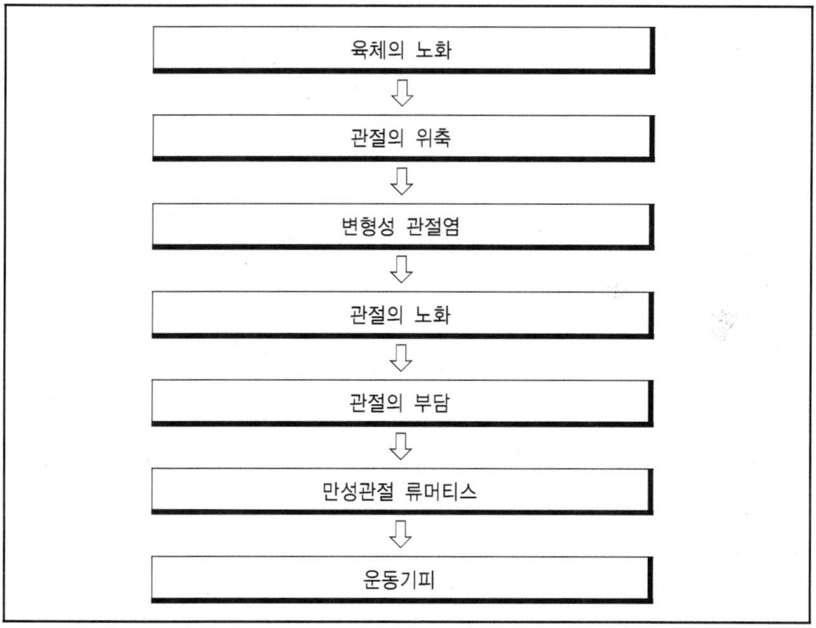

육체의 노화
⇩
관절의 위축
⇩
변형성 관절염
⇩
관절의 노화
⇩
관절의 부담
⇩
만성관절 류머티스
⇩
운동기피

4) 발의 노화

발의 노화는 발바닥의 피부가 두꺼워지거나 발뒤꿈치가 갈라지는 각질 및 티눈이 발생하는데, 이는 호르몬의 불균형에 의해 나타나는 경우가 많다. 고령자들은 발톱의 색깔도 변하고 엄지발가락이 안으로 굽는 외반모지현상이 나타나는데, 여성은 하이힐 때문에 안으로 굽는 현상이 나타난다.

5) 보행과 평형기능

고령자 보행의 특징은 등과 무릎이 굽고 끄는 것 같은 걸음을 한다. 걷는 속도가 떨어지는 것이 특징이고 발바닥이 닿는 시간동안 하지근에 과도한 근방전이 일어나며 추진력을 얻을 때, 대퇴부의 근육들에서 근방전이 크다. 성인에 비해 몸이 앞으로 굽혀지는 자세인 전경자세에 기인하게 된다.

고령자들은 모든 기능이 점점 퇴화하므로 근력이나 평형성이 떨어지고 등과 무릎이 굽어진다. 평형성과 운동에 있어서는 여러 체력적인 요소를 동원한 운동이 효과적인데, 키무라는 태극권이나 스포츠댄스 등이 효과적이라고 하였다. 이러한 운동은 고령자들의 체력과 관련되어 강도가 높지 않은 종목이기 때문이며, 주기적인 건강검진과 운동검사를 체크한 후에 실시하여야 안전하다. 그리고 일상생활에 움직임이 있는 가벼운 활동에서부터 규칙적인 신체 활동의 생활화로 노화를 늦추어야 한다.

6) 나의 예상 수명은 몇 살일까?

예상 수명(장수도) 검사의 목적은 예상 수명을 정확히 예측하는 것이 아니며 그보다는 노화를 촉진시켜 수명을 줄이는 요인들을 알아내고 그것을 개선하여 노화를 막음과 동시에 수명을 연장시키는 생활습관들을 실천하는데 있다.

건강에 영향을 미치는 요인은 유전, 환경, 행위가 있는데, 이 중에서 행위부분인 생활습관이 수명에 얼마나 많은 영향을 미치는지를 인식만하여도 예상 수명의 측정 목적은 충분히 달성된 것이다. 지금이라도 늦지 않았다. 표에 감점요인을 개선하고 개선된 좋은 생활습관을 추가하여 관리해 나간다면 10년 아니 20년은 더 건강하게 오래 살 수 있을 것이다.

① **예상 수명(장수도) 측정방법:** 각 항목에서 자신에게 해당하는 가감점수를 선택하여 나의 점수를 적는다. 나의 점수를 모두 합한 것이 총 합계이며 총 합계를 3으로 나눈 것이 나의 점수이다. 이렇게 나온 결과를 자기 나이에 해당하는 공식에 넣어 계산한 값이 예상 수명이다.

② **주의해야 할 사항:** 정확한 답이 없을 경우, 비슷한 항목을 선택해야 한다.

표 1-1. 예상 수명 측정검사(장수도 검사)

항 목		가감 점수	나의 점수
• 성 별	남자	−5	
	여자	+6	
• 나 이	0~29	+10	
	30~55	+5	
	56~65	+1	
	66세 이상	−10	
• 성 격			
차분하고 빈틈이 없다.		+3	
수동적이다.		−3	
화를 잘 내고 신경질적이다.		−10	
• 전반적인 건강상태			
우수: 거의 아프지 않으며 대부분 아주 좋다.		+6	
양호: 연중 아픈 날이 10일 이하이고 대체적으로 좋다.		+4	
보통: 연중 아픈 날이 11일 이상이고 좋은 편이나 활기가 떨어지는 편.		−2	
허약: 연중 아픈 날이 20일 이상이고 보통에서 활기가 떨어지는 편.		−10	
• 최근 1년 내에 측정한 혈압이			
정상(130/80 이하)		+3	
130/80~140/90		−1	
140/90~160/95 정도		−5	
위 혈압 160이 넘거나 아래 혈압 95 이상		−10	
잘 모른다.		−5	
• 혈액 내 콜레스테롤 수치			
정상(200 이하)		+5	
200~240		−2	
240이상		−10	
잘 모른다.		−5	
• 흡 연			
피운 적이 없다.		+7	
끊었다.		+3	
하루 1갑 이하		−7	
하루 1~2갑		−10	
하루 2갑 이상		−20	

	항 목	가감 점수	나의 점수
• 음 주			
안 마신다.		0	
매일 맥주 1캔(포도주 1잔이나 소주 2잔)		+6	
매일 맥주 2캔(포도주 2잔이나 소주 4잔)		−4	
위 항목에서 맥주 1캔에 해당되는 양 추가 시마다 −2점		−( )	
• 20분 이상의 적당한 유산소 운동			
주당 5회 이상		+10	
주당 4회		+6	
주당 3회		+3	
주당 2회		+1	
안 한다.		−10	
• 체 중			
이상 체중 유지: (키−100)×0.9		+5	
이상 체중보다 2.5~5kg 초과		−6	
이상 체중보다 5~10kg 초과		−10	
이상 체중보다 10~15kg 초과		−22	
이후 5kg 초과 시마다 −1점씩		−( )	
이상 체중보다 2.5~5kg 미달		+5	
이상 체중보다 5~10kg 미달		−15	
• 허리둘레			
여자	허리둘레 80㎝ 이상	−5	
남자	허리둘레 90㎝ 이상	−12	
• 식습관			
골고루 먹는다.		+3	
골고루 먹지 않는다.		−3	
규칙적인 식사를 한다.		+2	
불규칙적인 식사를 한다.		−2	
저녁 늦게 간식이나 식사를 한다.		−2	
균형 잡힌 아침식사를 한다.		+2	
육류보다는 생선이나 가금류(닭, 오리 등)를 주로 먹는다.		+5	
1주일에 적어도 5접시 이상의 녹색채소를 먹는다.		+3	
하루에 적어도 5개 이상의 과일을 먹는다.		+2	
기름진 음식은 되도록 피한다.		+2	
기름진 음식을 피하지 않는다.		−5	
하루 식사량 중 반 정도는 튀긴 것, 인스턴트 음식이다.		−8	
매일 섬유질이 풍부한 음식을 먹는다(통곡류, 과일, 야채).		+2	

항 목	가감 점수	나의 점수
섬유질이 풍부한 음식을 매일 먹지 않는다.	−3	
항산화 비타민, 미네랄제를 매일 먹는다. (비타민A/ β−카로틴 5,000단위, 비타민E 400단위, 아연 30mcg, 셀레늄 200mcg,비타민 C 1,000mg)	+10	
항산화제를 먹지 않는다.	−10	

• 질병 예방

항 목	가감 점수	나의 점수
정기적으로 종합 진찰 및 검사를 한다. (50세 이전이면, 3∼4년마다, 50세 이후엔 1∼2년마다)	+3	

• 심리적 요인에 관한 질문

항 목	가감 점수	나의 점수
결혼을 했거나, 오랜 헌신적인 인간관계를 가지고 있다.	+10	
오랜 인간관계가 없다.	−6	
절친한 친구가 없다.	−10	
절친한 친구 1명마다 +1점(3명까지만)	( )	
사회봉사 단체나 종교적 활동을 열심히 한다.	+2	
일상생활이 규칙적이다.	+3	
일상생활이 불규칙적이다.	−10	
깨지 않고 자는 숙면시간이 5시간 이하	−5	
깨지 않고 자는 숙면시간이 5∼8시간	+5	
깨지 않고 자는 숙면시간이 8∼10시간	−7	
숙면을 취하지 못한다.	−5	
주당 일하는 시간이 40시간에서 5시간이 넘을 때마다 −2점씩 뺀다.	−( )	
매년 적어도 6일 이상의 휴가를 즐긴다.	+5	
지난 2년간 휴가를 못 갔다.	−5	
스트레스 해소방법(명상, 요가, 음악 감상 등)을 주기적으로 이용한다.	+3	
스트레스 해소방법이 없다.	−4	

• 총 합계

	나 이	예상수명
예상수명	1∼30세	실제 나이+30+(나의 점수×2)
	31∼46세	실제 나이+20+(나의 점수×1.5)
	47∼61세	실제 나이+10+(나의 점수×1.2)
	62∼73세	실제 나이+5+(나의 점수×1)
	74∼83세	실제 나이+3+(나의 점수×0.5)
	84세 이상	실제 나이+1+(나의 점수×0.2)

※(나의 점수)=(총 합계)÷3

출처: 권용욱(2007). 권용욱 박사의 노화방지 가이드

3. CVD의 발생 기전

고혈압 조절은 동맥경화증에 의한 심혈관계 질환 발병률과 사망률에 직접적인 관계가 있다. 협심증 환자의 60% 이상에서 고혈압을 동반하고, 고혈압 환자에서 무증상 심근 허혈이나 통증이 없는 심근경색이 정상인 환자보다 빈도가 더 높은 것으로 되어 있으나, 운동 혹은 정신적 긴장과 관련된 흉통이 수 십분 정도 지속되는 미세혈관 협심증의 증상을 호소하는 환자가 많다. 고혈압과 동반된 급성심근경색 환자의 5년 동안 사망률이 58%이고 고혈압이 없었던 환자 집단은 49%로 고혈압에서 예후가 나쁘며, 심근경색의 재발도 고혈압 집단에서 더 높다. 고혈압이 동맥경화나 심혈관계 질환으로 악화, 발전시키는 기전은 복잡하나, 다음과 같이 요약할 수 있다.

첫째, 관상동맥의 칼슘 침착을 조장하고 죽상반의 증식을 형성, 촉진, 파열시킨다. 둘째, 좌심실 비대에 의한 수요 공급의 불균형에서 대사적 요구가 관상동맥 혈류량보다 증가되고 관상동맥의 예비력이 감소된다. 셋째, 좌심실 비대가 없더라도 관상동맥 미세혈류의 저항을 증가시킨다. 넷째, 혈관 tone과 reactivity의 이상을 유발하고 내피세포에 의한 혈관확장 기능이 저하된다.

한편 당뇨병 발생 기전 측면에서, 고령자들의 내당능 이상, 당뇨병이 증가하는 것은 노화와 더불어 비만, 활동량 저하, 근육량의 감소, 부적절한 식사, 병발 질환, 약물복용의 증가 등이 관여한다. 또한 노화에 따른 췌장 기능의 저하로 인슐린의 분비가 감소되고 동시에 근육량 감소에 의한 인슐린 기능의 저하로 당 이용이 감소하여 간에서 당 생산에 대한 인슐린 억제 기능이 약화되어 내당능이상으로 당뇨병이 발생한다.

20대에 비해 70대에서는 지방의 양이 몸 전체에 차지하는 비율이 남자는 18~30%, 여자는 26~35%로 증가되고 근육이 차지하는 비율은 40~45%나 감소함에 따라 근육에 의한 포도당 이용이 감소하게 된다.

노인에서는 유리지방산이 증가하는 경향이 있는데, 이 유리지방산은 인슐린에 대한 근육을 비롯한 모든 조직 세포들의 감수성을 떨어뜨린다. 유리지방산은 노인이 되면, 젊을 때에 활발하던 포도당 대사가 둔해지면서 증가하고 증가된 유리지방산의 소실은 노화가 진행되면서 줄어들어 더욱 유리지방산의 양을 늘리게 된다.

또한 노인이 되면 모세혈관의 숫자와 기능이 감소되어 인슐린을 필요한 곳으로 적절한 이동, 작동이 원활하지 못하게 되며, 노화에 의한 체내 대사에 관여하는 효소들의 기능저하도 노인의 내당능이상에 영향을 주게 된다.

그리고 동맥경화증은 여러 가지 학설이 있으나, 현재 가장 많은 지지를 얻고 있는 것은 손상반응설(reaction to injury hypothesis)이다. 이 가설에 따르면, 동맥 내막을 덮고 있는 내피세포들이 여러 가지 손상을 반복 또는 지속적으로 받으면 세포가 정상 기능을 잃고 세포 간 또는 결합조직과의 연결이 끊어지거나 심하면 떨어져 나간다.

이러한 손상의 종류로는 만성적인 고콜레스테롤혈증과 같은 화학적 손상, 고혈압에 의한 기계적 손상과 심장, 신장 등을 이식한 후에 오는 면역학적 손상 등이 있는데, 이들 손상에 의하여 세포 기능이 상실되면, 내막하조직은 증가된 혈장성분 농도에 노출되어 혈소판 부착, 혈소판 응집이 일어나며, 미세혈전이 형성되고 혈소판인자가 방출되며 인슐린, 지단백 등은 평활근 세포의 유주(wandering)를 자극하여 내막으로 들어와 손상부위를 증식하게 된다. 이들 증식된 평활근 세포들은 결합조직 기질에 침착되고 지질이 축적되는데, 고지혈증이 있으면 더욱 심하다. 혈액 내 대식세포에도 지질이 축적되어 포말세포가 형성된다.

이러한 손상이 만성적으로 반복되면 초기 병변인 fatty streak를 거쳐 진행 병변인 fibrous plaque, 즉 죽종(atheroma)을 형성하며, 최종적으로 궤양, 석회화 및 출혈 등이 병합된 복잡 병변으로 형성하여 뇌졸중, 괴적, 동맥류, 경색 등을 일으킨다.

그림 1-3은 동맥경화가 이루어지는 과정으로, 동맥 내에서 프라그의 생성은 콜레스테롤, 흡연, 가족력 등 위험요인들이 관상동맥에 어떤 영향을 주는지를 나타낸 그림이다.

그림 1-3. 동맥에서 동맥경화 플라그의 생성(*한국화이자제약, 2002*)

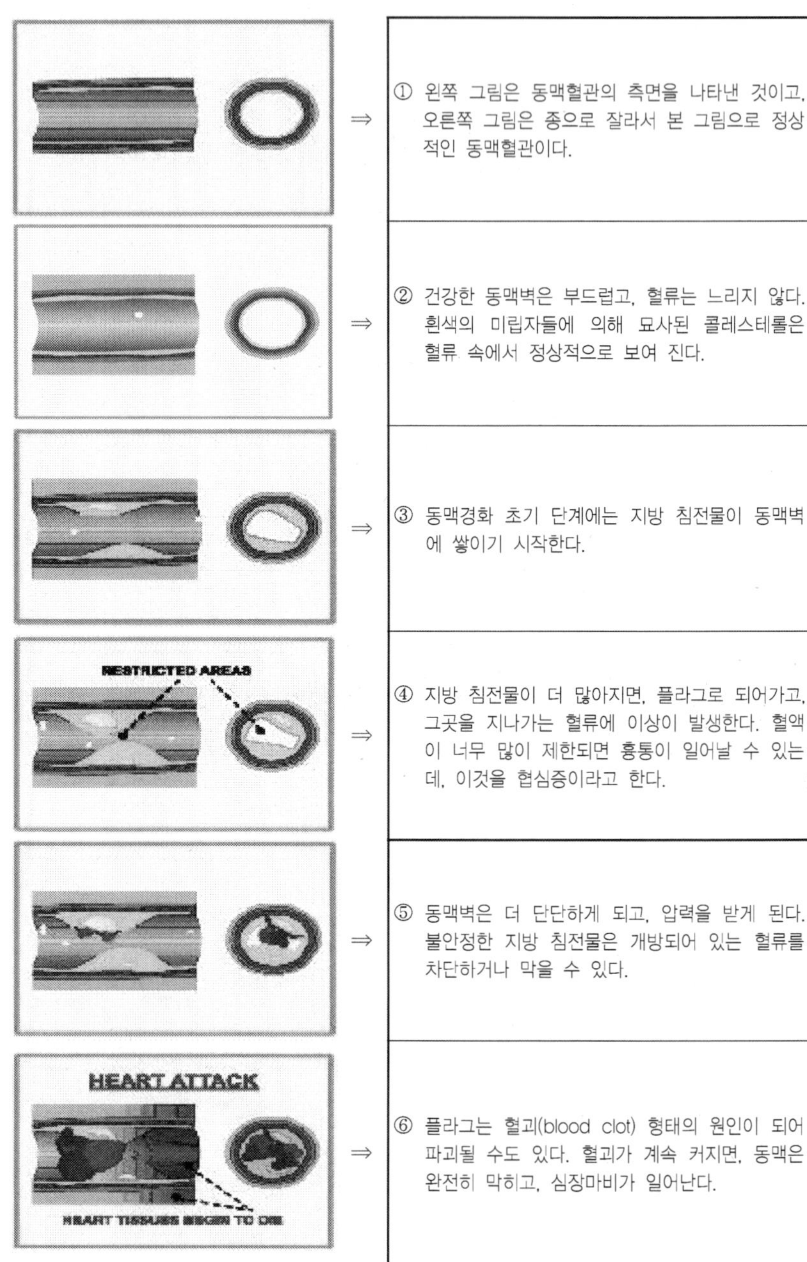

① 왼쪽 그림은 동맥혈관의 측면을 나타낸 것이고, 오른쪽 그림은 종으로 잘라서 본 그림으로 정상적인 동맥혈관이다.

② 건강한 동맥벽은 부드럽고, 혈류는 느리지 않다. 흰색의 미립자들에 의해 묘사된 콜레스테롤은 혈류 속에서 정상적으로 보여 진다.

③ 동맥경화 초기 단계에는 지방 침전물이 동맥벽에 쌓이기 시작한다.

④ 지방 침전물이 더 많아지면, 플라그로 되어가고, 그곳을 지나가는 혈류에 이상이 발생한다. 혈액이 너무 많이 제한되면 흉통이 일어날 수 있는데, 이것을 협심증이라고 한다.

⑤ 동맥벽은 더 단단하게 되고, 압력을 받게 된다. 불안정한 지방 침전물은 개방되어 있는 혈류를 차단하거나 막을 수 있다.

⑥ 플라그는 혈괴(blood clot) 형태의 원인이 되어 파괴될 수도 있다. 혈괴가 계속 커지면, 동맥은 완전히 막히고, 심장마비가 일어난다.

4. 신체 활동과 CVD의 생리적 효과

심장 전문의들의 견해에 의하면, 규칙적인 운동은 심혈관계에 직·간접적인 효과가 있고, 기능적인 용량에 영향을 미치며 심장의 문제점이 일어날 가능성을 감소시켜 줄 수 있다고 하였다. 먼저 간접적인 효과는 심근 기능에 작으나마 직접적인 효과가 있고, 노력의 정도에 의해 실현된다. 표 1-2는 규칙적인 운동의 효과에 대한 개관이 서술되어 있다.

1) 간접적인 효과

운동의 간접적인 효과의 중요성은 심혈관계 질환 위험요소를 감소시켜주고, 골격근의 근력, 생활형태의 국면에 확실한 변화를 보이며 특히, 스트레스를 감소시켜 준다.

• 근력(muscle strengthening)

활동적인 운동 시 높은 압력은 수축하는 근육군(muscle groups)을 발달시킴과 동시에 심장의 부하후(after loading)에는 증가하고 심장 방출 비율(cardiac ejection fraction)과 1회 박출량 회전을 제한하며, 근혈류를 차단(occlude)하는 경향이 있다. 근육 내 혈관 차단이 시작될 때는 최대 수의적 수축(maximal voluntary force)의 15%가 수축되고, 최대 수축(maximal force)의 70% 시 완전하게 된다. 많은 심장 질환자들에 있어서, 최고 근 수축은 부신피질호르몬(corticosteroids)의 투여나 좌업생활로 인해 악화되기 때문에 근력은 적절한 저항성 운동에 의해 영향을 줄 수 있으며, 최고 심장 수행은 개선될 것이다. 근력의 증대는 근수축의 개선이 조정되지만, 지속적인 운동프로그램이 필요하며 가끔 활동 근육에 비대(hypertrophy)가 일어나기도 한다.

표 1-2. 규칙적인 운동의 효과에 대한 개관

- **심혈관계**
  - 안정 시 및 운동 시 심박수 감소.
  - 안정 시 및 운동 시 혈압 감소.
  - 최대하 수준의 신체적 활동 시 심근 산소요구의 감소.
  - 혈장량(plasma volume)의 팽창.
  - 심근 수축성(myocardial contractility)이 증가.
  - 말초 혈관음(peripheral venous tone)이 증가.
  - 섬유소계의 유리한 변화.
  - 내피(endothelium-dependent)의 혈관확장이 증가.
  - nitric oxide 합성에 대한 유전자 표출(gene expression)이 증가.
  - 부교감신경음에 영향을 준다.
  - 관상혈류, 관상 측부 혈관, 심근 모세혈관 강도 증가.

- **대 사**
  - 비만의 감소.
  - 글루코오스 내성에 영향을 준다.
  - 지질의 개선.

- **생활형태**
  - 흡연의 감소.
  - 스트레스의 감소.
  - 식욕(appetite)의 단시간 감소.

• 생활형태의 변화

규칙적인 신체 활동의 선택은 생활형태의 이로운 변화에 기여하고, 심장 질환의 위험요소들을 감소시켜주는 결과를 가져오지만, 그 효과는 상대적으로 작다. 흡연의 경우에 있어서, 지구력 운동선수들의 흡연은 경기력에 큰 영향을 미치고, 금연을 시행함으로써 경기력에 공헌할 수 있다. 금연은 건강을 의식하고 있는 성격을 반영하는 특성들 모두가 신체적 활동의 포함이 전제된다. 비슷한 이유로 많은 운동선수들은 혈관계의 중심적인 효과 때문에 수용성(water-soluble)과 지용성(fat-soluble) 비타민을 다량 섭취한다. 식욕억제로서 운동의 역할은 논쟁의 여지가 남아있다. 급격한 운동은 식욕의 단시간 억제에 대해 혈중 렙틴 수준과 혈당에 있어서 모두 일시적인 원인이 될 수 있고, 음식물을 연속적으로 섭취하는 동안 열량이 증가될 가능성이 있다. 따라서 운동은 식사 전에 알맞게 수행되어야 하고, 이것은 에너지 소비를 촉진시키며 음식물 섭취를 감소시킴으로서 도움이 될 수 있을 것이다. 보다 장기적인 시각에서 보면, 일부 연구자들은 에너지 소비가 증가하므로 인해 식욕도 증가한다고 한 반면, 다른 연구자들은 운동프로그램이 음식물 섭취가 필수적으로 영향을 주지 않고, 유지된다고 하였다. 체중의 감소는 운동 후 산소소비가 장기간 상승됨으로 인해 증진될 수 있고, 이 효과에 대한 비만 환자들의 최근 연구는 특별한 음식물을 섭취하지 않은 상태에서 체지방의 실질적인 감소가 충분히 생기게 한다.

일부 신체 활동의 유형들은 심장상태에 대해 적절한 이완을 제공하는데, 많은 사람들이 운동은 "보다 좋은 느낌"을 만들어 주기 때문이라고 주장하고 있다.

2) 직접적인 효과

규칙적인 신체적 활동의 직접적인 심혈관계 효과는 안정 시 심박수가 낮아지고, 혈압의 감소, 말초정맥음의 증가, 혈장량의 팽창, 심근 수축성과 1회 박출량의 증가가 포함된다. 또한 관상혈류의 증가와 심장세동(myocardial fibrillation)에 대한 역치가 증가한다.

- 안정 시 서맥

안정 시 심박수의 감소는 아마도 규칙적인 신체 활동이 가장 명백한 표현이 될 수 있고, 트레이닝반응의 단순, 유용한 항목으로 제공할 수 있다. 기초적인 기전은 1회 박출량의 증가와 자율 평형(automatic balance)이 변화되는 것이 포함된다. 이것은 부교감신경 활동이 증가하고 동맥 barore- ceptors의 재배치를 반영하는 가능성이 있다. 또한 Atria 수축의 고유 비율은 감소되고, 말초적 화학수용기로부터 충돌을 유발하며, 골격근의 근력은 부차적이다. 마지막으로, 심근층(myocardism)에서 β-아드레날린 수용기의 조절이 떨어질 수 있다.

신체적 트레이닝은 운동 중 최대하 심박수 감소의 경향을 일으킨다. 실제적인 적용은 1) 심장의 잔류용량이 증가되며, 따라서 기능적 용량을 증가시키고, 2) 심박수와 수축기 혈압의 곱인 심근 산소소비량(Double product, DP)이 감소하고, 심근 허혈(myocardial ischemia)의 가능성을 감소시키며, 그리고 3) 심근 환류를 촉진하는 심장주기(cardiac cycle)의 이완기 국면(diastolic phase)이 늘어난다.

• 혈압의 감소

안정 시 혈압과 운동 중 혈압은 트레이닝 후에 낮아지고, 골격근의 근력은 증대되는 경향을 보인다. 그러나 잔류 압력은 최대 산소섭취량의 고정된 적은 량은 변하지 않는다. 좌심실의 부하후(after loading)는 감소되고, 방출 비율(ejection fraction)과 1회 박출량이 증가하게 된다. 따라서 최고 심박출량(peak cardiac output)은 늘어나고, 기능적 용량의 증대와 관련된다.

• 심근 수축성과 1회 박출량 증가

신체적 트레이닝은 일부 심근 수축성의 증가를 유발하고, 심장의 1회 박출량 증가에 기여한다. 심근 수축성의 증가는 심근층의 산소소비를 증가시킨다. 그러나 그것은 또한 평균 심실부피 증가, 심실벽의 긴장 감소, 그리고 관상동맥의 모세혈관들에 의해 임계의 내분비 지역의 확산을 촉진시킴으로 인해 감소한다.

트레이닝은 안정 시나 활동적인 운동 중에 20% 이상 1회 박출량이 증가한다. 상기에 논의된 것으로서, 기전은 부하전의 증가(말초정맥음의 증가와 혈장량의 팽창)와 부하후의 감소(골격근의 근력과 수축기 혈압의 감소)가 포함된다. 추가적으로 심근 수축의 증가와(트레이닝은 지속적이고 장시간) 심실의 비대가 일어난다. 지구력 운동으로 훈련된 운동선수들의 증대된 심장은 위험스러운 병리학적으로 고려되지만, 그것은 반복적인 지구력 운동의 생리학적 반응으로서 바람직하고, 현재 정상적으로 실현되고 있다. 1회 박출량의 증가는 기능적 용량에 있어서 대체적으로 비율의 증가를 인도한다. 주어진 신체적 과제는 낮은 최대 산소섭취량에 의해 운동이 수행된다. 낮은 심박수는 심근 산소소비량(double product, DP)과 심근층의 산소소비가 감소하고, 심근 허혈의 경향은 감소된다. 트레드밀 트레이닝은 심실세동 역치가 증가하고, 이러한 변화의 기초적인 기전은 의문점으로 남아있다.

5. 노화와 CVD의 운동처방

역학적인 연구들은 신체 활동의 일부 형태에 있어서 고령자들의 참여자가 단지 30% 정도밖에 되지 않는다는 것을 발견하였는데, 보다 최근의 조사에서 확실시되었다. 또한 활력적인 레저 활동에 참여하는 60세 이상의 사람들은 단지 2~5%에 불과하다. 중년이나 고령자들이 좌업 생활형태의 높은 발병률이 발생하는 관점에서, ACSM과 예방의학 센터는 신체적 활동과 건강에 관련하여 시민들의 생활실태가 이슈가 되고 있고, 이것은 모든 성인들이 중정도의 강도로 신체 활동을 적어도 30분간 실시할 것을 추천하고 있다. 이러한 이론적 근거 하에 추천될 사항들은 과학화된 장비나 시설의 보유로 손쉽게 평가할 수 있는데, 4~7kcal/min나 3~6MET 중정도의 신체적 활동들이 요구되고, 3~4miles/h의 속도로 활기차게 걷기, 즐겁게 자전거 타기, 정원 정리, 집안 청소와 수리 등 일상 생활의 활동들도 건강에 유익하다. 일부 연구들에 있어서, 절대적 강도나 기간에 비해 신체 활동을 통한 총 에너지 소비는 건강증진과 관련된다. 그러므로 연속적이고 간헐적인 활동은 동일한 가치가 일부 증명되었고, 그들은 규칙적으로 수행되었다. 이것은 하루 동안에 짧은 활동량의 축적만으로도 건강증진이 가능하다는 추천을 제시하였다.

이 추천의 주요한 목적은 고령자를 포함한 대상자들의 최소 움직임 동작에 있어서 습관적 신체 활동의 증가를 촉진시킨다. 실제적으로 좌업 생활자는 중정도의 활동으로부터 높은 건강의 이익을 얻을 수 있는 것이 기대된다. 고령자에 대한 이 상태의 적절성은 명백하고, 권고된 활동이 연령에 따라 대부분 대중적이지는 못하지만 심혈관계와 골격근의 역효과 위험을 낮추어 주는 것과 관련된다. 그러므로 이것은 고령 대상자를 치료하는 전문가들의 최소 목표는 그들을 신체적 활동에 참여 시키는 것이고, 전문가들의 충고가 신체 활동에 참여하는 비율이 증가되는 것이 사실이다. 또한 이것은 보다 활력적인 활동이 추가적인 이익으로 인지되고, 그들의 활동 수준을 증가시키는 데 기여된다고 할 수 있다.

일반적으로 고령자의 운동프로그램은 준비운동과 정리운동이 강조되는데, 시간은 각각 10~15분 정도이고, 스트레칭과 낮은 강도의 유산소 운동이 포함된다. 활기차게 걷기, 수영, 자전거 등의 골격근과 관절에 적은 충격을 주는 지구력 유산소 활동들은 고령자들에 있어서 전통적으로 심혈관계를 건강하게 개선하는 것으로 고려되었다고 할 수 있다. 저항성과 근력 트레이닝의 중요성은 인지되고 있으며, 심혈관계 위험항목들이 개선될 수 있고, 평형성, 근력과 조정력은 상해의 위험이 감소함에 의해 신체적 활동 참여 시 개인적인 능력이 개선된다.

저항성 활동들은 활동적이고 동작의 충분한 범위를 수용할 수 있는 중정도 속도로 수행된다. 강한 근력 운동은 피해야만 하고, 운동 기기들의 사용법이 우선되어야 하며, 고령자들이 사용하는 기기는 각자의 자유로운 무게 하에서 많은 이점이 제공된다. 또한 지구력과 저항성 활동은 하루씩 교대로 실행하여야 하며, 하루에 시간의 배정은 유산소 활동 75%, 저항성 활동 25%로 배분할 수 있다(표 1-3).

표 1-3. 지구력 트레이닝과 저항성 트레이닝에 대한 운동처방표

• 지구력 트레이닝	
-빈 도	3~5d/wk
-강 도	55~60% maximum HR or 40~85% maximum VO$_2$ or HRR
-시 간	20~60min
- Modality	
Lower extremity	Walking Jogging/running Stairclimber
Upper extremity	Arm ergometry
Combined	Rowing Cross−country ski machine Combined arm/leg cycle Swimming Aerobics
• 저항성 트레이닝	
-빈 도	2~3d/wk
-강 도	1~3sets of 8−15RM for each muscle group
- Modality	
Lower extremity	Leg extensions, curls, pressess Adductors/abductors
Upper extremity	Biceps curls Biceps extension Bench/overhead presses Lateral pulldowns/raises Benchovers/seated rowing

중정도 강도로 시작을 계획하는 건강한 고령자들은 의학적인 평가를 받을 필요는 없지만, 복합적 심혈관계 위험요소, 심혈관계 질환이나 만성적인 질환, 그리고 활발한 활동을 계획하고 있는 사람들은 각자 운동부하 검사와 전문의사, 운동전문가의 상담을 받아야만 한다. 그것은 적절한 단계가 규정되어 있지 않기 때문에 의사나 운동처방 전문인들이 신체적 활동에 관련된 위험을 감소시킬 수 있으므로 협조를 받아야 된다.

또한 운동부하 검사는 무증후성에 있어서 심혈관계 질환 합병증의 예측은 다소 부족하다.

이것은 약물요법의 관점에서 특별하게 중요성이 받아들여졌고, 이것들의 일부(정신병, 항고혈압 제재, 고 인슐린혈증)는 운동능력에 방해를 줄 수 있다. 더욱이 일부 조건들이 존재한다는 것을 연구하였고, 그들은 전체 항목들의 심한 정도에 의존하는 신체적 활동 시 절대 금기사항으로 되어 있으며, 신체적 활동과 운동의 설정이 수행되었다.

위험을 최소화시키기 위해서는 신체 활동과 운동이 관련되고, 그것은 예방 측면에서 덥거나 차가운 환경에서 운동은 피해야 하고, 탈수를 피하기 위하여 충분한 물을 마셔야 한다. 그리고 활동을 중단하면 흉통, 호흡곤란, 극도의 피로, 현기증, 관절통증 등의 증상이 나타나는 고령자들은 이러한 운동과 증상에 대해 교육이 중요하고 필수적이다. 또한 활동 피라미드는 신체 활동의 증진에 있어서 환자들의 교육이나 시민들을 돕는 모델로서 개발되었다.

표 1-4. 고령자들의 트레이닝 프로그램의 예

항 목	운동형태	운동 기간			
		0~8주	9~24주	25주~1년	1~3년
준비운동	스트레칭(stand)	5분	5분	5분	5분
본 운동	자전거 타기	20분	25분	30분	30분
	트레드밀 걷기	20분	25분	30분	30분
	근력, 저항성 운동	10회/2sets	15회/2sets	12회/2sets	12회/2sets
정리운동	스트레칭(supine)	20분	20분	20분	20분

출처: 지용석 등(2004) 대한스포츠의학회지. 22(1) 1-11.

그리고 국내의 연구에서 보면, 외국의 연구와 같은 경향으로 본 운동(work out)항목 내용들이 유산소 운동과 저항성 및 근력 운동으로 배정되어 있다(표 1-4). 또한 장기간 고령자들의 연구에서 건강이나 체력의 유지 보다는 향상의 필요성을 논의하고 있는데, 이러한 효과 측면에서 유산소 운동인 걷기와 체계적인 저항성 및 근력 운동이 필요하다고 하였다.

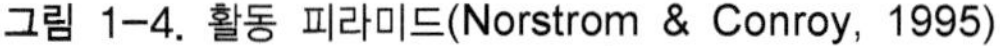

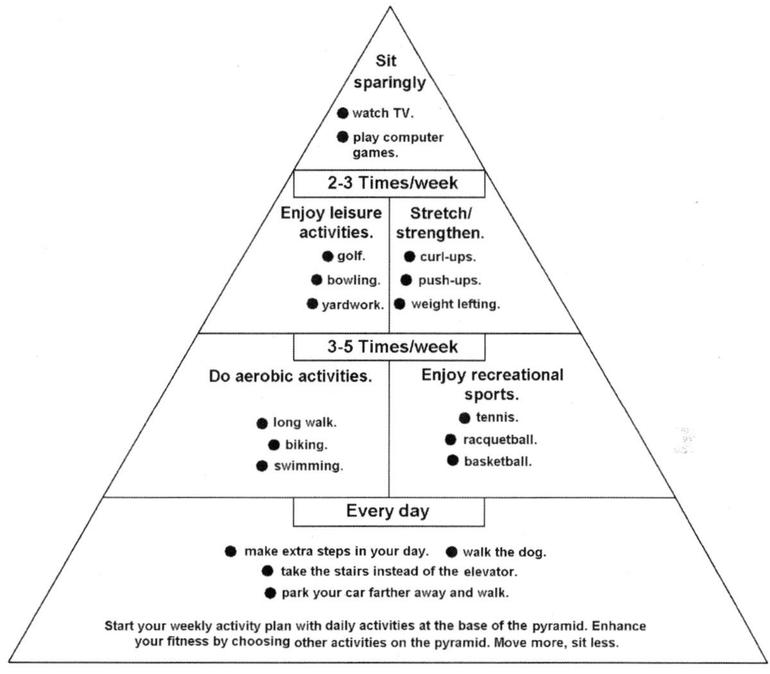

그림 1-4의 활동 피라미드는 신체 활동의 증진에 대한 주당 설정 목표와 단계가 알맞게 제시되어 있다. 운동을 하지 않던 사람들의 처음 단계의 목표는 매일 반복적으로 적어도 30분 정도 일상 생활 형태의 활동을 실시하고, 그다음 단계는 규칙적인 레크리에이션적이고 신체적인 레저 활동을 추가적으로 실시하여야 한다. 그리고 주당 3~5일의 심폐 호흡기능을 향상시키는 지구력 운동을 실시하고, 2~3일은 근력 운동을 실시한다.

6. 노화와 운동의 위험 요소

운동은 허약한 고령자나 연령이 많은 사람들에 있어서 상대적으로 안전하게 실시하여야 한다. 대부분의 고령자들에 있어서 일반적인 심혈관계 질환 합병증은 협심증, 심근경색, 심장급사(sudden death) 등의 동맥경화나 관상동맥 질환과 관련된다. 활동적인 운동을 실시하는 동안에는 심박동 정지나 심근경색의 위험이 유의하게 감소한다. Siskovick 등은 지속적인 신체 활동을 실시하는 동안 심박동 정지의 상대적인 위험이 적은 활동량을 가진 사람들이 5배, 좌업 생활자들은 56배가 증가한다는 것을 발견하였다. 더욱이 강한 신체적 활동을 실시하는 사람들의 심장급사에 대한 전체 위험은 좌업 생활자들의 40%와 같다. 급성심근경색은 신체적 활동에 의해 야기되고, 일부 연구들에서는 운동 후나 운동 중에 심근경색의 위험은 2~6배 증가한다고 보고하였다. 그러나 한 연구에서 이러한 위험은 활동적인 대상자들과 비교한 결과, 습관적인 좌업 생활자들에서 100배 높다고 하였고, 규칙적인 운동은 위험에 따른 예방효과를 제시하였다.

대부분 고령자들에 있어서 운동의 측면효과는 근육, 관절, 골격근계에 나타난다. 예측적이고 통제된 연구에서 6개월간 트레드밀 걷기 트레이닝 프로그램에 참여한 고령자들은 질환 질병보다는 외상 상해의 원인과 사고 시에 나타났다. 골격근 상해는 주목할 만한 일이고, 거의 모두가 여자 대상자들이었다. 노동자들의 바람직하지 않은 측면효과의 현상으로 강조되는 것은 운동의 형태에 보다 크게 관련되고, 운동의 강도에 대해서는 관련이 적다. 이전의 연구는 조깅(근육과 관절의 기계적인 스트레스)과 같은 강도의 활동이 걷기에 비해 상해가 유의하게 높은 원인이 되는 것으로 나타났다. 여성 상해의 높은 빈도는 호르몬 결핍 여성이 골격근계의 취약성에 기인된다고 할 수 있다. 핀란드에서 젊은 운동선수들과 노장 선수들의 골격근 상해의 형태와 사고에 대해 14년간 종단적인 연구를 수행하였는데, 노장 선수들에 있어서는 대상자들이 대부분 저항성 운동 활동을 실시하였고, 상해는 거의 대부분 습관적인 힘들에 기인되며, 급성 외상에 기인하는 상해는 보기 드물었다. 일반적으로 과도하게 사용한 상해는 고령자들에 있어서 보다 일반적으로 고려되지만, 일부 연구들은 급성 상해가 스포츠 경쟁자들에 있어서 노장 선수들이 많은 참여 기회와 높은 빈도에 대해 일어난다는 것을 발견하였다. 비록 대부분 상해는 가볍고 일부는 운동과 신체적 활동을 억제하거나 장기간 트레이닝으로부터 노장 선수들의 상해를 예방할 수 있다.

차후의 연구는 고령자들에 있어서 운동과 관련된 상해의 역학적인 정의가 요구되고, 또한 그들의 예방과 치료에 대한 최고의 조정과 상해 치료에 대한 대안을 준비하여야 할 것이다.

제2장 노화와 CVD 위험 요소

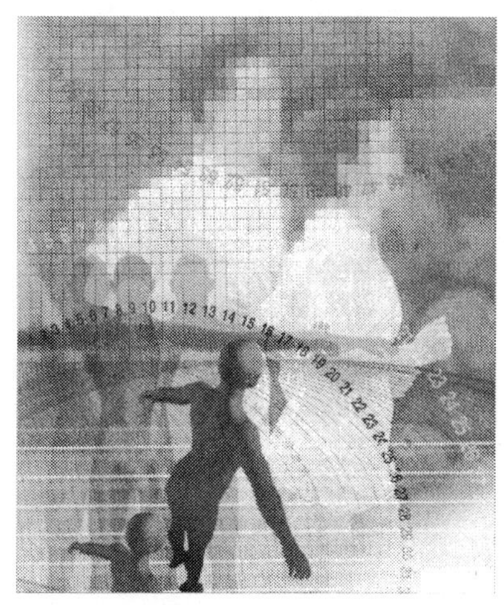

성인병 중에 심장병, 뇌졸중, 암이 고령자들을
위협하는 3대 주적이다. 이는 고지방 음식이 늘
고, 환경오염이 심해진 탓이며, 금연과 신체 활
동이 노화를 지연시킨다.

1. 노화와 CVD 위험요인

2. 고밀도 혈중 지단백

3. 비만

4. 고혈압

5. 당뇨

6. 심장기능

7. 운동능력

8. 빈혈과 간기능

1. 노화와 CVD 위험 요인

1) 노화와 CVD 위험요인 종적 비교

<요인 분석방법>

- 목　　적: 노화와 심혈관계 질환 위험요소, 운동 참여여부에 따른 10년 전과 후, 심혈관계 위험도 예상.
- 대　　상: 65세 이상의 남·여, 총 111명, 남: 55(사망 11) 여: 56(사망 6)
- 집　　단: 운동 집단, 비활동 집단, CVD+운동 집단, CVD+비활동 집단 - 운동과 질환에 따른 집단 분류.
- 방　　법: 심혈관계 질환 위험요인을 추출하기 위해 요인 분석을 실시하였는데, 요인 추출은 주성분 분석방법을 적용하였으며, 적정수의 요인 추출과 정보 손실을 최소화하기 위하여 직교 회전법을 이용하였다.

표 2-1, 2-2, 2-3, 2-4는 고령 대상자들의 심혈관계 질환 위험요소에 따른 종적인 요인 분석결과이다. 요인 분석에 적용된 자료는 대상자들의 10년 전과 현재, 남·여 그리고 사망자의 10년 전의 측정값을 모두 포함한 것(남: $n=99$, 여: $n=106$)이다.

표 2-1. 요인 분석에 의해 추출한 평균과 표준편차(남성 n = 99)

변 인	평 균	표준편차	변 인	평 균	표준편차
HR(R)(beats/min)	70.97	13.81	SBP(R)(mmHg)	134.45	19.94
SBP(E)(mmHg)	173.59	26.34	MVO_2(R)(mmHg/bpm/10^3)	9.61	5.50
DBP(R)(mmHg)	82.19	11.73	VO_2(R)(ml/kg/min)	3.55	0.72
MVO_2(E)(mmHg/bpm/10^3)	22.26	4.39	VC(ml)	2.91	0.64
ST level(R)(mm)	0.81	0.49	FVC(ml)	2.63	0.55
ST level(E)(mm)	0.89	1.04	MVV(l/min)	76.95	19.41
ST slope(R)(mm)	9.10	5.25	HR(E)(beats/min)	124.79	14.91
ST slope(E)(mm)	20.05	9.80	VO_2(E)(ml/kg/min)	20.50	7.45
체 중(kg)	66.66	10.00	운동시간(min)	5.05	2.49
체지방률(%)	25.93	6.39	운동량(min)	26.68	9.68
BMI(kg/㎡)	23.82	3.36	동맥경화지수	4.83	1.27
혈 당(mg/dl)	114.12	35.19	DBP(E)(mmHg)	88.65	11.52

표 2-2. 요인 분석에 의해 추출한 평균과 표준편차(여성 n = 106)

변 인	평 균	표준편차	변 인	평 균	표준편차
체 중(kg)	59.53	7.75	동맥경화지수	4.65	1.31
체지방률(%)	30.45	4.82	SBP(R)(mmHg)	137.14	20.39
BMI(kg/㎡)	24.32	2.82	SBP(E)(mmHg)	177.50	23.27
HR(E)(beats/min)	125.33	16.34	VC(ml)	2.40	0.47
MVO2(E)(mmHg/bpm/10^3)	22.44	4.72	FVC(ml)	2.21	0.43
VO2(E)(ml/kg/min)	19.75	7.57	Hb(g/dl)	13.11	1.06
운동시간(min)	4.79	2.24	Hct.(%)	38.91	3.37
HR(R)(beats/min)	72.56	13.18	ST level(R)(mm)	0.54	0.54
DBP(E)(mmHg)	85.57	11.39	ST level(E)(mm)	0.56	0.93
MVO2(R)(mmHg/bpm/10^3)	9.76	2.14	ST slope(R)(mm)	6.91	4.15
운동량(min)	28.62	17.50	ST slope(E)(mm)	17.00	9.99
혈 당(mg/dl)	103.68	29.77			

　직교 회전법을 이용한 요인 분석으로 각 요인을 추출하였는데, 남자 대상자들의 경우, 심장기능, 체지방, 심폐기능 그리고 동맥경화 요인의 4가지로 분류되었고, 여자 대상자들의 경우, 체지방, 심

폐기능, 동맥경화 그리고 심장기능 요인의 4가지로 크게 분류되었다. 요인 추출은 주성분 분석방법(principal component analysis)이 적용되었으며, 적정수의 요인 추출과 정보 손실을 최소화하기 위하여 직교 회전법(varimax)을 이용하였다.

적재량의 크기에 따라 각 요인으로 분류되었는데, 남자 대상자들의 경우, 제1요인으로 심장기능 요인은 안정 시 심박수, 최대하 수축기 혈압, 안정 시 이완기 혈압, 최대하 심근 산소소비량, 안정 시 및 최대하 ST level, 안정 시 및 최대하 ST slope의 8개 변인이었고, 제2요인으로 체지방 요인은 체중, 체지방률, BMI, 혈당, AST, 안정 시 수축기 혈압, 안정 시 심근 산소소비량 그리고 안정 시 산소소비량의 8개 변인이 포함되었다. 제3요인으로 심폐기능 요인은 VC, FVC, MVV, 헤모글로빈, 헤마토크리트, 최대하 심박수, 최대하 산소소비량, 운동시간 그리고 운동량의 9개 변인이었고, 제4요인으로 동맥경화 요인은 요산, ALT, γ-GT, 동맥경화지수 그리고 최대하 이완기 혈압의 5개 변인이 포함되었다.

표 2-3. 심혈관계 질환 위험요소의 요인 분석(남자)

변 인	추출된 요인				공통성
	심장기능	체지방	심폐기능	동맥경화지수	
HR(R)	.513	.318	−.024	.207	.964
SBP(E)	.932	.032	−.074	−.031	.883
DBP(R)	.526	.493	.317	−.269	.747
MVO_2(E)	.816	.118	.422	.239	.919
ST level(R)	.851	.313	−.189	.031	.941
ST level(E)	.607	.392	−.483	−.302	.893
ST slope(R)	.882	.291	−.048	.153	.893
ST slope(E)	.865	.185	−.415	−.110	.969
체 중	.072	.918	−.043	.124	.913
체지방률	−.247	−.542	.282	−.528	.722
BMI	.125	.907	−.295	−.144	.949
혈 당	.317	.823	−.225	−.253	.952
AST	.019	−.744	−.451	.415	.959
SBP(R)	.276	.852	.194	−.273	.967
MVO_2(R)	.473	.667	.062	−.188	.986
VO_2(R)	−.434	−.582	.344	.042	.931
VC	.143	.209	.902	.189	.990
FVC	.216	.319	.870	.209	.969
MVV	−.547	−.018	.671	.101	.771
Hb	−.166	.263	.583	.359	.905
Hct.	−.215	.174	.616	.458	.859
HR(E)	.208	.129	.811	.436	.934
VO_2(E)	−.133	−.172	.821	.131	.862
운동시간	−.250	−.131	.830	−.198	.924
운동량	−.409	−.036	.685	.497	.896
요 산	.299	−.234	.254	.766	.989
ALT	−.099	−.310	−.098	.916	.968
ɤ−GT	−.184	−.039	−.092	.859	.781
동맥경화지수	.373	.011	−.151	.667	.609
DBP(E)	.543	.069	−.236	−.650	.932
유의도	0.000				
KMO	0.656				
고유치	10.267	5.894	4.554	2.835	
분산율(%)	34.223	19.648	15.179	9.450	

표 2-4. 심혈관계 질환 위험요소의 요인 분석(여자)

변 인	추출된 요인				공통성
	체지방	심폐기능	동맥경화지수	심장기능	
체 중	.717	.205	−.037	.023	.870
체지방률	−.634	.135	.522	.135	.767
BMI	−.651	.472	.035	.134	.780
HR(E)	.766	.309	.053	.020	.846
MVO$_2$(E)	.765	.134	.373	.105	.931
VO$_2$(E)	.821	−.409	−.014	.080	.927
운동시간	.798	−.381	.055	.024	.916
요 산	−.158	.864	.022	.103	.849
HR(R)	−.089	.883	.052	.140	.883
DBP(E)	−.034	.651	.052	−.022	.641
MVO$_2$(R)	−.018	.812	.323	.200	.890
운동량	.146	−.796	−.023	−.018	.721
AST	−.338	.712	.011	.280	.876
ALT	−.451	.621	.238	.112	.855
γ−GT	−.208	.766	.088	.181	.773
혈 당	−.368	.062	.454	.274	.740
동맥경화지수	−.049	.323	.612	.177	.852
SBP(R)	.046	−.023	.905	.150	.900
SBP(E)	.528	−.024	.644	.117	.926
VC	.122	−.296	−.084	.828	.896
FVC	.130	−.170	−.084	.884	.868
Hb	.044	.045	.025	.939	.926
Hct.	−.097	.068	−.056	.947	.946
ST level(R)	.067	−.014	.099	.930	.897
ST slope(E)	.056	.158	.085	.910	.916
ST level(R)	−.131	.152	.499	.635	.928
ST slope(E)	.025	.269	.469	.590	.832
유의도	0.000				
KMO	0.698				
고유치	9.292	6.603	5.033	3.713	
분산율(%)	30.976	22.010	16.776	12.377	

여자 대상자의 경우, 제1요인으로 체지방 요인은 체중, 체지방률, BMI, 최대하 심박수, 최대하 심근 산소소비량, 최대하 산소소비량 그리고 운동시간의 7개 변인이었고, 제2요인으로 심폐기능 요인은 요산, 안정 시 심박수, 최대하 이완기 혈압, 안정 시 심근 산소소비량, 운동량, AST, ALT 그리고 γ-GT의 5개 변인이 포함되었다. 제3요인으로 동맥경화 요인은 혈당, 동맥경화지수, 안정 시 및 최대하 수축기 혈압의 4개 변인이었고, 제4요인으로 심장기능 요인은 VC, FVC, Hb, Hct., 안정 시 및 최대하 ST level, 안정 시 및 최대하 ST slope의 8개 변인이 포함되었다.

각 변인과 추출된 요인과의 상관관계를 나타내는 요인 적재치는 ±.300 이상이면 유의하다고 보는데, 본 연구에서는 남·여 모든 변인의 값이 ±.400 이상으로서 각 요인과 변인과의 상관관계는 유의하게 나타났다(표 2-3, 2-4).

요인 분석결과 변수 간의 상관관계가 다른 변수에 의해 설명되는 정도를 나타내는 KMO(Kaiser-Meyer-Olkin)의 값은 남자 0.656, 여자 0.698로 높게 나타났는데, 이는 요인 분석을 위한 변수 선정이 타당하다는 것을 보여주는 것이다. 그리고 요인 분석모형의 적합성을 나타내는 Bartlett's의 구형성 검정치(Chi-Square)가 남자 1456.254(df＝208) 여자 1678.345(df＝217)이며, 이때 유의 확률값이 남·여 각각 0.000으로 나타났으며, 이는 심혈관계 질환 위험요소의 모형 선정은 적합한 것으로 볼 수 있다.

추출된 각 요인의 고유치는 해당 요인의 적재치를 제곱하여 합한 것으로 심혈관계 질환 위험요소에 대해 어떠한 영향을 미치는지를 알 수 있다. 남자 대상자들의 경우, 심장기능의 고유치는 10.267,

체지방은 5.894, 심폐기능은 4.554 그리고 동맥경화는 2.835로 나타났으며, 여자 대상자들의 경우, 체지방의 고유치는 9.292, 심폐기능은 6.063, 동맥경화는 5.033 그리고 심장기능은 3.713으로 나타났다.

분산율은 남자 대상자들의 경우, 심장기능이 34.223%, 체지방은 19.648%, 심폐기능은 15.179%, 동맥경화는 9.450% 그리고 기타 24.500%로 나타났으며, 여자 대상자들의 경우, 체지방의 분산율은 30.976%, 심폐기능은 22.010%, 동맥경화는 16.776%, 심장기능은 12.377% 그리고 기타 18.861%로 나타났다(그림 2-1).

그림 2-1. 요인 분석에 있어서 분산율

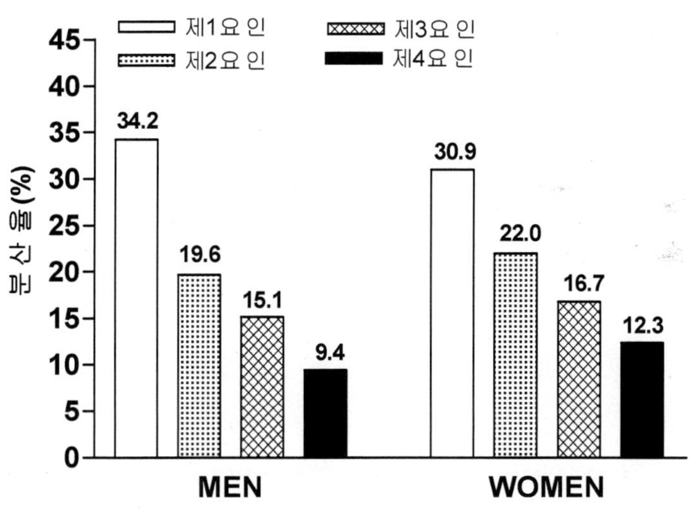

남성: 1요인(심장기능) 2요인(체지방) 3요인(심폐기능) 4요인(동맥경화지수)
여성: 1요인(체지방) 2요인(심폐기능) 3요인(동맥경화지수) 4요인(심장기능)

2) 노화와 CVD 위험요인에 대한 논의

본 연구에서 심혈관계 질환 위험요소들이 어떻게 연결이 되고 또 어떠한 변인들과 관련이 되는지를 분석한 것으로, 적재량의 크기에 따라 각 요인으로 분류되었다. 본 연구결과, 남자 대상자들의 경우, 심장기능, 체지방, 심폐기능, 동맥경화 요인의 4가지로 분류되었고, 여자 대상자들의 경우, 체지방, 심폐기능, 동맥경화, 심장기능 요인의 순서였다. 그리고 각 변인과 추출된 요인과의 상관관계를 나타내는 요인 적재치는 ±.300 이상이면 유의하다고 보는데, 본 연구에서는 모든 변인의 값이 ±.400 이상으로서 각 요인과 변인과의 상관관계는 유의하게 나타났다.

추출된 각 요인의 고유치는 해당 요인의 적재치를 제곱하여 합한 것으로 심혈관계 질환 위험요소에 대해 어떠한 영향을 미치는지를 알 수 있다. 심혈관계, 심폐기능, 혈청지질, 체지방 그리고 혈액성분의 순서로 나타났다. 이는 50대 이상 중년 여성을 대상으로 연구한 최상배의 연구와는 차이가 있었는데, 본 연구에서는 혈청지질 요인보다는 심혈관계 요인과 신체조성 요인이 가장 높은 요인으로 나타났다. 따라서 1요인에 운동능력과 관련이 깊은 ST 분절, 혈압, 심박수 그리고 신체조성 및 운동 참여시간 등이 심혈관계 질환 위험요소의 위험도가 가장 높고, 동맥경화지수나 혈당은 그다음 위험도로 본 연구결과, 분류되었다. 최상배의 연구는 50대 이상 여성으로만 한정하였고, 본 연구는 60대 이상으로 남녀, 10년 전후 그리고 111명의 광범위한 대상자의 자료를 분석한 결과로 해석되고, 50대는 중년이라고 할 수 있지만, 60대 이상이면, 젊은 노인들로 해당되기 때문에 차이가 나타날 수 있다.

그리고 사망률과 발병률과 심혈관계 질환 위험요소와의 관련성의 결과는 혈청지질보다는 심장 및 혈압, 신체조성에 관련된 요인들이 영향을 많이 미쳤을 것으로 생각되는데, 이는 노화에 의해 혈관의 탄력성이 감소되므로 인해 혈압이 증가되고, 체중 증가에 의한 심장에도 큰 부담을 갖게 된다. 또한 노인들의 질병이나 신체적 비활동도 심장 및 혈압, 신체조성에 큰 요인으로 작용하였다고 할 수 있다. 그러므로 심장기능의 저하나 혈압이 높으면, 수명단축에 영향을 미칠 수 있을 것이고, 운동부족은 체지방의 증가로 성인병으로의 발병률과 사망률을 높일 수 있다는 것을 본 연구의 결과로 예측할 수 있다.

2. 고밀도 혈중 지단백

1) 고지혈증이란?

고지혈증이란 우리 몸의 혈액 내에 지방질, 즉 콜레스테롤이나 중성지방 등의 물질이 과다하게 많이 함유되어 있는 상태를 말한다. 지방 성분은 우리 몸의 세포를 만드는데 사용되기 때문에 성장기인 어렸을 때는 많이 필요하지만, 나이가 들어 성장이 멈춘 다음에는 호르몬과 때때로 벗겨져 나간 피부 등을 재생하는데 약간만 필요하다. 따라서 혈액 내에 지방성분이 많으면, 지방성분이 혈관에 들러붙어 동맥경화를 일으키고 결국 심장마비(심근경색)와 뇌졸중(뇌경색)을 일으킨다.

① **원인:** 동물성 지방을 포함한 고지방식 섭취의 증가, 운동부족, 과다한 음주, 흡연, 스트레스의 증가, 불규칙적인 식생활, 유전적인 원인에 의한 고지혈증 등에 있다.

② **증상:** 심장마비나 뇌졸중이 일어날 때까지 대부분 특별한 증상을 느끼지 못한다.

③ **검사 및 예방:** 현 건강검진에서 고지혈증 검사의 목적에 있어서 증상이 없는 고지혈증 환자를 발견하여 적절한 생활습관 변화와 운동치료, 더 나아가서는 약물치료를 실시한다.

• 고지혈증 예방법
 – 운동으로 인한 경우: 운동검사 및 처방 후, 규칙적인 운동 실시
 – 고지방식 섭취로 생긴 경우: 적절한 식사요법
 – 금연으로 인한 경우: 금연
 – 식사요법, 규칙적인 운동으로 조절되지 않는 경우와 유전적
   원인에 의한 경우: 전문의사의 적절한 처방으로 조절
※ 궁극적으로 심장마비(심근경색)와 뇌졸중(뇌경색)을 예방하기 위해 실시.

2) 노화와 비정상적인 지질의 개요

서구 시민들에 있어서, 지단백항목들은 연령이 증가함에 따라 변화된다. 총 콜레스테롤과 LDL-C의 수준은 남자나 여자 모두에서 증가하고, 폐경 후의 기간 동안 여성들에 있어서는 더욱 증가하며, 70세 이상에서는 경우에 따라 감소할 수도 있다. 그리고 HDL-C 수준은 증가하는 경향이 있다. 총 콜레스테롤은 증가하고, HDL-C

는 감소되는 것으로 나타났고, 고령자들에 있어서 관상동맥 질환(CHD)에 대한 위험요소로서 높은 LP(a)는 아직까지 논쟁이 되고 있다.

그러나 70세 이상의 고령자 997명을 대상으로 한 연구에서 허혈성 심장 질환에 기인한 사망, 허혈성 심장 질환의 발생빈도, 혈중 콜레스테롤 수준 사이의 관련성에 대한 연구를 증거로 제시하였는데, 다른 연구들은 비정상적인 지질항목, 또한 흡연, 당뇨나 고혈압으로 인한 심혈관계 위험요소들은 고령자들에 있어서 심혈관계 질환이 상대적으로 위험도가 낮다는 것을 발견하였다. 이러한 소견은 사망의 원인을 결정적으로 잘못 분류, 위험요소들의 발병 기간을 모르는 이유, 상호 이환율(comorbidity), 위험요소로부터 저항력을 키워주는 등의 선택적 생존에 의해 설명될 수 있다. 그러나 비록 상대적인 위험요소와 고지혈증과의 관련성은 고령자들에 있어서 감소되고, 심혈관계 질환의 발병률과 사망률의 가변적 위험은 모든 연령층에서 매우 높다. 그러므로 고지혈증의 치료는 고령자들에 있어서 매우 중요하다고 할 수 있다.

신체적 활동은 비약리학적 조정의 형태로서 제시될 수 있는데, 활동적인 대상자들은 좌업 생활자들과 비교했을 때, LDL-C와 중성지방의 농도가 낮고, HDL-C의 수준은 높았다. 또한 고령자를 대상으로 한 실험적인 연구에서 운동프로그램은 총 콜레스테롤이나 LDL-C에 있어서는 변화가 없었고, HDL-C는 증가하였으며, 중성지방은 감소하였다고 보고하였다. 그러나 일부 연구에서 모두는 그렇지 않지만, 걷기 등의 낮거나 중정도 강도의 신체적 활동은 HDL-C가 증가하는 것으로 나타났다고 하였다.

이 기전의 원리는 지질항목들에 있어서 변화의 기초적인 가설화된 내용들로 다음과 같다. 1) HDL-C가 다량 생산에 의해 VLDL이 지질 단백질 효소의 활동에 있어서 증가하고, 2) 콜레스테롤의 역운반에 있어서 연속적인 증가에 대해 레시틴 콜레스테롤-아세칠전달효소(lecithin cholesterol- acyltransferase enzyme) 활동이 증가하며, 그리고 3) 간 중성지방-지질효소(hepatic triglyceride-lipase) 활동 억제 방법에 의한 HDL-C의 간 정화율이 감소한다. 더욱이 운동트레이닝은 LDL-C의 화학적 구성 변화에 대해 관련되고, 관상동맥 질환에 있어서는 반대의 결과가 관찰되었다. Lipoprotein(a) 수준은 규칙적인 고강도 운동에 의해 영향을 주지는 않고 일부 노동자들은 육체적인 활동 후에 Lp(a) 감소가 보고되었다.

최근의 대단위 코호트(cohort) 연구인 Multiple Risk Factor Intervention Trial(MRFIT)은 유럽과 미국 치료지침의 근본이 되는 연구로서 35세부터 57세까지의 남성 361,662명을 대상으로 6년간 추적하여 관상동맥 질환에 의한 사망률을 조사한 것으로 총 콜레스테롤과 사망률 간에는 연속적인 정상관이 있다고 보고하였다(그림 2-2). 단지 심장 질환 사망률은 콜레스테롤 농도가 160㎎/㎗ 부터 증가하는 경향을 보이고 있으나, 전체 사망률은 콜레스테롤 농도가 240㎎/㎗ 이후부터 급격하게 증가하는 경향을 나타내고 있다. 그러므로 콜레스테롤 농도를 240㎎/㎗ 이상 넘지 않게 지속적인 운동과 영양관리를 하면 사망률을 감소시키는 긍정적인 결과를 얻을 수 있는데, 1%의 콜레스테롤 감소가 2%의 관상동맥 질환을 감소시킨다고 Lipid Research-Coronary Primary Prevention에서 밝히고 있다.

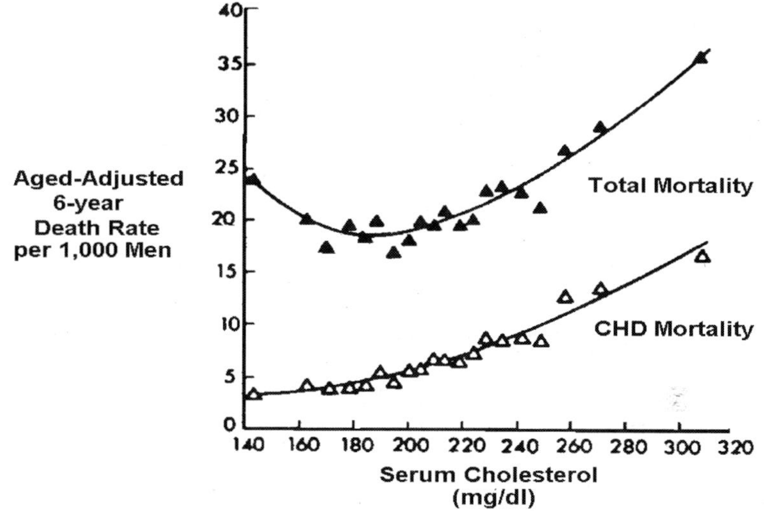

　표 2-5에서 보는 바와 같이, 총 콜레스테롤이 20% 이상, 즉 180 mg/dl 이상부터 사망률이 증가하기 시작하여 200mg/dl 이상부터는 급속히 증가하며, 가장 높은 100%의 경우(254mg/dl 이상), 20%(180 mg/dl 이하) 보다 사망률이 4배나 높다고 보고하였다. 미국 National Cholesterol Education Program(NCEP)의 치료지침인 Adult Treatment Panel(ATP)에서 제시된 총 콜레스테롤의 위험 수위인 240mg/dl 이상이라는 수치는 이 연구에 적절한 총 콜레스테롤 농도인 200mg/dl이 사망률의 2배가 되는 수치를 기준으로 정해진 것이며, 유럽의 치료지침에서도 5mmol/ℓ(193mg/dl)보다 약 2배의 사망률을 보이는 농도로서 250mg/dl 이상을 고콜레스테롤혈증으로 정의하고 있다. 그렇지만 최근 환자의 치료여부 결정과 치료목표에서 총 콜레스테롤 농도보다는 LDL-C를 기준으로 한다.

표 2-5. 콜레스테롤 비율에 대한 상대적 관상동맥 질환의 사망률(Martin, 1986)

비율(%)	콜레스테롤(mg/dl)	상대적 관상동맥 위험(사망률)
Quintile		
0-20	≤ 181	1.0
20-40	182-202	1.3
40-60	203-221	1.7
60-80	222-245	2.2
80-100	≥ 246	3.4
Other interval		
80-90	246-263	2.8
90-100	≥ 264	4.0

3) 동맥경화 지수의 종적 비교

<동맥경화 지수 분석방법>

-**목 적:** 노화와 심혈관계 질환 위험요소, 운동 참여여부에 따른 10년 전과 후, 동맥경화 진행정도 예상.
-**대 상:** 65세 이상의 남·여, 총 111명, 남: 55(사망 11) 여: 56(사망 6)
-**집 단:** 운동 집단, 비활동 집단, CVD+운동 집단, CVD+비활동 집단 - 운동과 질환에 따른 집단 분류.
-**방 법:** Atherogenic index(AI)는 Hitachi Model, 736-40(Japan) 분석기기를 이용하여 총 콜레스테롤 중에 HDL-C가 차지하는 비율을 계산함으로써 관상동맥 질환의 발생 위험도에 대한 확률을 예견할 수 있는데, 아래 공식을 이용하여 적용하였다. AI=HDL-Cholesterol ÷Total-Cholesterol. 10년 전과 현재 통계적인 차이는 종속 t-test 방법을 이용하여 유의도 $p < 0.05$ 수준에서 검증하였다.

표 2-6은 고령 대상자들의 10년 전·후 동맥경화 지수(AI)를 종적으로 분석한 결과이다.

표 2-6. CVD와 운동 참여에 따른 10년 전과 후 동맥경화지수의 변화

집 단		남 자 동맥경화지수	여 자 동맥경화지수
I (exercise)	before(남: 10, 여: 12)	4.07±0.15	3.88±0.29
	after(남: 10, 여: 12)	3.69±0.25*	3.59±0.20
II (inactivity)	before(남: 12, 여: 11)	5.27±0.42	3.67±0.24
	after(남: 9, 여: 10)	5.60±0.29	4.90±0.26**
III (CVD + Ex)	before(남: 15, 여: 17)	4.99±0.30	4.62±0.21
	after(남: 13, 여: 16)	4.28±0.28	5.42±0.41*
IV (CVD + In)	before(남: 18, 여: 16)	4.83±0.27	4.80±0.27
	after(남: 12, 여: 12)	5.67±0.40**	5.30±0.35*

Values are means ±S.E. * $p < 0.05$, ** $p < 0.01$: significant difference between before and after conditioning. CVD + Ex: cardiovascular disease + exercise. CVD + In: cardiovascular disease + inactivity. AI: atherogenic index.

먼저 남자 대상자에 있어서 운동 집단의 경우, 동맥경화지수(AI)는 4.07에서 3.69로 유의하게($p < 0.05$) 감소하였으며, 비활동 집단의 경우, AI는 다소 증감의 차이는 보였으나, 통계적으로 의미 있는 차이는 없었다. CVD + 운동 집단의 경우, AI는 10년 전에 비해 현재의 값이 감소하였으나, 유의한 차이는 없었으며, CVD + 비활동 집단의 경우, 동맥경화지수는 4.83에서 5.67로 유의하게($p < 0.01$) 증가하였다.

여자 대상자에 있어서 운동 집단의 경우, 동맥경화지수는 통계적으로 유의한 차이는 나타나지 않았으며, 비활동 집단의 경우, 동맥경화지수는 3.67에서 4.90으로($p < 0.01$) 10년 전에 비해 현재에 유의한 변화를 보였다. CVD + 운동 집단의 경우, 동맥경화지수는 4.62에서 5.42로 유의하게($p < 0.05$) 증가하였으며, CVD + 비활동 집단의 경우, 동맥경화지수는 4.80에서 5.30으로 10년 전에 비해 현재의 값이 유의하게($P < 0.05$) 증가하였다.

4) 노화와 동맥경화지수에 대한 논의

최근에는 관상동맥성 질환의 새로운 발병지표로 동맥경화지수 (athe- rogenic index, AI)라는 용어를 사용하는 연구자들이 증가하고 있다. AI는 콜레스테롤 – HDL-C/HDL-C의 식을 이용해 이의 지수가 3 이하를 나타낼 때 정상 범위로 간주하는 것으로 Berg 등과 Guttin 등은 세분화된 AI의 관계식을 설정함에 있어서 Apo 지단백의 중요성을 감안하여 (T-C-HDL-C)×Apo B/HDL-C×Apo A-I이라는 공식을 제시하고 있다. <표 2-6>의 결과에서는 60세 이상 고령자들을 대상으로 10년 전과 후에 나타난 결과를 분석한 것으로 동맥경화지수가 4.0 이상이면 동맥경화증에 발병될 위험요소를 매우 크게 가지고 있다고 할 수 있는데, 남자와 여자 대상자들의 운동 집단에서만 4.0 이하로 나타났고, 나머지 3 집단은 4.0 이상으로 매우 높은 결과를 나타났다.

그림 2-3. CVD와 운동 참여에 따른 10년 전과 후 동맥경화지수의 변화
(* p<0.05, ** p<0.01, M: 남, W: 여)

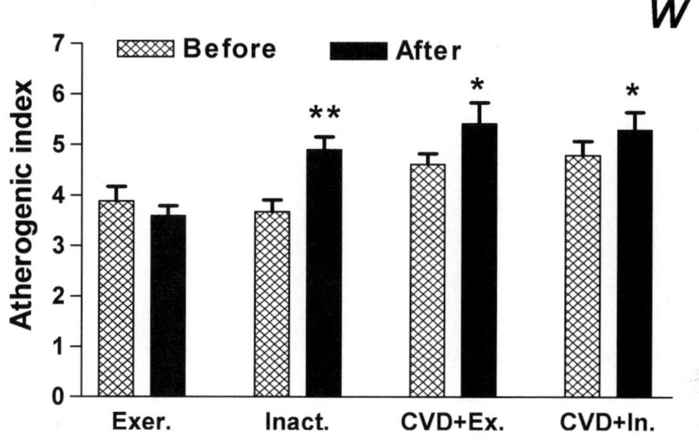

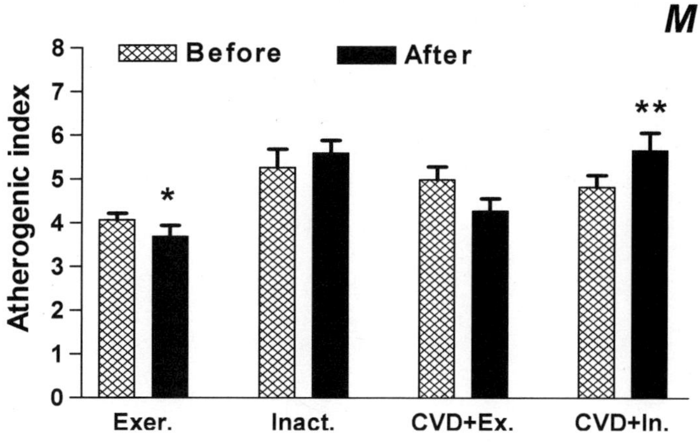

그리고 10년 전에 비해 10년 후에 동맥경화지수가 계속 증가되는 것으로 볼 때, 신체 활동을 통해 혈청지질의 감소가 시급한 상황이라고 할 수 있다. 이러한 지질의 증가는 신체 활동의 감소를

비롯해 노화, 성인병의 합병증에 의한 신체적 비활동, 기름진 음식의 섭취 증가 등이 주요한 원인으로 들 수 있겠지만, 본 연구결과에서는 신체적 비활동이 더 큰 영향을 미친 것으로 나타났다.

3. 비 만

1) 노화와 체지방 분포의 개요

총 체지방은 연령의 증가함에 따라 증가하고, 여성에 있어서는 증가율이 현저하게 나타난다. 심혈관계 질환 위험요소로서 비만의 역할은 고령자들에 있어서 아직도 논쟁이 분분하고, 신체구성에 있어서 변화는 성인이나 고령자들 모두에서 심혈관계 질환 사망률과 발병률의 위험이 증가되는 것과 관련된다. 신체 활동과 관련된 에너지 소비의 감소는 대부분 복부지방의 축적을 예측하는 데 중요성을 가지는데, 신체적으로 활동적인 사람들은 비활동적인 좌업자들에 비해 내장 지방의 량이 적고, 지구력 운동으로 트레이닝된 우수 운동선수들은 초과 체지방에 있어서 적당하게 증가하는 것으로 나타났다.

고령자에 있어서 신체구성과 체중이 운동에 영향을 준 자료들은 불충분한 상태이나, 기여한 것으로 나타났다. 이 연구에서 컴퓨터 단층촬영(computerized tomography)에 의한 체지방의 분류가 운동 프로그램의 효과를 평가하는 목적으로 젊은 사람들이나 고령자들

집단에 있어서 관리되고, 그것은 지방의 질량 비율과 체중 감소의
증명이 가능하다. 특별하게 그것은 내장 복부에 있어서 20% 감소
되고, 고령자 집단에 있어서 단지 흉곽의 지방(thoracic fat)이 최초
평가 시 젊은 사람들과 비교했을 때, 지방요소들에서 유의하게 높
았다.

2) 신체조성의 종적 비교

표 2-7, 2-8은 고령 대상자들의 10년 전·후 신체조성을 종적으
로 분석결과이다.

<신체조성 분석방법>

- 목　　적: 노화와 심혈관계 질환 위험요소, 운동 참여여부에 따른 10년 전과 후, 체지방과 비만의
　　　　　예상.
- 대　　상: 65세 이상의 남·여, 총 111명, 남: 55(사망 11) 여: 56(사망 6)
- 집　　단: 운동 집단, 비활동 집단, CVD＋운동 집단, CVD＋비활동 집단－운동과 질환에 따른 집
　　　　　단 분류.
- 방　　법: 신장, 체중, 체지방량을 측정하기 위하여 자동 신체 계측기(Fanics, FE810, Korea)를 이
　　　　　용하여 측정하였는데, 체질량지수(body mass index; BMI)는 신장의 제곱에 체중을 나
　　　　　눈 값으로 ACSM(1993)의 공식에 의해 산출하였다. BMI(body mass index)＝Kg/㎡
　　　　　체지방 측정은 임피던스 체지방 측정계를 이용하였으며, 체지방 측정계의 품명은 Model
　　　　　310, Biodynamic(U.S.A.)이었다. 임피던스(impedance)를 이용하여 체지방률(% body
　　　　　fat) 체지방량(fat body weight) 제지방 체중(lean body weight) 및 체액(body fluid)을
　　　　　측정하였다. 10년 전과 현재 통계적인 차이는 종속 t-test 방법을 이용하여 유의도
　　　　　p〈0.05 수준에서 검증하였다.

남자 대상자에 있어서 운동 집단의 경우, 체중과 신체질량지수
(BMI) 그리고 체지방률이 10년 전에 비해 후의 값이 다소 증가하
는 경향을 보였으나, 통계적으로 유의한 차이는 나타나지 않았다.

비활동 집단의 경우, 체지방률이 10년 전에는 19.40%에서 10년 후에는 25.65%로 유의하게(p<0.05) 증가하였다. 그러나 체중, BMI 는 다소 증가하는 경향을 나타냈으나, 유의한 차이는 없었다. CVD +운동 집단의 경우, 체중과 BMI는 약간의 증가를 나타냈으나, 유의한 차이는 없었고, 체지방률은 다소 증가하는 경향을 보였으나, 통계적으로 유의한 차이는 없었다. CVD+비활동 집단의 경우, 체지방률이 10년 전에는 26.01%에서 10년 후에는 28.80%로 유의하게 증가하였으며, 체중과 BMI는 약간의 증가 경향을 나타냈으나, 유의한 차이는 없었다.

표 2-7. CVD와 운동 참여에 따른 10년 전과 후 신체조성의 변화(남자)

집단		체 중 (kg)	BMI (kg/㎡)	체지방 (%)
Ⅰ (exercise)	before(n=10)	64.66±2.90	20.22±0.65	18.24±2.21
	after(n=10)	64.92±2.61	20.07±0.67	21.40±1.17
Ⅱ (inactivity)	before(n=12)	63.02±3.66	22.37±0.93	19.40±0.60
	after(n=9)	64.52±3.20	23.25±0.86	25.65±1.75*
Ⅲ (CVD+Ex)	before(n=15)	66.82±2.78	23.80±0.61	28.45±2.62
	after(n=13)	67.09±2.50	24.00±0.58	28.95±0.64
Ⅳ (CVD+In)	before(n=18)	71.96±2.19	25.27±0.75	26.01±0.99
	after(n=12)	74.62±1.94	26.23±0.80	28.80±1.25*

Values are means ±S.E. * p<0.05: significant difference between before and after conditioning. CVD+ Ex: cardiovascular disease+exercise. CVD+In: cardiovascular disease+inactivity. BMI: body mass index(kg/㎡).

한편, 여자 대상자에 있어서 운동 집단의 경우, 체중과 BMI는 10 년 전에 비해 후의 값이 다소 증가하는 경향을 보였으나, 통계적으로 유의한 차이는 나타나지 않았다. 그러나 체지방률은 27.66%에서 29.48%로 유의하게(p<0.01) 증가하였다. 비활동 집단의 경우,

체중과 BMI는 각각 54.97 kg에서 10년 후 60.35 kg로, 22.97 kg/㎡에서 26.27 kg/㎡로 유의하게(p<0.01) 증가하였으나, 체지방률은 10년 전에 비해 10년 후에 유의한 차이는 나타나지 않았다. CVD+운동 집단의 경우, 체중, BMI, 체지방률은 10년 전에 비해 후의 값이 다소 증가하였으나, 차이는 없었다. CVD+비활동 집단의 경우, 체중과 체지방률은 다소 증가하였으나, 유의한 차이가 없는 반면, BMI는 26.20 kg/㎡에서 27.38 kg/㎡으로 유의하게(p<0.01) 증가하였다.

표 2-8. CVD와 운동 참여에 따른 10년 전과 후 신체조성의 변화(여자)

집 단		체 중 (kg)	BMI (kg/㎡)	체지방 (%)
I (exercise)	before(n=12)	52.35±1.26	21.72±0.45	27.66±0.70
	after(n=12)	53.22±1.25	22.21±0.59	29.48±0.41*
II (inactivity)	before(n=11)	54.97±2.07	22.97±0.72	29.72±1.27
	after(n=10)	60.35±1.67**	26.27±0.59**	31.22±0.51
III (CVD+Ex)	before(n=17)	60.87±1.52	25.06±0.52	31.47±1.62
	after(n=16)	61.00±1.76	25.12±0.59	32.22±1.47
IV (CVD+In)	before(n=16)	61.83±1.76	26.20±0.72	31.83±1.03
	after(n=12)	62.80±2.36	27.38±0.79**	34.58±1.94

Values are means ±S.E. * p<0.05, ** p<0.01: significant difference between before and after conditioning. CVD+Ex: cardiovascular disease+exercise. CVD+In: cardiovascular disease+inactivity. BMI: body mass index(kg/㎡).

3) 노화와 신체조성에 대한 논의

체지방은 섭취된 열량에 비해 소비되는 에너지양이 적을 때 체내에 축적되기 시작하며, 남성은 체지방률이 15% 이상이면 과체중,

20% 이상이면 비만으로 판정하고, 여성은 25%를 초과하면 과체중이라 하고, 30%를 넘으면 비만으로 분류한다.

Quletelet 지수로도 불리는 신체질량지수(BMI)는 키(m)의 제곱에 대한 체중(kg)의 비율로서 종합적인 신체조성을 나타내며 건강과 관련된 정보를 제공하므로 매우 유익한 지표가 되는데, 남자의 경우 27.8kg/㎡, 여자의 경우 27.3kg/㎡를 초과하면 심혈관계 질환의 발생이 증가한다고 하였다. 그리고 WHO에서는 과체중(overweight)을 3단계로 분류하고 있는데, 1단계는 과체중으로서 신체질량지수(BMI)가 적게는 25kg/㎡에서 30kg/㎡를 넘지 않는 범위이고, 2단계는 비만으로서 BMI가 30~39kg/㎡, 그리고 3단계는 병적인 비만으로 BMI가 40kg/㎡ 이상으로 분류하고 있다. 이러한 BMI 척도를 이용하여 성인 독일시민을 측정한 결과, 30~40%가 과체중인 1단계에 포함되었고, 더욱이 2단계 비만에 포함되는 BMI ≥ 30kg/㎡인 사람들이 12~18% 이라고 하였다. 따라서 과체중과 비만에 대한 발병률은 과거 10년 동안 유럽이나 미국 등에서 극적으로 증가하였음을 알 수 있었다.

그리고 1993년 우리나라 성인 비만 발병률이 18%라고 보건복지부에서 보고하였고, 1995년 조사에서는 BMI > 25kg/㎡인 과체중인 사람들이 19%, BMI > 30kg/㎡인 비만인 사람들이 1.5%이었다고 보고하였다. 그리고 1998년 의료보험 연합회 통계에 의하면, 직장인 40~49세 495,392명 중에 비만으로 판정받은 사람이 71,115명으로 14.4%가 비만으로 나타났다. <표 2-8>의 연구에서는 CVD+비활동 집단의 남자 26.23kg/㎡, 여자 27.38kg/㎡로 과체중상태로 심혈관계 질환 위험성에 도달된 상태였다.

이러한 비만이 건강에 미치는 영향은 이미 잘 알려져 있는데, 비만인 여성은 혈당에 대한 내성이 약하고, 당뇨병, 고혈압의 발병 가능성이 높고 LDL-C/HDL-C의 비율이 증가하여 관상동맥 질환의 발생이 증가한다고 한다. 특히 미국암협회는 비만한 여자는 담낭암, 담즙통로암, 유방암, 자궁암, 그리고 난소암에 걸릴 가능성이 높으며 체지방률이 40% 이상 여자의 사망률은 정상인에 비해 55%나 높다고 하였다.

대부분 비만 대상자들의 빈번한 사망의 원인은 심장기능 부전이라고 생각되며, 과체중은 심장 질환에 대해 독립적인 위험요소로서 존재한다. 비만은 그 자체의 심각성보다는 비만으로 인해 유발되는 다른 질환 때문에 문제가 되는데, 특히 비만은 심장의 기능과 구조에 영향을 미치고, 관상동맥 질환의 발병률을 증가시키며, 비만이 심장병의 주요 원인임을 Framingham study에서 강조하였다.

그림 2-4. CVD와 운동 참여에 따른 10년 전과 후 체지방의 변화
(* p<0.05, ** p<0.01, M: 남, W: 여)

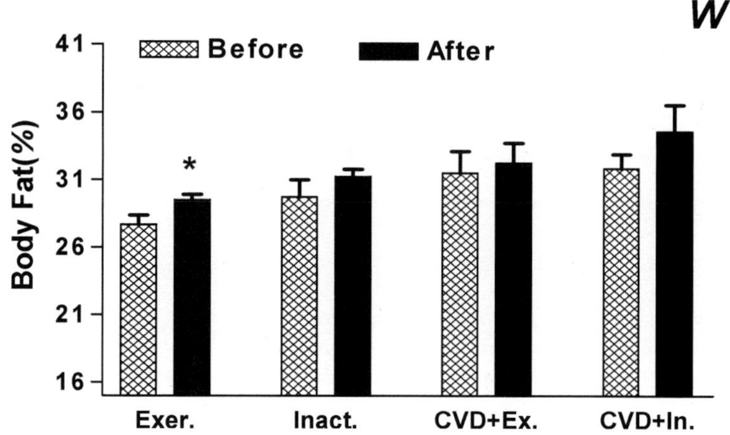

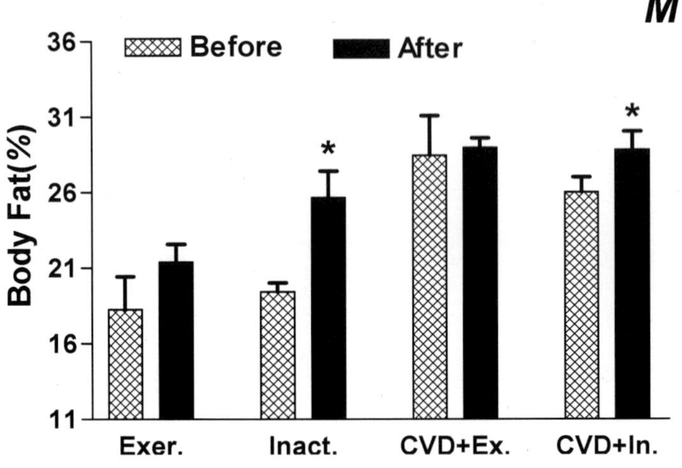

　본 연구에서는 10년 전에 비해 10년 후에 체중, 체지방률, BMI 가 증가하는 경향을 나타냈다(그림 2-4). 남자 대상자들의 경우, 비 활동 집단과 CVD＋비활동 집단의 체지방률에서 유의하게 증가한 결과를 보였다. 이는 10년간이라는 다양한 생활습관과 운동, 영양, 노화 등의 영향으로 볼 수 있으며, 고령자들도 유산소 운동을 통 해 체지방량 증가에 브레이크 역할이 가능하고, 유산소 운동의 효 과를 발표한 Schwartz 등의 연구결과와 일치하며, 고령자들의 저항 성 운동과 유산소 운동의 복합적인 운동이 심적으로 가볍게 일상 생활을 영위할 수 있다는 것을 증명할 수 있다. 여자 대상자들의 경우, 운동 집단도 체지방률의 증가와 체액의 감소가 유의하게 나 타난 결과는 노화에 따른 운동량이 정량적으로 실시되지 못한 결 과로 해석되지만, 정상 범위에 속하는 수준이었고, 다른 3 집단은 차이는 없었으나, 비활동 집단의 경우, 체중과 BMI가 증가하고 체 액에서 유의한 차이를 보인 것으로 볼 때, 심혈관계 질환 위험요

소 중에 비만이 직접적인 영향이 크므로 인해 20~45세 보다는
45~75세에서 뚜렷하게 신체조성 형태가 나타난다는 Van Itallie의
연구와 일치하였다.

4. 고혈압

1) 고혈압이란?

혈압은 심장에서 몸 안의 말초조직이나 각 기관으로 신선한 혈
액을 보낼 때 동맥 내 발생하는 압력을 말하며 성인의 경우, 혈압이
수축기에는 140mmHg이상이거가 이완기에는 90mmHg이상일 때 고
혈압이라고 한다. 그리고 건강한 성인의 평균 혈압은 120/80mmHg
인데, 이는 우리 사람들의 혈압이 120mmHg가 되어야 뇌까지 혈액
을 보내줄 수 있기 때문이다.

- **수축기 혈압:** 심장이 수축하여 피를 밀어낼 때 혈관에 미치는 압력
- **이완기 혈압:** 심장이 확장되면서 혈액을 받아들일 때 혈관에서 유지되는 압력

① **원인:** 다른 질병으로 인하여 발생되는 증후성 고혈압 이외 90%
이상을 차지하는 보통 고혈압의 경우, 아직 뚜렷한 원인을 찾지 못
했으나, 알려진 몇 가지 원인들로 짠 음식을 많이 섭취하는 것과
말초혈관 저항 증가, 신장기능 이상, 스트레스, 유전적 소인 등이

있다.

② **증상:** 대부분 특별히 느낄 수 있는 자각증상이 없기 때문에 알지 못하고 있다가 몇 년 혹은 몇 십 년을 그대로 유지하는 경우가 많다. 그러나 증상이 없고 일상생활에 불편함이 없다고 고혈압을 방치하는 경우, 뇌졸중, 동맥경화, 심근경색, 심부전, 안구 내출혈, 시력소실, 어지러움, 발기부전, 신부전 등의 합병증과 직접적으로 연결되기 때문에 반드시 치료해야 한다.

③ **검사 및 예방:** 현 건강검진에서 고혈압 검사의 목적에 있어서 증상이 없는 고혈압 환자를 조기에 발견하여 적절한 생활습관 변화와 운동치료, 더 나아가서는 약물치료를 통하여 혈압을 낮추어 140/90mmHg이하로 유지함으로써 고혈압으로 인한 합병증을 예방하기 위하여 실시한다. 또한 고혈압과 정상(120/80mmHg이하) 사이의 혈압은 높은 정상으로 현재 생활습관을 교정하지 않을 때 고혈압으로 진행될 가능성이 2배 이상 높은 임상적 의미를 가지므로 이러한 사람들을 발견하여 생활습관을 변화함으로써 고혈압으로 진행되는 것을 차단하기 위하여 실시하고 있다.

- **고혈압 예방법**
  - 적절한 운동, 표준체중 유지, 균형 잡힌 식사, 염분이 적은 식사
  - 금연과 적절한 음주 등의 생활습관 개선

고혈압이 발생된 경우에는 약물요법 및 현재의 생활습관을 교정하여 일생동안 혈압을 140/90mmHg 이하로 유지하여야 한다.

④ 고혈압을 방치해서 생기는 심각한 증상

- **뇌졸중:** 뇌의 급격한 혈액순환 장애로 의식소실, 반신마비, 언어장애 등의 국소적 신경장애 증상을 일으킨 상태
- **동맥경화:** 혈관의 노화현상으로 고령자에게서 많이 볼 수 있으며 혈관에 지방, 주로 콜레스테롤, 중성지방 등이 달라붙어서 혈관이 좁아지고 탄력을 잃는 증상
- **심근경색:** 심장의 관상동맥이 막혀서 혈액이 원활히 흐르지 못해 심근세포가 파괴되는 증상으로 심한 경우 사망에 이름
- **심부전:** 심장질환 이상으로 펌프의 기능이 역해져서 심장으로 돌아오는 혈액량을 조절하지 못해 심박출량이 감소되고 몸이 요구하는 만큼의 혈액량을 보낼 수 없어 여러 증상을 나타내는 상태
- **기타:** 안구 내 출혈, 시력소실, 어지럼증, 발기부전 등

2) 노화와 동맥 고혈압의 개요

동맥 혈압은 60세 이전에는 점증적으로 증가하는 경향이 있고, 그것은 단지 수축기 혈압이 증가하며, 이완기 혈압은 안정적이거나 감소하는 경향이 있다. 그러나 70세 이상 고령자들의 이완기 혈압 수준은 상승되고, 수축기 혈압은 심혈관계 질환 사망률과 발병률의 증가와 깊은 관련을 가지고 있다(Applegate, 1994). 신체적 활동은 고혈압의 비약리학적 치료와 예방에 대한 평가로서 제시되고, 역학적인 연구들은 신체적 활동과 혈압 수준 사이에 역상관관계가 성립된다고 하였다. 다른 한편으로, 좌업 생활 형태는 신체 활동 참여자에 비해 고혈압 발생이 1.5배 이상 높은 위험성을 보인다(Paffenbarger 등, 1991). 신체 활동에 의한 혈압 감소의 가능성은 성인 대상자들에 있어서 일관되게 논의되었는데(Seals & Hagberg, 1984), 지구력 운동은 정상 고혈압 고령자에서 혈압이 감소하였고, 저강도나 중강

도의 트레이닝 프로그램은 고혈압 환자에서 혈압의 감소를 유발한
다. 혈압 감소에 있어서, 신체적 활동과 운동의 결과에 의한 기전
은 복잡하고 많은 요인들에 기인되는데, 교감신경계의 반응성 변화,
체중 감소, 카테콜아민(catecholamine) 농도의 변화, 인슐린(insulin)
저항성이 감소되고, 혈장량 팽창으로 말초혈관 저항이 감소되기 때
문이다(Cherubini 등, 1998).

표 2-9. 고혈압과 관련된 위험요소

중요 위험요소들	말초조직 장애/CVD
√ 흡 연	√ 심　장: 좌심실 비대,
√ 고지혈증	협심증/심근경색증
√ 당 뇨	우회로 수술, 심부전증
√ 60세 이상	√ 뇌졸중
√ 남자/갱년기 후 여성	√ 신장장애
√ 가족력: 여자 65세, 55세 이전	√ 말초관상 질환 장애
심혈관계 질환의 가족력	√ 고혈압성 망막 질환

　심혈관계 질환의 위험이 가장 적은 혈압은 120/80mmHg 이하이
고, 정상 혈압은 130/85mmHg 이하로 정의한다. 24시간 활동 중 혈
압(ambulatory BP monitor: ABPM)은 심혈관계 질환에 대한 예측과
종말기관 장애(target organ damage)와 밀접한 관계가 있다. ABPM
의 정상 범위에 대해 아직 결론이 나지 않았지만, 전반적으로는 24시
간 평균 혈압이 130/80mmHg 이하, 활동 중 혈압(daytime ABPM)은
135/85mmHg 이하, 수면 중 혈압(nighttime ABPM)은 120/75mmHg
이하에서 혈압에 연관된 종말기관 장애가 낮은 것으로 여겨진다.

표 2-10. 위험요소 집단에 따른 항고혈압 처치

혈 압(mmHg)	A 위험군 위험인자 종말기관장애/심혈관계질환 모두 없는 경우	B 위험군 비당뇨+위험인자 1개 이상, 종말기관장애/심혈관계질환이 없는 경우	C 위험군 당뇨+고혈압+종말기관장애/심혈관계 질환
고 - 정상군 (130–139/85–89)	운동, 생활요법	운동, 생활요법	약물 + 운동, 생활요법
1단계 (140–159/90–99)	1년간 운동, 생활요법 이후 목표 혈압치에 도달 못할 경우에 약물치료 시작.	6개월간 운동, 생활요법 이후 목표 혈압치에 도달 못할 경우에 약물치료 시작	약물치료 + 운동, 생활요법
2단계 (160–100이상)	약물치료 + 운동, 생활요법	약물치료 + 운동, 생활요법	약물치료 + 운동, 생활요법

최근의 고혈압 치료 경향은 혈압을 포함한 개인의 위험 정도를 분류하여 치료의 강도를 정하게 된다(표 2-9, 2-10). 다른 질환의 합병증이 있거나, 이미 심혈관계 질환의 소견이 있는 경우에는 조기에, 그리고 적극적인 치료를 요한다. 고혈압 환자에서 심혈관계 질환의 위험인자와 관련된 요소는 60세 이상의 노인, 당뇨, 흡연, 지질대사 이상, 조기 심혈관계 질환의 가족력, 남자 혹은 갱년기 이후의 여성 등이다.

3) 동맥 고혈압의 종적 비교

<혈압 분석방법>

- 목　적: 노화와 심혈관계 질환 위험요소, 운동 참여여부에 따른 10년 전과 후, 고혈압의 진행정도 예상.
- 대　상: 65세 이상의 남·여, 총 111명, 남: 55(사망 11) 여: 56(사망 6)
- 집　단: 운동 집단, 비활동 집단, CVD+운동 집단, CVD+비활동 집단－운동과 질환에 따른 집단 분류.
- 방　법: 안정 시 혈압 측정은 측정하기 전 30분간 편안하게 안정을 취한 후에 수은 혈압계를 이용하여 청진법으로 측정하였는데, 숙달된 사람이 3번 이상 측정하여 평균을 적용하였다. 운동 중에는 운동부하 검사를 통해 혈압(blood pressure; BP)을 연속적으로 측정하였는데, 최대 혈압은 운동종료 직전의 값으로 하였다. 10년 전과 현재 통계적인 차이는 종속 t-test 방법을 이용하여 유의도 p<0.05 수준에서 검증하였다.

표 2-11, 2-12는 안정 시 및 최대하 운동 시 심혈관계 기능으로서 수축기 및 이완기 혈압을 종적으로 분석한 결과이다.

남자 대상자에 있어서 운동 집단의 경우, 안정 시 수축기 혈압, 최고 수축기 혈압 그리고 안정 시 이완기 혈압은 10년 전에 비해 10년 후에 유의한 차이는 없었으나, 최고 이완기 혈압에서는 10년 전 78.80mmHg에서 10년 후 83.50mmHg로 유의하게(p<0.05) 증가하였다. 비활동 집단의 경우, 안정 시 수축기 혈압, 최고 수축기 혈압 그리고 안정 시 이완기 혈압은 유의한 차이를 보이지 않았지만, 최고 이완기 혈압에서는 10년 전 86.62mmHg에서 10년 후 90.00mmHg로 유의하게(p<0.05) 증가하였다. CVD+운동 집단의 경우, 안정 시 수축기 혈압과 최고 수축기 혈압은 유의한 차이를 보이지 않았지만, 안정 시 및 최고 이완기 혈압에서는 각각 10년 전 76.00mmHg에서 10년 후 84.33mmHg, 96.58mmHg에서 97.91mmHg로 유의하게 (p<0.05) 증가하였다. CVD+비활동 집단의 경우, 안정 시 및 최고

수축기 혈압은 각각 142.66mmHg에서 153.41mmHg, 183.50mmHg에서 195.25mmHg로 유의한(p<0.05) 차이를 보였다. 그리고 안정 시 및 최고 이완기 혈압은 10년 전에 비해 10년 후에 증가의 경향을 보였으나, 유의한 차이는 없었다.

표 2-11. CVD와 운동 참여에 따른 10년 전과 후 안정 시 및 최고 혈압의 변화(남자)

집 단		rest SBP (mmHg)	peak SBP (mmHg)	rest DBP (mmHg)	peak DBP (mmHg)
I (exercise)	before (n=10)	119.50±2.15	160.60±6.41	78.50±1.68	78.80±3.47
	after (n=10)	121.40±3.89	160.80±6.89	74.80±1.98	83.50±1.97*
II (inactivity)	before (n=12)	125.62±3.34	166.50±7.26	76.12±2.79	86.62±1.51
	after (n=9)	120.50±6.44	172.50±9.63	78.50±2.79	90.00±2.34*
III (CVD+Ex)	before (n=15)	136.25±5.69	163.72±7.75	76.00±2.84	81.36±2.58
	after (n=13)	139.75±5.98	170.00±9.32	84.33±3.62*	90.18±4.08*
IV (CVD+In)	before (n=18)	142.66±5.30	183.50±8.24	87.50±4.14	96.58±3.43
	after (n=12)	153.41±3.68*	195.25±5.72*	89.00±2.32	97.91±3.25

Values are means ±S.E. * p<0.05: significant difference between before and after conditioning. CVD+Ex: cardiovascular disease+exercise. CVD+In: cardiovascular disease+inactivity. SBP: systolic blood pressure. DBP: diastolic blood pressure.

여자 대상자에 있어서 운동 집단의 경우, 안정 시 수축기 혈압, 최고 수축기 혈압은 10년 전에 비해 10년 후에 유의한 차이는 없었으나, 안정 시 및 최고 이완기 혈압에서는 각각 79.00mmHg에서 74.83mmHg, 82.50mmHg에서 76.66mmHg로 유의하게(p<0.05) 감소하였다. 비활동 집단의 경우, 안정 시 및 최고 수축기 혈압은 각

각 120.55mmHg에서 137.88mmHg, 166.55mmHg에서 181.88mmHg
로 유의하게(p<0.01, p<0.05) 증가하였다. 그리고 안정 시 이완기
혈압은 유의한 차이가 없었고, 최고 이완기 혈압에서는 10년 전
82.22mmHg에서 10년 후 88.00mmHg로 유의하게(p<0.05) 증가하
였다. CVD+운동 집단의 경우는 모든 변인에서 10년 전에 비해
10년 후에 유의한 차이가 나타나지 않았다.

표 2-12. CVD와 운동 참여에 따른 10년 전과 후 안정 시 및 최고 혈압의 변화(여자)

집 단		rest SBP (mmHg)	peak SBP (mmHg)	rest DBP (mmHg)	peak DBP (mmHg)
I (exercise)	before (n=12)	122.75±3.36	167.50±5.34	79.00±1.48	82.50±2.64
	after (n=12)	122.00±2.43	165.25±4.20	74.83±2.44*	76.66±2.83*
II (inactivity)	before (n=11)	120.55±4.40	166.55±6.36	76.11±3.09	82.22±2.64
	after (n=10)	137.88±2.02**	181.88±6.08*	78.55±2.51	88.00±3.77*
III (CVD+Ex)	before (n=17)	140.06±6.74	190.00±6.67	82.68±3.01	84.50±3.00
	after (n=16)	146.31±3.49	181.00±7.27	79.75±2.27	82.12±2.69
IV (CVD+In)	before (n=16)	141.25±3.91	184.75±7.93	86.33±2.98	88.62±3.78
	after (n=12)	154.58±6.43	201.25±7.43**	91.08±3.42	98.75±3.62*

Values are means ±S.E. * p<0.05, ** p<0.01: significant difference between before and after conditioning. CVD+Ex: cardiovascular disease+exercise. CVD+In: cardiovascular disease+inactivity. SBP: systolic blood pressure. DBP: diastolic blood pressure.

CVD+비활동 집단의 경우, 안정 시 수축기 혈압은 10년 전·
후에 증가하였으나 유의한 차이는 없었고, 최고 수축기 혈압은
184.75mmHg에서 201.25mmHg로 유의하게(p<0.01) 증가하였다.

그리고 안정 시 이완기 혈압은 10년 전에 비해 10년 후에 증가의 경향을 보였으나, 유의한 차이는 없었고, 최고 이완기 혈압은 88.62mmHg에서 98.75 mmHg로 유의하게(p<0.05) 증가하였다.

4) 노화와 혈압에 대한 논의

고혈압은 혈압이 140/90mmHg 이상으로 정의되고, 국제 건강과 영양상태 조사에 따르면, 성인의 17%가 고혈압이라고 발표하였다. 최근 미국심장협회(AHA)에서는 한층 강화된 고혈압 진단기준을 제시하고 있는데, 수축기 및 이완기 혈압의 120/80mmHg 이하를 최적합, 120-130/80-85mmHg를 정상, 130-139/ 85-89mmHg를 정상 이상(경계), 140/90mmHg 이상을 고혈압이라고 정의를 내리고 있다. 그만큼 혈압이 심혈관계 질환 및 성인병에 많은 영향을 미치고 있다는 증거가 되는데, 고령자들에 있어서 고혈압은 높은 말초 혈관 저항과 심박출량의 감소, baroflex 민감성 손상, 상대적으로 수축기 혈압이 높고, 혈압 변화성(variability)의 증가, 염분에 민감한 경향 등에 의해 특징되어 진다.

그리고 고혈압 발병률은 연령에 따라 급격하게 증가하고, 또한 일반적으로 여자보다는 남자에서, 백인보다는 흑인에서 높은데, 세계적으로 보았을 때, 아시아에서 특별히 높았다. 모든 고혈압자에서 적게는 90%, 많게는 95%까지 원인을 알지 못하는 일차성, 본태성이고, 오래전부터 고혈압의 인지와 치료에도 불구하고 고혈압자가 증가되고 있다.

고혈압자의 연령별 발생 비율은 18~29세는 4%, 30~39세는 11%, 40~59세는 21%, 50~59세는 44%, 60~69세는 54%, 70~79세는 64%, 80세 이상은 65%로 연령이 증가할수록 발생 빈도가 높아지고 있다. 그리고 심혈관계 질환에 대한 혈압은 중년 연령층에 있어서 개별적으로 관련성이 증명되고, 고혈압은 전체적인 사망률과 관상동맥 질환에 대한 사망률 그리고 뇌졸중에 대한 사망률 등의 위험요인이 증가되고 있으며, 수축기 혈압과 확장기 혈압의 수준은 고령에서도 심혈관계 질환에 대한 위험요인으로 유의성을 가진다. <표 2-12>의 연구에서 10년 전과 후의 발생 비율은 심혈관계 질환과 비활동의 특성을 가진 집단이 유의하게 증가된 결과로 볼 때, 상기 연구들과 일치하다(그림 2-5).

또한 체중과다는 심혈관계 질환에 대한 직접적인 관련 요인으로 발전되고, 고혈압, 당뇨, 고지혈증에 영향을 미치기 때문에 간접적인 위험요인이 된다는 것은 잘 알려진 사실이다. 그리고 고혈압, 당뇨, 고콜레스테롤에 대한 요인이 비만에 영향을 주므로 인해 20~45세보다는 45~75세에서 뚜렷하게 나타난다는 연구결과와 같은 맥락으로 해석이 가능하다.

동맥혈관벽의 탄력 감소는 노화에 따라 혈관에 나타나는 제일 큰 변화 중의 하나인데, 70세 이상이 되면, 혈관벽에 탄력소(elastin)가 감소되는 대신 콜라겐성 결합조직이 증가되어 20세에 비해서 동맥의 탄력이 50%가량 감소된다. 본 연구에서는 측정하지 못했지만, 증가된 콜라겐성 결합조직은 혈관벽에 축적되어 혈관의 직경을 감소시킴으로써 혈류 저항을 증가시키는 요인이 된다. 정맥혈관벽 역시 노화에 따라 결합조직과 칼슘이 축적되어 두꺼워진다. 이러한

혈관의 변화들은 노화에 따라 혈압, 특히 수축기 혈압이 증가되는
주요 원인이 된다.

그림 2-5. CVD와 운동 참여에 따른 10년 전과 후 최고 수축기 혈압의 변화
(* p<0.05, ** p<0.01, M: 남, W: 여)

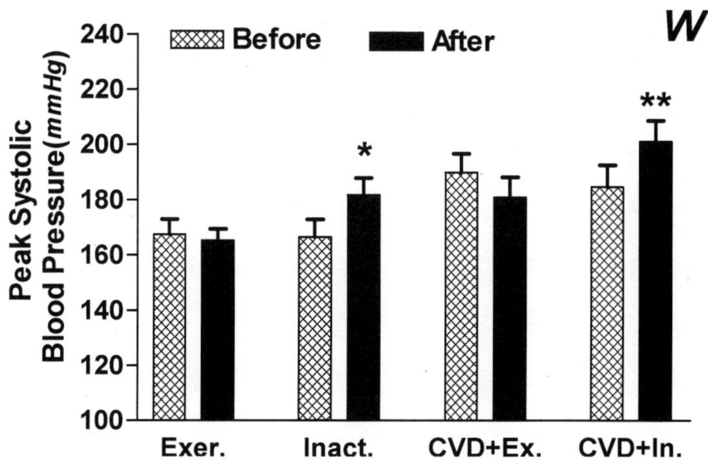

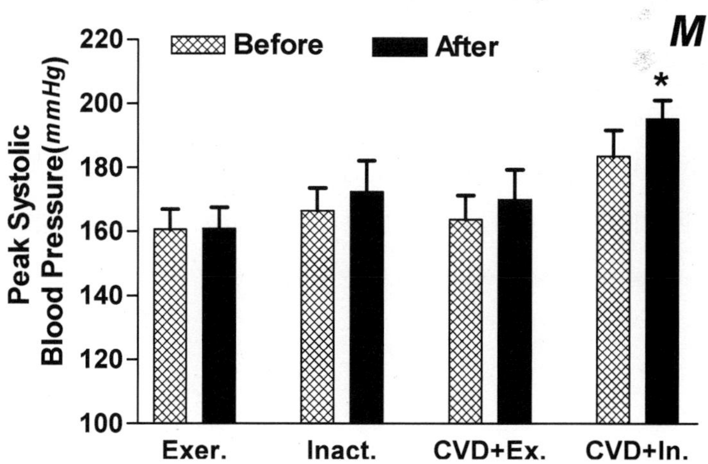

신체 활동에 의한 혈압 감소의 가능성은 성인 대상자들에 있어서 일관되게 논의되었는데, 지구력 운동은 정상의 고령자에서 혈압이 감소하였다. 고령자들의 유산소 및 저항성 운동이 동맥압, 혈관 활동, 대사와 혈류역학(hemodynamic) 등에 영향을 미친다는 De Angelis 등의 연구와 일치하며, 젊은 사람이나 고령자의 심혈관계 발병률과 사망률을 감소시킨다는 Sowers 등의 연구도 본 연구를 뒷받침 해 줄 수 있다.

신체적 활동과 운동의 결과, 운동 집단은 심혈관계 질환이나 비활동 집단에 비해 교감신경계의 반응성 변화, 체중 감소, 카테콜아민(catecholamine) 농도의 변화, 인슐린(insulin) 저항성이 감소되고, 혈장량 팽창으로 말초혈관 저항이 감소되는 등 여러 가지에서 이점이 많다는 Cherubini 등의 연구결과와 일치되는 결과라고 말할 수 있다.

이러한 고령자들의 혈압의 관리 측면에서 JNC-VI(1997) 일상생활 지침서에서는 하루에 6g의 소디움 염화물(2.3g 소디움)보다 적은 양의 염분을 섭취하고, 알코올 섭취는 와인 1컵(8 oz) 맥주 2컵(24 oz)이나 위스키 2잔(2 oz)보다 적거나 마시지 않을 것으로 권장한다. 그리고 흡연과 포화지방, 콜레스테롤은 직접적으로 혈압을 증가시키지는 않지만, 고혈압 고령자에 있어서는 흡연과 포화지방, 콜레스테롤 섭취를 줄일 것을 권고하고 있다.

5. 당 뇨

1) 당뇨병이란?

당뇨병이란 용어 그대로 소변에 당이 나오는 병이다. 우리 인체는 식사를 하거나 운동을 하거나 항상 혈당을 100mg/dl을 유지하는 자동제어 시스템을 가지고 있다. 이러한 질서와 조직이 망가지면 식사 후에 혈당이 높아져서 소변으로 당이 나오게 되고 당요가 오래되면, 운동을 하였을 때 갑자기 혈당이 너무 떨어져서 저혈당으로 혼수상태가 오게 된다.

혈당이 올라가는 것이 처음에는 큰 문제가 되지 않으나, 고혈당이 장기화되면서 혈관을 손상시켜 합병증이 발병되는데, 이것이 큰 문제로 부각된다.

① **원인:** 유전적 요인(직계 가족력), 비만, 운동부족, 육체적·정신적 스트레스 등에 있다.

② **증상:** 합병증이 발생될 때까지 대부분 특별한 증상을 전혀 느끼지 못한다. 물을 마시게 되면, 소변량과 식사량이 늘면서 몸무게가 현저하게 줄어드는 증상이 나타난다. 증상이 전혀 없거나 증상이 미미하기 때문에 치료에 관심을 기울이지 않게 된다.

- 합병증 증상: 당뇨병이 시작된지 15년 후 정도가 되면, 망막병증으로 시력상실, 신경병증으로 다리통증, 동맥경화로 뇌졸중, 신장병증으로 혈액투석을 해야 한다.

③ **검사 및 예방:** 현 건강검진에서 당뇨 검사의 목적에 있어서

증상이 없는 당뇨환자를 조기에 발견하여 적절한 식습관 및 운동 치료, 약물치료를 통하여 약 15년 후에 발병되는 당뇨의 합병증을 예방하기 위하여 실시한다.

아직 당뇨병으로 진행되지 않았지만, 검사에서 내당능장애(당뇨 전단계)인 사람은 현재의 생활습관을 그대로 유지할 때 일반인에 비하여 당뇨환자로 진행될 위험이 6배 정도 더 많아지므로 미리 발견하여 생활습관을 교정함으로써 당뇨환자로 진행되는 것을 차 단하기 위하여 실시한다.

- **당뇨병 예방법**
  - 적절한 양의 식사조절과 폭식 및 과음을 피한다.
  - 하루 30분 이상 규칙적인 운동으로 체중을 감량한다.

---

2) 노화와 당뇨의 개요

당뇨의 발병률은 연령에 따라 점차적으로 증가하는데, 65세 이 상은 10%, 80세 이상은 거의 20%가 당뇨병 발병률에 영향을 준 다. 그리고 당뇨는 고령자들의 심혈관계 위험이 증가되는 것과 관 련된다. 그러나 정상 혈당자를 대상으로 한 연구에서 중년 대상자 들은 글루코오스 내성이 감소되어 발병률이 증가하는 것으로 보고 하고 있다. 혈중 클루코스 상승의 원인은 췌장(pancreatic)의 β세포 의 반응에 의해 변화되고, 혈중 인슐린 수준이 최고로부터 지연, 그리고 상승된 혈중 인슐린 수준의 유지와 수용기의 변화에 기인 한 혈중 클루코스의 이용이 감소되기 때문이다. 그러나 최근 연구들은 이 이론을 반박하고 있는데, 고령자들에 있어서 글루코오스의 내성이 변화되는 것은 노화과정의 결과이고, 좌업 생활 형태와 신체구성 변화 때문인 것으로 보고 있다.

규칙적인 신체 활동은 횡단적인 연구와 종단적인 연구 모두에서 인슐린 저항성의 낮은 비율에 대해 상관관계가 있다고 보고하고 있다. 이것은 유산소 및 근력 트레이닝이 인슐린 작용을 증가시키고, 글루코오스 내성을 개선시키며, 고인슐린혈증(hyperinsulinemia)이 감소된다고 논의하였다. 그러므로 종단적인 역학적 연구들은 신체적으로 활동적인 대상자들이 임상적인 당뇨로 발전하는 위험이 낮은 것을 발견하였는데, 이 예방의 효과는 고령자들에 있어서도 존재한다. 당뇨의 발생 빈도는 1일 에너지 소비와 관련하여 비례적으로 감소하고, 주당 1회의 활동적인 운동도 매우 활동이 적은 대상자에 있어서 당뇨의 위험이 감소된다. 마지막으로 고령 당뇨 환자들에 대한 자료가 아직까지 부족하고, 당뇨에 대한 연구들은 규칙적인 신체 활동과 운동이 이러한 조건들의 치료에 대한 중요한 평가를 구성하는 요소가 될 수 있을 것이다.

3) 비단백 유기물의 종적 비교

<혈당 분석방법>

- 목　적: 노화와 심혈관계 질환 위험요소, 운동 참여여부에 따른 10년 전과 후, 혈당의 진행정도 예상.
- 대　상: 65세 이상의 남·여, 총 111명, 남: 55(사망 11) 여: 56(사망 6)
- 집　단: 운동 집단, 비활동 집단, CVD+운동 집단, CVD+비활동 집단 - 운동과 질환에 따른 집단 분류.
- 방　법: 혈장의 비단백 유기물성분으로 요산과 혈당을 Hitachi Model, 736-40(Japan) 분석기기를 이용하여 분석하였으며, 효소법으로 분석하였다. 10년 전과 현재 통계적인 차이는 종속 t-test 방법을 이용하여 유의도 p<0.05 수준에서 검증하였다.

표 2-13은 고령 대상자들의 10년 전·현재 혈중 비단백 유기물 성분인 혈당과 요산을 종적으로 분석한 결과이다.

남자 대상자에서 운동 집단의 경우, 혈당과 요산은 10년 전에 비해 10년 후인 현재에 다소 증가는 하였으나, 유의한 차이가 없었다. 비활동 집단의 경우, 혈당은 86.50mg/dl 에서 96.50mg/dl 로 유의하게(p<0.01) 증가하였으며, 요산도 5.63mg/dl 에서 6.37mg/dl 로 유의하게(p<0.05) 증가하였다. CVD+운동 집단에서 혈당은 118.50mg/dl 에서 132.83mg/dl 로 10년 후인 현재에 유의하게(p<0.05) 증가하였으나, 요산은 유의한 변화가 없었다.

표 2-13. CVD와 운동 참여에 따른 10년 전과 후 비단백 유기물의 변화

집 단		남 자		여 자	
		혈 당 (mg/dl)	요 산 (mg/dl)	혈 당 (mg/dl)	요 산 (mg/dl)
I (exercise)	before(남:10, 여:12)	91.66±2.83	5.71±0.23	88.50±2.11	4.33±0.31
	after(남:10, 여:12)	93.43±1.94	5.96±0.47	90.50±2.74	4.55±0.24
II (inactivity)	before(남:12, 여:11)	86.50±2.05	5.63±0.50	86.88±2.39	5.11±0.39
	after(남:9, 여:10)	96.50±3.53**	6.37±0.55*	96.22±2.76**	5.41±0.40
III (CVD + Ex)	before(남:15, 여:17)	118.50±6.61	6.15±0.30	94.93±2.88	4.68±0.20
	after(남:13, 여:16)	132.83±7.90*	6.17±0.34	97.68±3.01	4.80±0.18
IV (CVD + In)	before(남:18, 여:16)	120.91±11.45	5.30±0.42	107.91±6.91	5.34±0.39
	after(남:12, 여:12)	153.41±14.79*	5.77±0.38	133.66±11.60**	5.89±0.55*

Values are means ±S.E. * p<0.05, ** p<0.01: significant difference between before and after conditioning. CVD+Ex: cardiovascular disease+exercise. CVD+In: cardiovascular disease+ inactivity.

CVD + 비활동 집단의 경우, 혈당은 120.91mg/dl 에서 153.41mg/dl 로 유의하게(p<0.05) 증가한 반면, 요산은 10년 전·후에 통계적인 차이가 없었다.

한편, 여자 대상자에 있어서 운동 집단과 CVD + 운동 집단의 경우, 혈당과 요산의 값이 10년 전·후에 비교한 결과 유의한 차이가 없었다. 그러나 비활동 집단의 경우, 혈당은 86.88mg/dl 에서 96.22 mg/dl 로 유의하게(p<0.01) 증가한 반면, 요산은 유의한 변화가 없었다. CVD + 비활동 집단의 경우, 혈당은 107.91mg/dl 에서 133.66 mg/dl 로 유의하게(p<0.01) 증가하였고, 요산도 5.34mg/dl 에서 5.89 mg/dl 로 유의하게(p<0.05) 증가하였다.

4) 노화와 당뇨에 대한 논의

혈당은 성인의 경우 혈액 100 ㎖ 에 75∼105 ㎎/㎗ 이며, 공복 시 혈당이 120 ㎎/㎗ 을 넘거나 식후 혈당이 200 ㎎/㎗ 가 넘으면, 당뇨병으로 진단하게 되는데, 당뇨병의 치료는 혈당 수준을 정상으로 조절하는 데 목적이 있으며, 혈당의 조절은 제I형 당뇨병인 경우, 인슐린 주사에 의존하지만 제II형 당뇨병은 약물, 식사 및 운동요법을 이용하여야 한다. 특히 유산소성 운동은 인슐린 의존형 당뇨병 환자의 인슐린 투여량을 30∼50% 감소시킬 수 있으며, 인슐린 비의존형 환자의 경우도 최대 100%까지 인슐린 투여를 줄일 수 있다고 한다. 인슐린 투여를 줄일 수 있는 것은 운동에 의해 세포의 인슐린 수용기가 증가하였거나, 인슐린이 세포에 작용하는 영향이 커졌기 때문으로 생각된다. 이는 당뇨병 환자의 경우 운동에 의해 인슐린의 투여를 감소시키면서 질병을 자연 치료할 수 있다는 점에서 중요하다.

당뇨병은 인슐린 의존형과 인슐린 비의존형 모두에서 심혈관계 질환의 발병률을 증가시키는데, 당뇨병에서 발생하는 동맥경화는 형태적으로나 생화학적으로 일반인에서 발생하는 것과 동일하며, 당뇨병성 미세혈관 질환과는 관련이 없는 것으로 생각된다. 당뇨병은 특히 여성에서 더욱 위험도를 증가시키며, 그 결과 당뇨병 환자에서는 심혈관계 질환 발생률이 남녀에서 비슷하게 나타난다. 결국, 당뇨병은 모든 연령의 남녀에서 심혈관계 질환의 발병률이 같게 나타나는 유일한 위험요소이다.

최근 Kelley & Goodpaster는 제II형 당뇨병을 치료할 수 있는 운동량에 대해 조사하였는데, 구체적인 운동량은 제시하지 못하고, 환자 자신이 감당할 수 있는 운동능력 범위 내에서 운동 강도가 높으면 높을수록 질환 발생이 감소한다고 하였고, Fritz & Rosenquvist 는 제Ⅱ형 당뇨병 고령자들에게 30분 동안 걷기 운동을 시킨 결과, 2.2㎎/㎗의 혈당이 감소하였다고 하였다.

통계청에서 연천 지역을 대상으로 한 국내 역학조사에 따르면, 65세 이상의 인구 중, 약 12%에서 당뇨병을 지니고 있으며, 33%에서 내당능 장애가 있는 것으로 조사되어, 우리나라에서도 고령자 당뇨병 환자가 많은 분포를 차지하고 있고, 60세 이상 노인 당뇨병 환자의 59%에서 진단되지 않고, 치료받지 않는 것으로 나타났다.

따라서 본 연구에서 남자 집단의 경우, CVD+운동 집단과 CVD+비활동 집단은 당뇨가 진행된 상태이고, 비활동 집단은 정상이지만, 10년 전에 비해 후에 유의하게 증가한 것으로 볼 때, 규칙적인 운동이 혈당 조절과 관리에 효과가 있는 결과로 사료된다(그림 2-6). 여자 집단에 있어서는 CVD+비활동 집단이 당뇨가 진행된 상태였고, 남자 집단의 비활동 집단과 마찬가지로 여자 비활동 집단도 유의하게 10년 전에 비해 10년 후에 증가된 결과를 나타났으며, Shimokata 등(1991)의 연구에서는 비활동자들이 글루코오스 내성이 감소되어 발병률이 증가한다고 한, 연구결과와 일치하였다. 그리고 CVD+운동 집단은 증가는 하였지만, 유의한 차이를 보이지 않은 결과를 나타낸 것으로 볼 때 운동의 효과로 해석할 수 있고, Miller 등과 Helmrich 등은 유산소 및 근력 트레이닝이 인슐린 작용을 증가시키고, glucose 내성을 개선시키며, 고인슐린혈증(hyper-insulinemia)이 감소된다고 발표한 결과와 같은 맥락으로 볼 수 있다.

그림 2-6. CVD와 운동 참여에 따른 10년 전과 후 비단백 유기물의 변화
(* p<0.05, ** p<0.01, M: 남, W: 여)

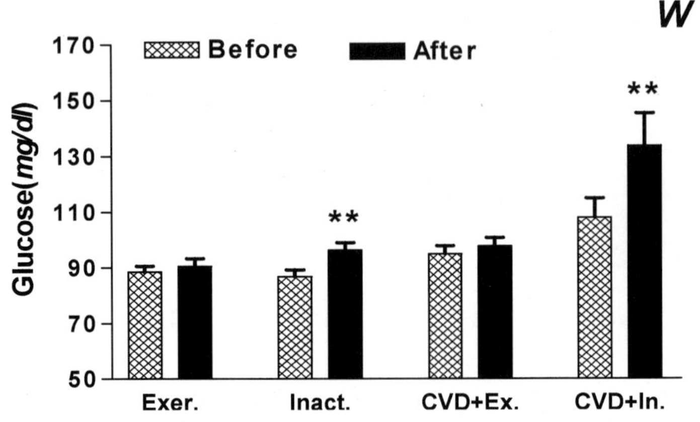

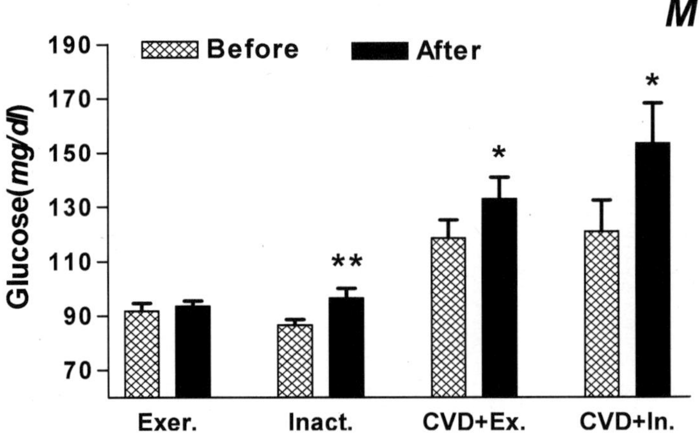

따라서 당뇨병은 혈당의 농도가 높아지거나 소변을 통해 당이 배
설되는 1차적인 증세보다도 만성적인 합병증을 유발하고, 고령자에
서는 특히, 동맥경화를 발병시키며 고혈압, 말초혈관의 차단에 의한
부종과 궤양의 발생, 심한 경우 시력상실 등 여러 가지 복합적인

질환의 원인이 된다는 점에서 위험한 질병이다. 본 연구에서 2명의 상이한 생활습관과 운동습관이 10년 후에는 혈당을 비롯한 여러 요인에서 전혀 다른 건강상태를 보여주고 있다(표 2-14).

표 2-14. 10년 전후에 있어서 당뇨병 유병률에 대한 **case** 연구의 예

대 상	연 령 (세)	혈 당 (mg/dl)	질 환	생활습관	연 령 (세)	혈 당 (mg/dl)	질 환
	10년 전				10년 후		
김○○(A)	67	154.0	관절염	-비활동적 -가벼운 산책	77	180.0	-고혈압(155/90) -신장 질환 -PVC(운동후하 검사)
변○○(B)	65	171.0	심장병	-보통의 활동 -4/w, 45분 걷기, -1/w, 등 산	75	115.0	-AV Block -ST slope 25mm

(A)의 한 대상자는 당뇨에 의한 합병증으로 발의 부종과 괴사가 일어나는 증상을 가진 남자 77세의 대상자의 경우, 10년 전에는 당뇨 수치가 154mg/dl과 관절염 증상만이 존재하였지만, 10년 동안 1주일에 3일, 10분의 가벼운 산책 정도였고, 생활 형태는 비활동적인 생활을 한 결과, 당뇨 수치 180mg/dl, 운동부하 검사 시 PVC(premature ventricular contractions) 안정 시 수축기 혈압이 150mmHg, 최대하 운동 시 209mmHg, 신장 질환이 나타났다. 반면 (B)의 한 대상자는 1주일에 4일 걷기 운동과 1주일에 1회의 등산을 실시한 결과, 10년 전에 비해 10년 후에 혈당이 160mg/dl에서 115mg/dl로 정상 범위에 속하였으며, 혈압도 145/95mmHg에서 135/90mmHg로 낮아져 있는 것으로 볼 때, 심혈관계 질환을 보유한 고령자들이라도 규칙적인 활동과 유산소 운동이 큰 효과를 보인 것으로 생각된다.

요산은 핵산(purine body)의 종말 대사산물이며, 생체 내에서의 핵산 및 핵단백의 이상을 규명하는 데 이용된다. 요산이 혈액 속에 장기간 높은 상태로 유지되어 요산 결정체를 형성하고 관절 주위에 침착하여 염증을 일으키는 것으로 통풍이라고 하며, 고요산혈증은 10~20년 장기간 계속되면 통풍으로 발병할 위험성이 높아지는데, 통풍은 대개 40대 이후의 남성에 잘 발생하고, 여성에서는 폐경기 이후 고령자들에 발생하며, 30~40%는 유전적인 경향이 높다.

혈청 요산 수치를 낮게 유지하는 것이 통풍 발작을 예방할 수 있는데, 만성 통풍성 관절염 환자의 대부분이 혈청 요산 수치를 6.00mg/dl 이하로 유지하는 것은 이후의 통풍 발작을 예방할 수 있으며 무릎관절의 요산 결정을 제거할 수 있다.

혈청 요산 수치를 지속적으로 낮게 유지한 환자들은 다른 환자들이 1년 동안 평균 6차례의 통풍 발작을 경험한 것에 비해 평균 1차례의 통풍 발작을 경험했고, 혈청 요산 수치를 6.00mg/dl 이하로 유지한 환자들의 거의 절반은 Li-Yu의 연구 기간의 마지막 2년 동안에는 통풍 발작을 경험하지 못했다고 하였다. 연구 종료 시점에서 각 집단에 각각 16명에 대해 무릎관절 흡인술을 시행한 결과, 혈청 요산 수치를 6.00mg/dl 이하로 유지했던 환자들은 비록 모두 증상을 보이지 않았지만, 7명에서 요산 결정이 발견되었고, 혈청 요산 수치가 6.00mg/dl 이상이었던 환자들은 11명에서 요산 결정이 발견되었다. 그렇지만, 무릎관절에서 발견된 요산 결정의 임상적 중요성은 아직 불확실하다고 하였다.

본 연구에서는 여자 집단에서는 6.00mg/dl 이상 집단은 없었으

나, 남자 집단에서는 비활동 집단의 10년 후 요산 수치가 6.37mg/
dl로 10년 전 5.63mg/dl에 비해 유의하게 증가한 상태이고, CVD
＋운동 집단도 유의한 변화는 없었으나, 6.17mg/dl의 높은 수준을
보였다. 그렇지만 임상적인 수치는 2.50～7.50mg/dl로 보고 있으며,
심혈관계 질환을 가지고 있거나 비활동인자 그리고 남성들은 요산
수치를 적절히 유지하는 것이 중요하다 하겠다.

6. 심장기능

1) 부정맥 및 허혈성 심장질환이란?

부정맥은 심장이 불규칙하게 뛰는 것을 말하며, 허혈성 심장질
환은 심장에 혈액을 공급하는 혈관인 관상동맥이 가늘어지거나 동
맥경화로 좁아져서 심장으로 혈액공급이 부족하여 발생한다.

협심증은 심장의 혈액공급이 감소되어 나타나고 심장 일부분에
지속적으로 혈액공급이 멈추어서 심장근육 어느 부분이 파손된 상
태를 심근경색, 그리고 심장이 뛰지 못하는 상태를 심장미비라고
한다.

① **원인:** 과음, 과로, 스트레스 수면부족, 흡연 등이 부정맥을
악화시키고 고혈압, 당뇨, 흡연, 고지혈증 등이 있을 때 허혈성 심
장질환 발생 가능성이 높으므로 이러한 위험을 일으킬 수 있는 위
험요소들을 잘 관리해야 한다.

② **증상:** 부정맥의 경우, 가슴이 두근거린다는 증상 이외에는 환자가 느끼는 소견은 없다. 그러나 부정맥을 관리하지 않으면, 혈관속의 혈전 덩어리가 생겨 혈관을 타고 뇌로 가서 뇌혈관을 막아 뇌졸중이 발생할 가능성이 크다. 협심증 증상은 왼쪽 가슴 부위에 가슴을 죄는 듯한 통증, 압박하는 느낌 등이 되풀이해서 오는 경우가 있으나, 얼마 후 금방 증세가 좋아지기 때문에 무시하는 경우가 흔하다.

③ **검사 및 예방:** 현 건강검진에서 심전도를 찍는 가장 큰 이유는 부정맥과 허혈성 심장질환 소견이 있는지 여부를 알아보기 위한 것이다. 부정맥이나 허혈성 심장질환이 있는 경우에는 정확한 원인을 알아보아야 한다. 안정시 심전도 검사로는 정확하게 심장질환을 검사하는 데는 한계가 있으므로 정밀검사를 받을 필요가 있다.

<table>
<tr><td>• 심장병 예방법
　– 절대로 꼭! 금연해야 한다.</td></tr>
</table>

2) 노화와 심장기능의 개요

심장 질환은 크게 3가지로 구분할 수 있는데, 허혈성 심장병(ischemic heart disease) 비허혈성 심장병, 그리고 부정맥(arrhythmia)으로 구분할 수 있다. 먼저 허혈성 심장 질환에는 협심증과 심근경색이 포함되며, 의학적으로 측관 수술(bypass surgery)과 관상동맥 형성술을 통하여 치료한다. 허혈증은 관상순환을 통해 심장에 공급되는 산소의 양이 적기 때문에 발생하는 것으로써 관상동맥이 좁아졌거나, 막힘으로써 발병된다. 비허혈성 심장병은 관상순환계통의 이상보다는 다른 요소에 의해 질환이 발생하는 것으로 판막성 심장 질환, 선천성 심장 질환, 심근 심막의 질환 및 심장 비대증이 여기에 포함된다. 그리고 부정맥은 동방결절(S-A node)의 기능 이상에 따라 발생하는 것이 일반적인데, 동방결절 및 방실결절의 이상 증세, 심방, 심실세동, 심실 기외 수축 및 심장 전기의 전도 이상이 여기에 포함된다.

그리고 심장기능의 중요한 결정 요인은 심박수(heart rate)이다. 심박수는 뇌에서 심장을 조절하는 신경계 신호의 규칙적인 흐름에 의해 조절되는 동방결절(sinus node)의 내인성 박동과 갑상선 호르몬(thyroid hormone)에서 분비되는 아드레날린(adrenalin)처럼 혈액에 순환하는 화학적 물질 등에 의해서 결정된다.

노화가 진행되면, 콜라겐과 아밀로이드가 침착됨으로써 심실의 탄력성을 감소시켜 수축 이완의 강도가 약해지고 이에 따라 1회 심박출량이 감소된다. 좌심실의 탄력성 감소가 심박출량을 감소시키는 주된 원인으로 알려져 있다. 고령자들에 있어서 안정 시 심박수는 큰 변동이 없으나, 스트레스 하에서 최대 심박수는 크게 감소한다.

또한 노화가 진행되면서 동방결절에 섬유성 조직이 축적되면서 자동능의 속도와 리듬에 혼란이 오게 된다. 이에 따라 심장 주기의 수축기와 구출기가 길어지는 반면, 상대적으로 이완기의 기간이 짧아지고 좌심실의 압력 증가 속도도 둔화된다.

- 관상동맥 질환(coronary heart disease)

관상동맥 질환(CHD)은 고령자 집단에서 성인병 질환의 발병률과 사망률의 주요 원인 중의 하나이다. 역학적인 연구결과들은 CHD에 대한 위험요소로서 신체적 활동의 참여여부가 큰 역할을 한다(Schneider 등, 1986). 이것은 활동적인 생활 형태에 참여하는 사람들에 있어서 이러한 건강상의 조건들이 발병률을 낮추어 주는 것으로 나타났고, 반대로 좌업 생활자들은 심장 질환의 발생률이 크다. Berlin & Colditz의 메타 분석결과, 단지 중년 대상자들을 대상으로 연구한 결과에서 CHD에 관련된 상대적인 위험은 활동적인 대상자들과 비교하였을 때, 비활동적인 대상자들이 약 2배가량 높다고 하였다. 또한 비활동적인 대상자들은 경증심근경색의 위험이 점차 증가된다. 심혈관계 사망률과 전체 높은 위험에 대한 비활동 생활 형태와 관련된 뚜렷한 결과는 미국, 프랑스, 스페인 등 다른 나라들에 있어서도 노인병의 대상자들을 관찰하였다고 보고하였다. 또한 이것은 체력이 관상동맥 질환 발병률과 사망률의 역상관관계가 있는 것과 관련된다.

신체적 활동의 적정 강도, 운동량과 형태, 관상동맥 질환에 따른 예방의 필요성 등은 아직도 논쟁이 분분하다. 일부 연구들에 따르면, 활기찬 활동은 심혈관계 질환의 예방과 수명을 증가시킬 수 있고, 또한 중정도의 활동은 매우 유익하며, 총 에너지 소비량도 심혈관계 위험의 감소에 주로 관련된다는 좋은 증거이다. 최근의 연구에서는 심장 질환의 병력이 없는 고령자를 대상으로 주당 4시간 이상 걷기 운동을 시킨 결과, 심혈관계 질환과 관상동맥 질환에 대한 입원의 비율이 30% 낮아졌고, 1시간 이하의 걷기 운동 후, 4년 동안 조사한 결과, 사망률 감소에 유의한 차이가 없었다고 하였다.

관상동맥 질환으로서 일부 임상적 조건에 대해, 관상동맥 질환은 운동에 의해 생성된 생물학적 변화들의 많은 요인들이 발병률과 사망률 감소에 공헌한 것으로 나타났다. 이러한 변화들은 혈청 지단백의 개선, 인슐린 저항성의 감소, 혈압의 감소, 관상혈류의 증가, 심근 산소요구량의 감소 등이 포함된다. 이러한 개념은 관상동맥 질환 사망률 감소에 공헌하는 것으로, 선택된 생물학적 변화에 대한 반응량의 곡선들이(그림 2-7)에 제시되었다.

신체 활동과 운동이 관상동맥 질환의 발병률과 사망률에 미치는 생물학적 기전은 완전하게 밝혀지지 않았다. 긍정적인 변화로는 고지혈증, 고혈압, 당뇨병 등의 관상동맥 위험요소들이 포함되고, 이러한 질환에 대해 선행 연구되었다. 신체적 활동의 항혈전성(anti-thrombotic) 작용 가능성은 일부 연구에 의해 뒷받침 하고 있지만, 모든 연구는 그렇지 않으며, 차후에 확인할 필요가 있다. 운동에 의해 유발된 생리학적 적응에 있어서, 감소된 심장의 산소요구는 전기적 안정성이 개선되고, 관상동맥 사고에 따른 추가적인 예방을 할 수 있을 것이다.

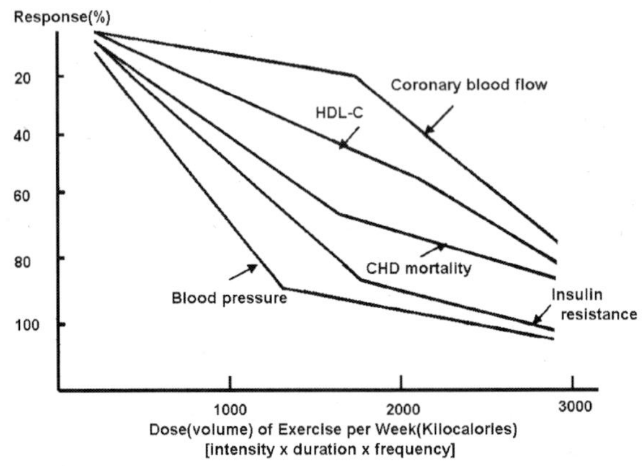

그림 2-7. 주당 운동량에 따른 관상동맥 질환 위험요소의
반응(from Haskell, 2001)

- 심부전(heart failure)

  울혈성 심부전(congestive heart failure, CHF)은 기능적 능력과 생활의 기대가 감소되는 고령자에 있어서 발병률이 매우 높다. 운동의 과민성은 울혈성 심부전이 특징이고, 심장, 폐, 그리고 말초근육 요인들이 복합적으로 기인된다. 이용할 수 있는 실험적 자료로서 가볍거나 중정도의 울혈성 심부전 환자들을 대상으로 수행된 연구들은 운동이 최고 산소섭취량과 임상적 증상의 회복을 유의하게 증가시킨 것으로 나타났다. 말초적 적응이 일어나는 것은 동정맥 산소차(a-v O_2 difference)가 증가하고, 근육의 대사적 능력이 개선되며, 혈관 저항이 감소되는 것을 특징으로 한다. 그리고 트레이닝 후에 심박출량과 최고 심박수 증가에 대해 깊은 관련이 있다고 하였다. 그러나 운동트레이닝 이후에는 단시간의 일부 표준화된 시행에서만 상승되었고, 단지 중년 환자들의 제한된 인원이 포함되었으며, 고령자들의 효과에 대한 확실한 논의는 없다.

• 뇌졸중(stroke)

뇌혈관 질환(cerebral vascular disease; CVD)은 사망의 주요한 요인 중의 하나이고, 고령자에 있어서 독립적인 생활을 상실하게 된다. 이러한 비율은 40~90년간에 대략 100배 이상 증가하였고, 65세 이상에서 치명적인 뇌졸중이 88% 이상 유발된다. 그러나 신체적 활동은 뇌졸중에 대하여 예방의 역할을 한다. Wannamethee & Shaper의 중심적인 연구는 40~59세 사이의 7,735명의 남자를 대상으로 수행하였는데, 6~9개월 동안 관찰되었다. 이것은 뇌졸중 위험의 감소가 일반 좌업 대상자들과 비교하였을 때, 일상생활 활동 수준으로부터 직접적인 비례 관계를 보였고, 대상자의 50%는 중정도나 강한 운동을 수행할 수 있다는 것을 발견하였다. 중년의 생활과 고령에 들어가기 전에 두 가지 기준으로 분류하여 분석한 결과, 중정도나 높은 수준의 강도로 수행한 신체적 활동은 남자에 있어서는 예방이 되었지만, 여자에 있어서는 그렇지 않았다고 하였다. 또한 신체적 활동은 호놀룰루 심장프로그램에 있어서 혈전 색전증(thromboembolic)과 출혈성 형태(hemorrhagic type) 모두에서 위험성이 감소되는 것과 관련된다고 하였다. 신체적 활동과 뇌졸중 사이의 관련성 제시의 유용한 증거에도 불구하고, 이러한 자료들은 관찰적 연구들의 많은 제한된 상태로 추론되었으므로 뚜렷한 논의를 끌어들이지 못했다. 뇌졸중의 신체 활동 예방효과는 혈압, 혈소판 응집 및 응고에 유익한 영향을 주는 것으로 예측된다.

또한 유산소 트레이닝은 가볍거나 중정도의 편마비가 있는 만성적인 뇌졸중 환자에 있어서도 효과적이다. 이러한 대상자들에 있어서 신체적인 활동은 최대 유산소 능력이 증가하고, 가변적 에너지

이익(cost)이 감소한다. 흥미로운 것으로, 뇌졸중 환자에 있어서 감
각기능 개선이 관찰되는 것은 유산소 능력의 개선과 관련된다는
것이다.

3) 심장기능의 종적 비교

<심장기능 분석방법>

－목　적: 노화와 심혈관계 질환 위험요소, 운동 참여여부에 따른 10년 전과 후, 심근 산소소비량
　　　　　및 ST 분절의 변화.
－대　상: 65세 이상의 남·여, 총 111명, 남: 55(사망 11) 여: 56(사망 6)
－집　단: 운동 집단, 비활동 집단, CVD＋운동 집단, CVD＋비활동 집단－운동과 질환에 따른 집
　　　　　단 분류.
－방　법: 심장 기능은 Model Q4500, Quinton Co.(U.S.A.)의 기기를 이용하여 Bruce 방법에 의
　　　　　한 운동부하 검사 절차에 따라 실행하였다. 운동 중에는 심근 산소소비량(MVO_2) 심전도
　　　　　ST 분절을 연속적으로 측정하였는데, 최대치는 운동종료 직전의 값으로 하였다. 심근 산
　　　　　소소비량(myocardial oxygen uptake, MVO_2)은 간접적으로 용이하게 측정할 수 있는
　　　　　심박수와 수축기 혈압의 곱으로 산출하였다. $MVO_2 = HR \times SBP$. 심전도 ST 분절에 있어
　　　　　서 V_5 ST level은 J point에서 0.8 초점을 기준선으로부터 파고를 나타냈고, V_5 ST
　　　　　slope는 심전도상의 R 파의 정점에서 70msec점과 110msec점 사이의 연결선을 그어
　　　　　그 기울기(mV/sec)를 나타냈다. 10년 전과 현재 통계적인 차이는 종속 t－test 방법을 이
　　　　　용하여 유의도 $p < 0.05$ 수준에서 검증하였다.

• 심근 산소소비량(MVO_2)

표 2-15는 안정 시 및 최대하 운동 시 심혈관기능으로서 심근
산소소비량을 종적으로 분석한 결과이다.

운동 집단의 경우, 남·여 모두 안정 시 및 최고 심근 산소소비
량이 10년 전과 10년 후의 비교한 결과, 유의한 차이는 없었다.
비활동 집단의 경우, 남자 대상자들의 안정 시 심근 산소소비량은
$10.08mmHg/bpm/10^3$에서 $8.67mmHg/bpm/10^3$으로 유의하게($p < 0.05$)

감소하였고, 최고 심근 산소소비량은 10년 전에 비해 후의 값이 약간 증가하였으나, 유의한 차이는 없었다. 여자 대상자들은 안정 시 심근 산소소비량이 8.96mmHg/bpm/10^3에서 11.02mmHg/bpm/10^3으로 유의하게($p<0.05$) 증가하였고, 최고 심근 산소소비량은 유의한 차이가 나타나지 않았다. CVD+운동 집단의 경우, 남자 대상자들의 안정 시 심근 산소소비량은 8.67mmHg/bpm/10^3에서 9.99mmHg/bpm/10^3으로 유의하게($p<0.05$) 증가하였고, 최고 심근 산소소비량은 10년 전에 비해 후의 값이 약간 감소하였으나, 유의한 차이는 없었다. 여자 대상자들은 안정 시 및 최고 심근 산소소비량은 유의한 차이가 나타나지 않았다. CVD+비활동 집단의 경우, 남자 대상자들의 안정 시 심근 산소소비량은 10.50mmHg/bpm/10^3에서 13.00 mmHg/bpm/10^3으로 유의하게($p<0.01$) 증가하였고, 최고 심근 산소소비량은 10년 전에 비해 후의 값이 약간 증가하였으나, 유의한 차이는 없었다. 여자 대상자들은 안정 시 심근 산소소비량이 11.43mmHg/bpm/10^3에서 13.56mmHg/bpm/10^3으로 유의하게($p<0.05$) 증가하였고, 최고 심근 산소소비량은 유의한 차이가 나타나지 않았다.

표 2-15. CVD와 운동 참여에 따른 10년 전과 후 심근 산소소비량의 변화

집 단		남 자		여 자	
		rest MVO$_2$ (mmHg/bpm/ 10^3)	peak MVO$_2$ (mmHg/bpm/ 10^3)	rest MVO$_2$ (mmHg/bpm/ 10^3)	peak MVO$_2$ (mmHg/bpm/ 10^3)
Ⅰ (exercise)	before (남:10, 여:12)	7.62±0.40	21.57±0.94	8.70±0.47	21.57±0.91
	after (M:10, W:12)	7.76±0.42	21.43±1.40	8.59±0.36	21.61±0.89
Ⅱ (inactivity)	before (남:12, 여:11)	10.08±0.46	20.84±1.14	8.96±0.66	21.47±1.42
	after (남:9, 여:10)	8.67±0.79*	21.33±1.93	11.02±0.71*	22.65±0.76
Ⅲ (CVD + Ex)	before (남:15, 여:17)	8.67±0.60	20.96±1.22	9.46±0.53	23.86±1.05
	after (남:13, 여:16)	9.99±0.81*	19.42±1.32	9.33±0.47	23.47±1.56
Ⅳ (CVD + In)	before (남:18, 여:16)	10.50±0.74	23.54±0.78	11.43±0.74	22.03±1.27
	after (남:12, 여:12)	13.00±0.66**	24.22±1.14	13.56±0.65*	22.66±1.22

Values are means ±S.E. * p<0.05, ** p<0.01: significant difference between before and after conditioning. CVD + Ex: cardiovascular disease + exercise. CVD + In: cardiovascular disease + inactivity. MVO$_2$: myocardial oxygen uptake.

• 심전도 ST 분절

표 2-16, 2-17은 안정 시 및 최대하 운동 시 심혈관기능으로서 심전도 V5 ST 분절(ST level, ST slope)을 종적으로 분석한 결과이다.

남자 대상자에 있어서 운동 집단의 경우, 안정 시 및 최고 ST level, ST slope 모두 10년 전에 비해 10년 후에 약간의 감소는 있었으나, 유의한 차이는 없었다. 비활동 집단의 경우, 안정 시 및 최고 ST level 그리고 최고 ST slope는 모두 10년 전에 비해 10년 후에 약간의 감소는 있었으나, 유의한 차이는 없었고, 안정 시 ST slope는 10년 전에 7.50mm에서 12.00mm로 유의하게(p<0.01) 증가하

였다. CVD+운동 집단의 경우, 안정 시 및 최고 ST level 모두 10년 전에 비해 10년 후에 유의한 차이는 없었고, 안정 시 및 최고 ST slope는 각각 5.75mm에서 12.50mm, 15.50mm에서 25.00mm로 유의하게(p<0.05) 증가하였다.

표 2-16. CVD와 운동 참여에 따른 10년 전과 후 ECG V5 ST segment의 변화(남자)

집 단		rest ST level (mm)	peak ST level (mm)	rest ST slope (mm)	peak ST slope (mm)
I (exercise)	before (n=10)	0.56±0.11	0.28±0.37	7.60±1.72	15.66±2.48
	after (n=10)	0.42±0.14	0.16±0.30	5.80±1.15	13.00±1.92
II (inactivity)	before (n=12)	0.90±0.01	1.30±0.20	7.50±2.50	22.00±2.00
	after (n=19)	0.80±0.30	1.35±0.35	12.00±2.00**	25.00±6.00
III (CVD+Ex)	before (n=15)	0.82±0.22	1.17±0.54	5.75±1.75	15.50±4.34
	after (n=13)	0.97±0.62	1.32±0.56	12.50±1.89*	25.00±4.65*
IV (CVD+In)	before (n=18)	1.31±0.18	2.18±0.20	14.66±1.60	26.66±1.63
	after (n=12)	1.91±0.06	2.91±0.20	23.00±2.39**	30.33±1.77*

Values are means ±S.E. * p<0.05, ** p<0.01: significant difference between before and after conditioning. CVD+Ex: cardiovascular disease+exercise. CVD+In: cardiovascular disease+inactivity.

CVD+비활동 집단의 경우, 안정 시 및 최고 ST level 모두 10년 전에 비해 10년 후에 통계적인 유의한 차이는 없었고, 안정 시 및 최고 ST slope는 각각 14.66mm에서 23.00mm, 26.66mm에서 30.33mm로 유의하게(p<0.01, p<0.05) 증가하였다.

여자 대상자들에 있어서 운동 집단의 경우, 안정 시 및 최고 ST

level, 최고 ST slope 모두 10년 전에 비해 10년 후에 유의한 차이는 없었고, 안정 시 ST slope는 각각 7.00mm에서 4.12mm로 유의하게 (p<0.05) 증가하였다. 비활동 집단의 경우, 안정 시 및 최고 ST level 모두 10년 전에 비해 10년 후에 유의한 차이는 없었고, 안정 시 및 최고 ST slope는 각각 5.00mm에서 14.75mm, 14.00mm에서 29.00mm로 유의하게(p<0.01) 증가하였다. CVD+운동 집단의 경우, 안정 시 및 최고 ST level은 각각 0.20mm에서 0.83mm, 0.75mm에서 1.22mm로 유의하게(p<0.05, p<0.01) 증가하였다. 그러나 안정 시 및 최고 ST slope는 10년 전에 비해 10년 후에 유의한 차이가 없었다.

표 2-17. CVD와 운동 참여에 따른 10년 전과 후 ECG V5 ST segment의 변화(여자)

집단		rest ST level (mm)	peak ST level (mm)	rest ST slope (mm)	peak ST slope (mm)
I (exercise)	before (n=12)	0.25±0.14	0.23±0.14	7.00±1.25	11.62±2.68
	after (n=12)	0.22±0.07	0.18±0.18	4.12±0.83*	12.00±1.88
II (inactivity)	before (n=11)	0.47±0.16	0.65±0.18	5.00±1.73	14.00±2.11
	after (n=10)	0.55±0.22	0.85±0.49	14.75±1.88**	29.00±6.41**
III (CVD+Ex)	before (n=17)	0.20±0.11	0.75±0.19	7.50±1.67	18.75±2.03
	after (n=16)	0.83±0.21*	1.22±0.26**	7.12±1.36	22.25±4.53
IV (CVD+In)	before (n=16)	0.67±0.31	0.94±0.34	8.00±2.58	14.50±5.25
	after (n=12)	1.11±0.30**	1.20±0.66*	17.75±2.01**	22.25±6.07

Values are means ±S.E. * p<0.05, ** p<0.01: significant difference between before and after conditioning. CVD+Ex: cardiovascular disease+exercise. CVD+In: cardiovascular disease+inactivity.

CVD+비활동 집단의 경우, 안정 시 및 최고 ST level은 각각 0.67
mm에서 1.11mm, 0.94mm에서 1.20mm로 유의하게(p<0.05, p<0.01) 증
가하였다. 그리고 안정 시 ST slope는 10년 전에 0.80mm에서 10년
후 17.75mm로 유의하게(p<0.01) 증가하였다. 그러나 최고 ST slope
는 10년 전에 비해 10년 후에 다소 증가하였으나, 유의한 차이는
없었다.

4) 노화와 심장기능의 논의

- 심근 산소소비량

심장의 안정 시 산소소비량과 관련된 심근 산소소비량(MVO_2)은
심장에 작용하는 부하량을 간접적으로 평가할 수 있다는 측면에서
가치가 있는데, 심혈관계 질환 위험요소와 노화로 인해 높아진 심
박출량은 심장에 보다 많은 산소를 요구하게 되고 좌심실 압력과
심박수를 증가시켜 심장에 구조적, 기능적 변화를 유발해 고혈압과
심장 질환을 야기할 수 있다.

김남익 등은 비만의 차이에 따라 심근 산소소비량은 어떠한지를
실험하였는데, 안정 시 심근 산소소비량은 비교 집단에 비해 단순
비만 집단이 19.8% 그리고 고도비만 집단은 46.2%나 높은 것으로
나타났다. 이러한 결과를 Ting & William의 연구와 비교해 볼 때,
단순비만 집단은 약간 적은 값을 보였으나, 고도비만 집단과는 약
2배가량 높은 수준이었다고 하였다.

이렇게 높은 심근 산소소비량은 운동트레이닝을 통해 유의하게

감소된다고 하였다. 심근 산소소비량은 심근의 대사요구량에 대한 관상동맥 순환반응을 결정하는 결정적인 요소로서 운동중의 심근 산소소비량의 증가는 관상동맥의 혈류량 증가를 의미하며, 김남익 등은 트레이닝 전에 비해 안정 시 및 운동 중 최대하 심근 산소소비량은 트레이닝 후에 유의하게 감소한 것으로 볼 때, 트레이닝에 의해 혈압이 감소하고 심장의 부담이 적어지며, 심근의 에너지 효율이 높아짐을 알 수 있다고 하였다.

또한 심근 산소소비량은 심박수와 수축기 혈압의 곱으로 계산된 값이므로 최대하 운동 시에는 안정 시와는 약간의 차이가 있을 수 있다. 이것은 비만자나 고령자 등은 운동능력 차원에서 운동 강도가 강해짐에 따라 좌심실이나 심근에 부담을 느끼게 되고, 그에 따라 수축기 혈압의 증가와 심박수 증가의 결과로 나타났다. 그에 반해 정상인 집단은 최대하 심박수는 증가하였지만, 수축기 혈압의 증가는 비만자나 고령자들에 비해 현저히 낮은 수치를 기록하기 때문에, 최대하 운동 시 유의하게 심근 산소소비량이 감소하는 것으로 볼 수 있다는 김남익 등의 연구와 본 연구와는 같은 결과를 보였다. 이러한 결과들에서 운동시간과 함께 심박수, 혈압을 측정했을 때, 서로 심장의 심근 부담의 상호작용 효과가 나타나는데, 운동시간이 짧으면서 심박수와 혈압이 높은 경우와 운동시간이 길고, 심박수와 혈압이 높은 경우는 현격한 차이가 나타난다고 할 수 있다. 그리고 운동시간은 길고, 심박수는 높고, 혈압은 높지 않은 경우와는 더 큰 차이를 보이는 경우이다. 이는 유산소나 근력 등의 운동을 통하여 마지막 후자의 경우가 성립될 수 있고, 심혈관계 질환이나 노화, 신체적 비활동 등은 제일 처음의 전자의 형태로 되어가게 된다는 이론이 성립된다.

- 심전도 ST 분절

심전도반응에 있어서, Chung은 운동부하 심전도에서 건강한 대상자에서도 운동 시작 후 ST 분절 하강이 뚜렷이 나타나지만, 운동을 계속 시켜 목표 심박수에 도달하면 오히려 소실된다고 하였다. 그리고 김종덕 등은 비만 중년 여성의 심전도 ST level은 안정 시에 비해 운동 중에 1/2 수준으로 감소했고, ST slope는 운동 중에 2~3배 증가하였다고 하였다. 따라서 본 연구에서 정상 집단은 Chung과 김종덕 등의 연구와 일치하나, 비활동 집단, CVD + 운동 집단 그리고 CVD + 비활동 집단은 운동종료 시점에도 ST level의 상승이 지속되는 것을 볼 수 있었다. 이것은 심혈관계 질환 위험요소(비만, 비활동, 등)에 의해 심실의 비대, 원활한 산소 공급이 이루어지지 못하는 등 심장의 부담이 지속되는 결과로 해석되며, ST 분절로만은 해석이 약하지만 그만큼 운동 수행능력이 떨어진다고 할 수 있다.

또한 ST 분절이 운동선수에 있어서는 트레이닝에 의해 좌심실 비대로 ST 분절의 변화를 보이지만, 일반인에 있어서는 동맥경화성 관상동맥 질환이 많은 이유로 보고되고 있는데, 본 연구에서는 일부 대상자에서만 나타난 결과였다. 그리고 ST 분절 상승은 연령이 많아짐에 따라 ST 분절 상승정도가 낮아지는 경향이 있다고 하며, 성별에 따른 차이에서는 여자가 약 16%, 남자가 약 35%로 차이가 있다고 하였다. 본 연구에서는 여자 대상자들에 비해 남자 대상자들이 약간 높은 경향을 보였는데, 이는 Kambara & Phillips의 연구 결과와 비슷한 경향을 보였다고 할 수 있다.

7. 운동능력

1) 운동능력의 종적 비교

<운동능력 분석방법>

- 목 적: 노화와 심혈관계 질환 위험요소, 운동 참여여부에 따른 10년 전과 후, 안정 시 폐기능 및 심박수, 산소소비량의 변화.
- 대 상: 65세 이상의 남·여, 총 111명, 남: 55(사망 11) 여: 56(사망 6)
- 집 단: 운동 집단, 비활동 집단, CVD+운동 집단, CVD+비활동 집단 - 운동과 질환에 따른 집단 분류.
- 방 법: 운동능력의 변화는 Model Q4500, Quinton Co,(U.S.A.)의 기기를 이용하여 Bruce 방법에 의한 운동부하 검사 절차에 따라 실행하였다. 운동 중에는 심박수와 산소소비량(VO_2)을 연속적으로 측정하였는데, 최대치는 운동종료 직전의 값으로 하였다. 운동 중 심박수는 심전도 monitor를 이용하여 측정하였으며, 산소소비량을 측정하기 위해 마스크와 자동 가스분석기(Quinton Metabolic Cart, QMC Quinton Co, U.S.A.)를 연결하여 측정하였다. 안정 시 폐기능 검사는 정적 폐활량(VC) 최대 환기량(MVV) 및 노력성 폐활량(FVC)을 폐활량계(model ST-250®, Fukuda Sangyo Co., Japan)로 측정하였다. 측정된 모든 폐활량은 신장의 영향을 제거하기 위하여 측정된 폐활량을 신장으로 나눈 다음, 170(여 160)㎝를 곱하여 얻은 보정된 값으로 나타내었다(추연만 등, 1984). 보정치＝측정치×170(160)/신장. 10년 전과 현재 통계적인 차이는 종속 t-test 방법을 이용하여 유의도 p〈0.05 수준에서 검증하였다.

• 안정 시 폐기능

표 2-18, 2-19는 고령 대상자들의 10년 전·후 폐기능을 종적으로 분석한 결과이다.

남자 대상자에 있어서 운동 집단의 경우, 정적 폐활량(VC)과 최대 환기량(MVV)은 각각 3.36㎖에서 2.83㎖, 98.14ℓ/min에서 76.22ℓ/min으로 유의하게(p<0.01) 감소하였다. 노력성 폐활량(FVC)은 3.19㎖에서 2.61㎖로 유의하게(p<0.05, p<0.01) 감소하였다. 비활동 집단의 경우, 정적 폐활량, 노력성 폐활량 그리고 최대 환기량

은 모두 10년 전에 비해 후의 값이 다소 감소하는 경향을 보였으나, 유의한 차이는 없었다. CVD+운동 집단의 경우, 정적 폐활량은 3.40㎖에서 2.55㎖로 유의하게(p<0.05) 감소하였고, 노력성 폐활량도 3.04㎖에서 2.36㎖로 유의하게(p<0.05) 감소하였다. 최대 환기량은 10년 전에 비해 후의 값이 다소 감소하였으나, 유의한 차이는 없었다. CVD+비활동 집단의 경우, 정적 폐활량은 10년 전에 비해 10년 후에 감소하였으나, 통계적으로 유의한 차이는 없었고, 노력성 폐활량은 3.21㎖에서 2.39㎖로 유의하게(p<0.05) 감소하였다. 그러나 최대 환기량은 10년 전에 104.52ℓ/min에서 10년 후 73.40ℓ/min으로 유의하게(p<0.05) 감소하였다.

표 2-18. CVD와 운동 참여에 따른 10년 전과 후 안정 시 폐기능의 변화(남자)

집 단		VC (㎖)	FVC (㎖)	MVV (ℓ/min)
I (exercise)	before(n=10)	3.36±0.21	3.19±0.13	98.14±6.07
	after(n=10)	2.83±0.14**	2.61±0.16**	76.22±4.59**
II (inactivity)	before(n=12)	2.47±0.21	2.18±0.05	83.15±16.75
	after(n=9)	2.15±0.09	2.05±0.08	66.80±8.00
III (CVD+Ex)	before(n=15)	3.40±0.37	3.04±0.30	90.47±16.78
	after(n=13)	2.55±0.25*	2.36±0.27*	83.02±7.15
IV (CVD+In)	before(n=18)	3.75±0.14	3.21±0.16	104.52±10.94
	after(n=12)	3.22±0.48	2.39±0.40**	73.40±8.82*

Values are means ±S.E. * p<0.05, ** p<0.01: significant difference between before and after conditioning. CVD+Ex: cardiovascular disease+exercise. CVD+In: cardiovascular disease+inactivity. VC: vital capacity. FVC: forced vital capacity. MVV: maximal voluntary ventilation.

표 2-19. CVD와 운동 참여에 따른 10년 전과 후 안정 시 폐기능의 변화(여자)

집 단		VC (㎖)	FVC (㎖)	MVV (ℓ/min)
Ⅰ (exercise)	before(n=10)	2.51±0.11	2.06±0.12	81.17±6.07
	after(n=10)	2.20±0.09**	2.02±0.06	73.12±3.36
Ⅱ (inactivity)	before(n=10)	2.50±0.21	2.34±0.27	75.42±15.07
	after(n=10)	2.15±0.18**	2.06±0.17	64.85±9.84
Ⅲ (CVD+Ex)	before(n=10)	2.52±0.14	2.51±0.21	70.94±5.26
	after(n=10)	2.33±0.12*	2.16±0.13*	68.11±5.21
Ⅳ (CVD+In)	before(n=10)	2.19±0.20	2.24±0.14	61.20±8.16
	after(n=10)	1.92±0.12	1.18±0.14**	54.94±5.78*

Values are means ±S.E. * p<0.05, ** p<0.01: significant difference between before and after conditioning. CVD+Ex: cardiovascular disease+exercise. CVD+In: cardiovascular disease+inactivity. VC: vital capacity. FVC: forced vital capacity. MVV: maximal voluntary ventilation.

여자 대상자에 있어서 운동 집단의 경우, 정적 폐활량(VC)은 2.51 ㎖에서 2.20㎖로 유의하게(p<0.01) 감소하였다. 노력성 폐활량 (FVC)과 최대 환기량(MVV)은 감소하는 경향을 나타냈으나, 유의한 차이는 없었다. 비활동 집단의 경우, 노력성 폐활량과 최대 환기량 은 모두 감소하는 경향을 나타냈으나, 유의한 차이는 없었다. 정적 폐활량은 10년 전에 2.50㎖에서 10년 후 2.15㎖로 유의하게(p<0.01) 감소하였다. CVD+운동 집단의 경우, 최대 환기량은 감소하는 경 향을 나타냈으나, 유의한 차이는 없었다. 정적 폐활량은 10년 전에 2.52㎖에서 10년 후 2.33㎖로 유의하게(p<0.05) 감소하였고, 노력 성 폐활량은 2.51㎖에서 2.16㎖로 유의하게(p<0.05) 감소하였다. CVD+비활동 집단의 경우, 정적 폐활량 모두 10년 전에 비해 후 의 값이 다소 감소하였으나, 유의한 차이는 없었고, 노력성 폐활량 은 2.24㎖에서 1.18㎖로 유의하게(p<0.01) 감소하였고, 최대 환기 량은 10년 전에 61.20 ℓ/min에서 10년 후 54.94 ℓ/min으로 유의하

게($p<0.05$) 감소하였다.

- 심박수(HR) 및 산소소비량(VO_2)

표 2-20, 2-21은 안정 시 및 최대하 운동 시 심혈관계 기능으로서 심박수와 산소소비량, 운동시간을 종적으로 분석한 결과이다.

표 2-20. CVD와 운동 참여에 따른 10년 전과 후 심박수, 산소소비량의 변화(남자)

집 단		rest HR (beats/min)	peak HR (beats/min)	rest VO_2 (ml/kg/min)	peak VO_2 (ml/kg/min)	E.T. (min)
I (exercise)	before (n = 10)	63.70±3.73	134.30±2.07	4.38±0.20	25.91±1.59	7.60±0.52
	after (n = 10)	63.90±2.51	132.60±4.16	4.14±0.06	27.89±2.57	7.40±0.47
II (inactivity)	before (n = 12)	70.25±3.48	124.87±2.49	3.60±0.29	17.38±1.12	5.12±0.47
	after (n = 9)	80.12±1.80*	124.50±9.43	3.35±0.36	13.89±1.88*	3.87±0.87*
III (CVD + Ex)	before (n = 15)	65.83±2.98	123.72±3.71	3.59±0.18	22.00±2.20	5.33±0.39
	after (n = 13)	70.08±4.60	118.90±4.49*	3.46±0.14	21.88±1.75	4.66±0.74
IV (CVD + In)	before (n = 18)	73.08±3.36	122.91±3.85	3.34±0.18	19.50±0.69	4.16±0.53
	after (n = 12)	84.66±3.37**	104.08±4.74*	2.81±0.14*	14.36±1.50**	3.58±0.41*

Values are means ±S.E. * p<0.05, ** p<0.01: significant difference between before and after conditioning. CVD+Ex: cardiovascular disease+exercise. CVD+In: cardiovascular disease+inactivity. HR: heart rate. VO_2: oxygen uptake. E.T.: exercise time.

표 2-21. CVD와 운동 참여에 따른 10년 전과 후 심박수, 산소소비량의 변화(여자)

집단		rest HR (beats/min)	peak HR (beats/min)	rest VO$_2$ (ml/kg/min)	peak VO$_2$ (ml/kg/min)	E.T. (min)
I (exercise)	before (n=12)	70.75±2.63	128.58±2.89	3.51±0.20	19.68±1.59	5.41±0.51
	after (n=12)	69.91±3.02	130.83±3.32	3.91±0.10*	26.11±2.25**	6.00±0.44
II (inactivity)	before (n=11)	74.22±4.36	128.77±6.75	3.68±0.16	20.26±2.23	5.12±0.39
	after (n=10)	89.88±4.84*	125.00±4.02	2.91±0.02**	17.62±1.44	4.05±0.36*
III (CVD+Ex)	before (n=17)	67.75±2.34	128.43±4.76	3.80±0.31	24.77±2.51	5.81±0.42
	after (n=16)	64.18±3.32	125.56±3.57	3.78±0.12	17.15±1.75**	4.50±0.41**
IV (CVD+In)	before (n=16)	75.83±3.93	122.75±4.10	3.01±0.18	16.81±3.70	2.58±0.58
	after (n=12)	89.66±3.53**	117.87±8.49	2.49±2.50	13.88±2.25*	2.16±0.70

Values are means ±S.E. * p<0.05, ** p<0.01: significant difference between before and after conditioning. CVD+Ex: cardiovascular disease+exercise. CVD+In: cardiovascular disease+inactivity. HR: heart rate. VO$_2$: oxygen uptake. E.T.: exercise time.

남자 대상자에 있어서 운동 집단의 경우, 10년 전·후 안정 시 및 최대하 심박수, 산소소비량, 운동시간의 모든 변인에서 약간의 감소는 있었으나, 통계적으로 유의한 차이는 없었다. 비활동 집단의 경우, 안정 시 심박수는 70.25beats/min에서 80.12beats/min로 유의하게(p<0.05) 증가한 반면, 최고 심박수는 10년 전에 비해 후의 값이 감소하였으나, 유의한 차이는 없었다. 안정 시 산소소비량은 10년 전에 비해 10년 후에 감소는 하였으나, 유의한 차이는 없었고, 최고 산소소비량과 운동시간은 각각 17.38 ㎖/kg/min에서 13.89 ㎖/kg/min, 5.12분에서 3.87분으로 유의하게(p<0.05) 감소하였다. CVD+운동 집단의 경우, 최고 심박수는 123.72beats/min에서 118.90beats/min으로 유의하게(p<0.05) 감소하였으며, 안정 시 심박수, 안정 시

산소소비량 그리고 최고 산소소비량은 10년 전에 비해 후의 값이 감소하였으나, 유의한 차이는 없었다. CVD+비활동 집단의 경우, 안정 시 심박수는 73.08beats/min에서 84.66beats/min으로 유의하게(p<0.01) 증가하였고, 최고 심박수는 10년 전에 122.91beats/min에서 10년 후 104.08beats/min으로 유의하게(p<0.05) 감소하였다. 안정 시 산소소비량은 3.34ml/kg/min에서 2.81ml/kg/min으로 유의하게(p<0.05) 감소하였으며, 최고 산소소비량과 운동시간도 각각 19.50ml/kg/min에서 14.36ml/kg/min, 4.16분에서 3.58분으로 유의하게(p<0.01, p<0.05) 감소하였다.

여자 대상자에 있어서 운동 집단의 경우, 안정 시 심박수는 10년 전에 비해 10년 후에 약간의 감소는 있었으나, 유의한 차이는 없었고, 최고 심박수의 경우는 10년 전에 비해 후의 값이 다소 증가의 경향을 보였으나, 유의한 차이는 없었다. 안정 시 및 최고 산소소비량은 각각 3.51ml/kg/min에서 3.91ml/kg/min, 19.68ml/kg/min에서 26.11ml/kg/min으로 유의하게(p<0.05, p<0.01) 증가하였다. 그리고 운동시간은 10년 전·후 약간의 증가는 있었으나, 통계적으로 유의한 차이는 없었다. 비활동 집단의 경우, 안정 시 심박수는 74.22beats/min에서 89.88beats/min으로 유의하게(p<0.05) 증가한 반면 최고 심박수는 10년 전에 비해 후의 값이 감소하였으나, 유의한 차이는 없었다. 안정 시 산소소비량은 10년 전에 3.68ml/kg/min에서 10년 후 2.91ml/kg/min으로 유의하게(p<0.01) 감소하였고, 최고 산소소비량은 통계적으로 차이가 나타나지 않았다. 운동시간은 5.12분에서 4.05분으로 유의하게(p<0.05) 감소하였다. CVD+운동 집단의 경우, 안정 시 심박수, 최고 심박수 그리고 안정

시 산소소비량은 10년 전에 비해 10년 후에 감소하였으나, 유의한 차이는 없었다. 그러나 최고 산소소비량과 운동시간은 각각 24.77 ㎖/kg/min에서 17.151㎖/kg/min, 5.81분에서 4.50분으로 유의하게 (p<0.01) 감소하였다. CVD+비활동 집단의 경우, 안정 시 심박수 는 75.83beats/min에서 89.66beats/min으로 유의하게(p<0.01) 증가 한 반면, 최고 심박수는 10년 전에 비해 후의 값이 감소하였으나, 유의한 차이는 없었다. 안정 시 산소소비량은 10년 전에 비해 10 년 후에 다소 감소는 하였으나, 유의한 변화는 없었고, 최고 산소 소비량은 16.181㎖/kg/min에서 13.881㎖/kg/min으로 통계적으로 유 의한(p<0.05) 차이를 보였다. 운동시간은 유의한 차이가 나타나지 않았다.

2) 노화와 운동능력에 대한 논의

• 안정 시 폐기능

안정 상태에서의 호흡수는 연령이 증가함에 따라 점차 감소되어 20세 때의 분당 20회 정도에서 성인 이후에는 14~16회로 감소하 며 고령이 되면, 약간 더 감소한다.

1회 호흡량은 성인의 경우, 500㎖ 정도로 연령에 따른 변화가 심 하지 않으나, 70세 이후에는 전반적인 폐기능의 감소에 따라 300 ㎖ 정도로 감소된다. 그러나 생활방식, 습관 및 환경 등에 의해 개 인차가 심한 편이다.

연령이 증가함에 따라 폐용적은 변하지 않는다 하더라도 흉벽의 직경과 폐의 탄력성 손실로 환기능력이 저하되는데, 이러한 변화 때문에 연령에 따라 폐활량이 현저하게 감소된다. 폐활량은 25세에 최대를 나타내며, 나이가 들어감에 따라 점차적으로 감소하여 60세가 되면, 20~30%가량 감소된다. 이것은 주로 잔기 용적의 증가에 다른 현상으로 잔기 용적이 25세 때 비하여 60세가 되면 50%가량 증가된다.

최대 호흡능력에서도 노화에 따른 심한 감소가 나타나 성인의 경우 분당 150 ℓ 정도이나 80세가 되면, 60 ℓ 정도로 현저히 감소된다. 노화에 따라 기도의 신경성 조절 기능이 감소되고 이물질의 축적으로 반경이 감소된다. 따라서 폐로의 공기 유입이 어려워져 1초간의 강제 호식량(FEV1)이 성인의 약 70% 정도로 감소된다.

정적 폐활량은 중년 이후에 운동이나 신체 훈련을 하더라도 증가하지 않는다고 알려지고 있으며, 운동 중에 1회 호흡량이 많아지는 것은 흡기 예비량 가운데 일부분이 1회 호흡량으로 이용되기 때문이다. 그런데 성장기 청소년들의 유산소성 운동을 통하여 폐활량이 증가된다고 하며, 지구력 트레이닝은 폐활량의 증가와 관계가 있다는 Bartlett 등의 연구를 볼 때, 폐기능 향상을 통한 건강향상을 위해서는 고령자들에게 적절한 운동이 필요할 것으로 생각된다. 그리고 기능적 잔류 용량(functional residual capacity: FRC)의 감소는 잔류 용량(residual capacity: RC)의 감소보다는 호기 예비량(ERV)의 감소에 의해 주로 발생하며, 기능적 잔류 용량(FRC)의 감소에 따라 동맥혈 내의 가스 확산이나 폐의 기계적인 기능에 이상을 초래함을 지적하고 있다(Bustrick 등, 1980). 그리고 김남익 등의 연구에서는 활동적으로 신체 활동에 참여하는 건강한 사람들도 장기간 나쁜 환경에 노출되면, 폐용량(lung volume)이 감소되는 경향을 보였다고 하였다. 따라서 노화가 진행됨에 따라 폐활량이 감소하는데, 본 연구에서도 폐활량이 10년 전에 비해 10년 후에 대체적으로 유의하게 감소한 결과를 보였다(그림 2-8).

그림 2-8. CVD와 운동 참여에 따른 10년 전과 후 안정 시 정적 폐활량(VC)의 변화
(* p<0.05, ** p<0.01, M: 남, W: 여)

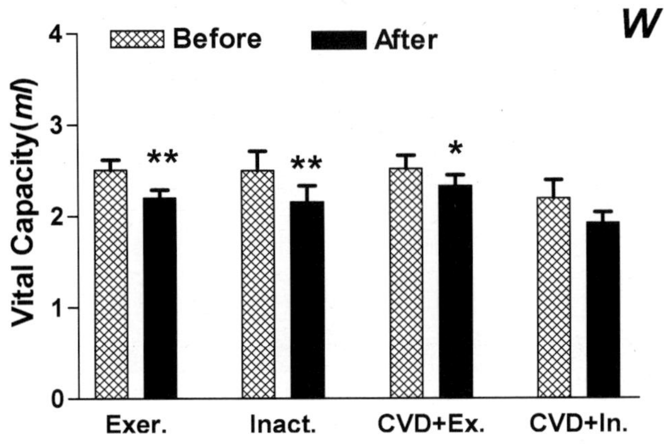

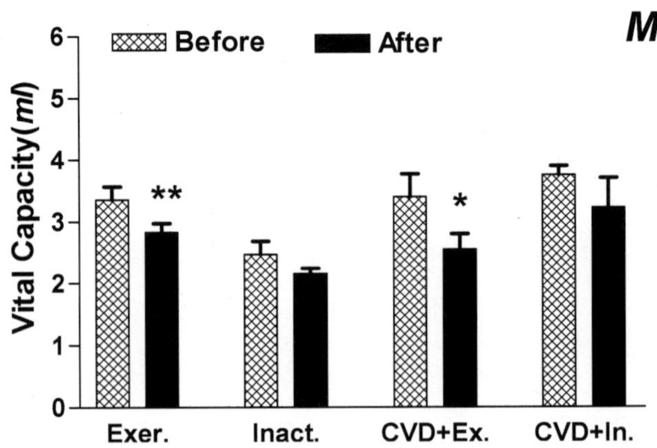

　최대 환기능력(MVV)은 종합적으로 폐의 기능을 평가하는 검사
로써, 1분 동안에 최대로 호흡할 수 있는 최대의 공기를 말하고,
최대 환기능력을 결정하는 데는 호흡근의 힘과 폐활량 그리고 기
도와 흉곽의 저항이 관련된다. 본 연구에서는 10년 전에 비해 10
년 후에 감소현상을 보였다. 이는 10년이라는 기간의 차이라고 할
수 있고, 10년 후의 결과를 살펴보면, 운동 집단>CVD＋운동 집
단>비활동 집단>CVD＋비활동 집단의 순서의 결과로 나타난 결
과로 비추어 볼 때, 심혈관계 질환 위험요소가 존재하더라도 운동
을 꾸준히 하면 신체적 기능을 향상시킬 수 있지만, 심혈관계 질
환 위험요소가 존재하지 않더라도 운동을 하지 않으면 신체기능들
이 저하된다는 이론을 정립할 수 있을 것이다.

● 심박수 및 산소소비량

　심박수는 교감신경과 부교감 신경의 지배를 받아 조절되는데, 교
감신경은 카테콜아민(catecholamine)을 분비하여 심박수를 증가시키
고, 부교감 신경은 아세틸콜린(acetylcholine)을 분비하여 심박수를
낮추게 된다. 정상인에서 운동부하를 증가시킴에 따라 나타나는 심
박출량의 증가는 주로 점차적인 심박수의 증가에 의해 이루어진다.
최대 운동 시 심박출량이 잘 훈련된 선수에서 일반 건강 성인보다
더 증가하게 되어 있는 것은 훈련에 의한 1회 박출량(stroke volume)
의 증가가 핵심적인 역할을 한다. 이는 반복적인 훈련에 대한 적
응현상으로서 심실의 말단 확장기 용량의 증가, 심근의 비후와 심
근 질량의 증가 등이 발생하여 효과적인 심근 수축이 일어나기 때
문이다. 고령자들에 있어서 안정 시 심박수에는 큰 변화가 없으나,

최대하 심박수가 많이 감소한다.

그림 2-9. CVD와 운동 참여에 따른 10년 전과 후 최고 심박수의 변화
(* p<0.05, M: 남, W: 여)

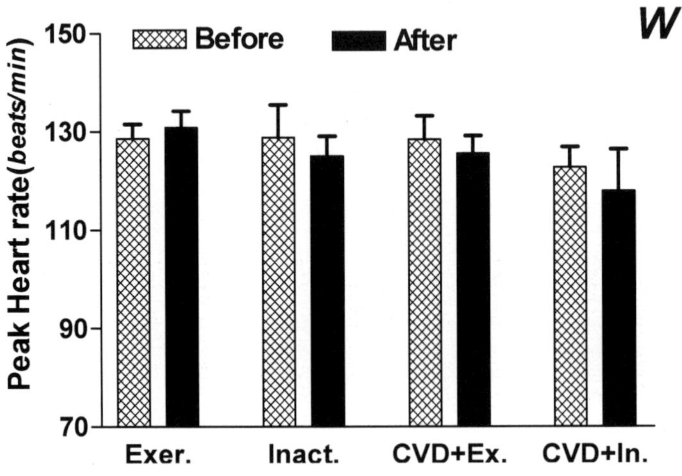

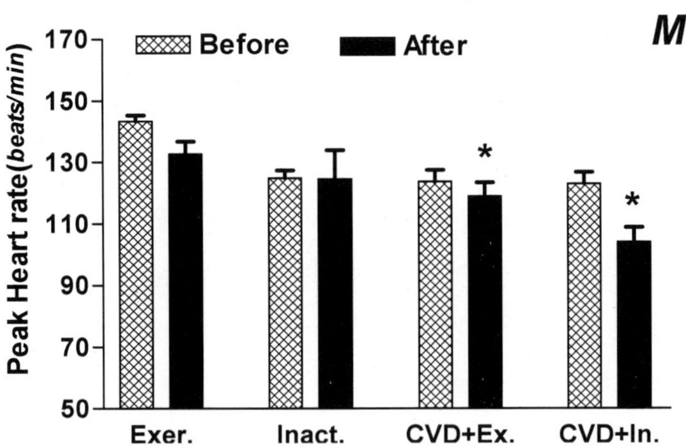

젊은 사람들의 심박수는 운동트레이닝을 시작한 후 약 2주 후에 조절이 되는데, 이것은 심장의 미주신경 활동이 증가하기 때문이다. 본 연구에서 남녀 운동 집단과 CVD+운동 집단은 10년 전에 비해 10년 후에 안정 시 심박수가 유의한 감소는 없었으나, 유지되는 수준이었고, 비활동 집단과 CVD+운동 집단은 안정 시에 유의하게 증가하였다(그림 2-9). 이는 고령자들에 있어서 운동트레이닝에 따른 최대하 심박수의 증가가 젊은 대상자들과 마찬가지로 미주신경 활동의 활성화가 주요인이 된 것으로 보여 지고, 트레이닝에 따른 최고 운동수준 시 심박수 증가의 원인은 교감신경계 활동과 동방결절(sinoatrial node)의 고유 비율이 증가되기 때문인 것으로 추측할 수 있다.

최대 산소소비량은 산소전달(심박출량, 모세혈관 밀도)과 산소이용(근육의 산화 효소 수준, 산소방출)에 의해 부분적으로 결정된다. 최대 산소소비량은 활동근에서 필요한 산소를 효과적으로 공급하는 데는 여러 요인과 관련되는데, 환기량, 폐포 확산능력(diffusion capacity) 등의 폐기능 요인과 심박출량, 심박수 등의 심장기능 요인, 혈액의 산소포화능력, 활동근에 공급되는 혈류량 및 활동근 자체의 산소섭취능력 등 여러 요인들이 복합적으로 작용하여 운동에 필요한 산소소비량이 결정되는 것이다.

운동부하를 증가시킴에 따라 산소소비량은 운동부하량에 비례하여 증가하다가 최대 운동에 도달하면 산소소비량은 더 이상 증가하지 않는데, 이때의 산소소비량을 최대 산소소비량(VO_2max)이라고 하며, 이때 최대 산소소비량이 높을수록 유산소성 운동능력, 즉 전신 지구력이 높다고 할 수 있다.

연령이 증가함에 따라 최대 산소소비량이 감소하는 것은 잘 알려진 사실인데, 건강한 성인의 최대 산소소비량은 19세를 전후로 하여 최고치를 나타내나, 단위체중당 최대 산소소비량은 10세 이전에 이미 최고치를 보인 후 점차로 감소한다. 그리고 최대 산소소비량, 최대 심박수는 성별이나 트레이닝상태와 관련 없이 연령에 따라 점증적으로 감소한다. 그러나 최대 심박출량, 최대 1회 박출량, 최대 동정맥 산소차에 있어서 연령과 관련된 변화는 논쟁이 분분하다. 또한 고령 여성들의 관상동맥 질환에 따른 심장 재활 트레이닝 프로그램 참여가 산소소비량에 강하게 기여하고 일상생활에도 관련된다고 하였다. 따라서 본 연구에서는 전반적으로 10년 전·후에 산소소비량이 감소하였는데, 여자 운동 집단에서는 유의하게 증가하였고, 최대하 산소소비량에서는 비활동 집단, CVD+비활동 집단에서 유의하게 감소현상을 보였는데(그림 2-10), 이는 고령자들에서도 규칙적인 유산소 운동으로 근육량의 유지와 함께 운동단위의 수가 유지되었거나, 적은 근육 그룹의 운동이 최고 산소소비량을 증가시킨 것은 근육량 유지에 의한 영향과 운동 후 추가적인 운동단위 동원이 활성 미토콘드리아 수를 유지시킴으로서 산소소비능력을 유지시켰을 것으로 생각된다. 그리고 주당 3일 30분 정도 규칙적인 운동은 심혈관계 질환을 보유한 고령자라도 심혈관계기능과 폐기능을 적절히 자극하여 말초조직에서 산소를 이용할 수 있는 능력을 향상시킬 수 있을 것으로 생각한다.

또한 고령자들의 순환기능도 아령과 같은 낮은 부하의 저항성 운동을 반복 횟수를 늘려 장기간 실시하면, 어느 정도 개선될 수 있다는 김현수와 김남익 등의 연구로 미루어 볼 때, 유산소 운동

과 저항성 운동의 복합적인 트레이닝 프로그램 참여가 심장과 폐,
일상생활 능력에 필요한 근력의 감소를 더욱 효과적으로 막을 수
있을 것이다.

그림 2-10. CVD와 운동 참여에 따른 10년 전과 후 최고 산소소비량의 변화
(* p<0.05, ** p<0.01, M: 남, W: 여)

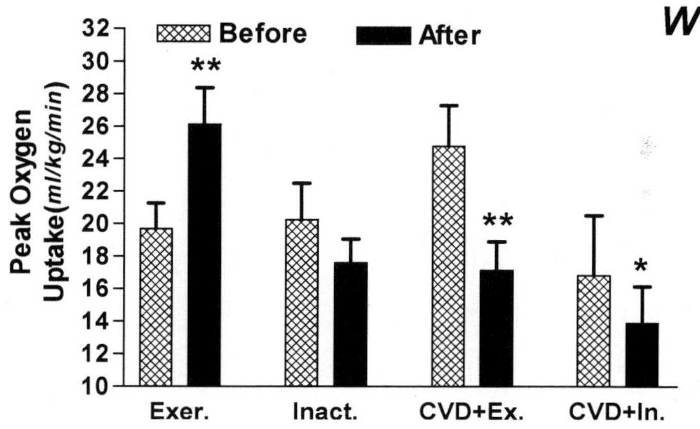

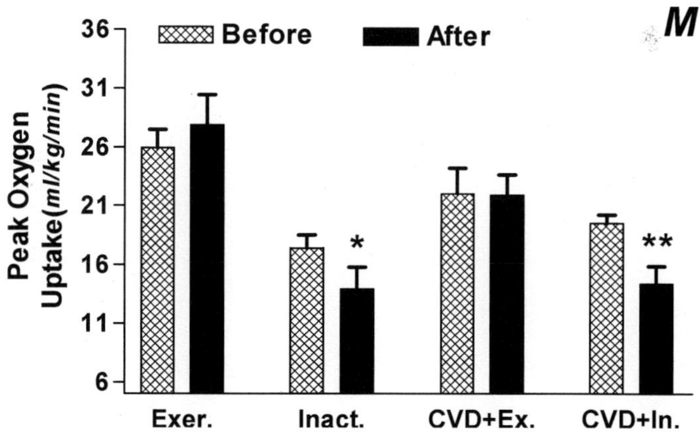

운동시간은 최대 심박수와 최대 산소소비량, 최대 수축기 혈압과 같이 전신 지구력을 평가하는 주요 항목들인데, 본 연구에서는 남자 대상자들의 경우, 운동 집단과 CVD + 운동 집단은 감소는 하였으나, 유의한 차이가 없는 반면, 비활동 집단과 CVD + 비활동 집단은 10년 전에 비해 10년 후에 유의하게 감소하였다. 여자 대상자의 경우, 운동 집단은 오히려 10년 전에 비해 유의하진 않지만, 증가하였고, 비활동 집단과 CVD + 운동 집단은 유의하게 감소하였고, CVD + 비활동 집단은 운동시간이 매우 낮았다. 이는 노화가 진행됨에 따라 비활동적인 생활 형태와 심혈관계 질환 위험요소에 따라 최대 심박수와 최대 산소소비량과 같이 운동시간도 현격하게 감소하여 체력의 저하를 나타낸다고 할 수 있는 반면, 규칙적인 운동은 체력의 유지와 더 나아가 노화의 지연, 건강증진의 결과로 나타날 수 있는 가능성을 배제할 수가 없다.

8. 빈혈과 간 기능

1) 빈혈이란?

빈혈은 혈액 내의 적혈구 수 또는 혈색소(헤모글로빈)양이 감소되어 적혈구의 기능인 산소운반 능력이 감소되는 질병이다. 산소가 뇌에 적절히 전달이 안 되면, 산소결핍에 의해서 어지러움(현기증)을 느끼기 때문에 빈혈과 현기증을 같은 단어로 생각하는 사람이 많다. 그러나 빈혈은 단순히 어떤 원인에 의해서 혈액 속에 혈액(적혈구)이 부족한 상태를 말한다.

① **원인**: 혈액을 생성하는 골수기능의 이상으로 생성이 잘 안되어 빈혈이 생기거나 철분이 부족한 경우, 비타민 및 영양소의 결핍이 있을 경우에 골수에서 적혈구를 만들지 못해 빈혈이 발생한다. 또한 혈액이 자꾸 새어 나가는 위장 출혈, 치질, 암, 여성의 경우 산부인과 질환 등으로 인한 경우에도 빈혈이 관찰된다.

② **증상**: 대체로 증상이 없으며, 빈혈이 심해지면 쉽게 피로하고 추위를 많이 탄다. 운동시 호흡곤란 및 가슴에 두근거림이 나타나며 어지럼증, 두통, 이명현상이 나타나기도 한다. 또한 피부 및 손톱의 색이 변하는 경우도 있다.

③ **검사 및 예방**: 현 건강검진에서 빈혈검사를 하는 목적은 빈혈이 암을 찾는 힌트가 될 수 있기 때문에 큰 의미를 가진다. 남자에게는 치질이 가장 큰 원인이고 여자에게는 산부인과적 문제가 빈혈의 가장 큰 원인이지만, 몸 안에 어딘가에 암이 발생되었고 암세포가 혈관을 손상시켜 미세한 출혈이 지속되는 경우, 빈혈소견이 나타나기 때문에 빈혈은 암을 찾는 힌트가 될 수도 있다.

- 빈혈 예방법
- 빈혈은 예방법보다는 원인이 불분명할 경우, 그 원인을 알아보기 위해 개인적으로 병원을 방문하여 정밀진단을 받아야 한다.

2) 간장 질환이란?

간장 질환은 여러 가지 원인으로 간세포에 손상이 생겨 염증이 발생하거나 이런 상태가 오랜 기간 지속되어 간의 기능이 저하되는 질병이다.

① **원인:** 바이러스에 의한 간 질환, 과음으로 인한 알코올성 간 질환, 약물로 인한 독성 간 질환, 인체 면역계통 이상에 의한 자가 면역성 간 질환, 독성물질 축적에 의한 대사성 간 질환이 있다.

② **증상:** 간장 질환이 심한 경우, 피로를 쉽게 느끼고 오른쪽 윗배에 통증이 있거나 황달현상과 부종 및 복수, 흑색병 등이 나타나기도 하지만, 대부분의 가벼운 간장 질환에는 자각증상이 없는 경우가 많아 자신이 간장 질환이 있는지조차 모르는 경우가 많다.

③ **검사 및 예방:** 현 건강검진에서 간장 질환 검사를 하는 목적은 증상이 없는 초기 혹은 가벼운 간장 질환이 있는 사람을 발견하기 위하여 실시한다.

- 발견한 간장 질환이 음주로 인한 간장 질환이라면, 적절한 음주 습관을 유도함으로써 심한 간장 질환으로 진행되는 것을 예방해야 한다.

- B형 간염 균에 대하여 저항성이 없는 사람(B형 감염 항원 음성 및 항체 음성인 사람)은 백신접종을 통하여 저항성을 키워주어 B형 간염에 걸리지 않게 한다.

- B형 간염 보유자인 사람에게는 피로 및 스트레스를 피하고 의사와 상의하지 않은 무분별한 약물사용을 금한다.

- B형 간염 균 보유자는 B형 간염 균으로 인한 감암 발생을 조

기에 진단하기 위하여 규칙적인 간 초음파 검사를 실시한다.

④ 간장 질환을 예방하기 위한 10계명

- 간염백신을 맞아라!
- 간염 바이러스 보유자는 규칙적으로 검진을 받아라.
- 과음하지 말라!
- 술잔을 돌리지 말라!
- 약물을 남용하지 말라!
- 귀를 뚫을 땐 소독한 바늘을 쓰고 문신을 하지 말라!
- 운동으로 적절한 체중을 유지하라!
- 날 음식을 피하라!
- 문란한 성생활을 피하라!
- 칫솔이나 면도기는 다른 사람과 함께 쓰지 마라!

3) 빈혈과 간기능의 종적 비교

<빈혈, 간기능 분석방법>

- 목　적: 노화와 심혈관계 질환 위험요소, 운동 참여여부에 따른 10년 후, 빈혈과 간기능의 진행정도 예상.
- 대　상: 65세 이상의 남·여, 총 111명, 남: 55(사망 11) 여: 56(사망 6)
- 집　단: 운동 집단, 비활동 집단, CVD + 운동 집단, CVD + 비활동 집단 - 운동과 질환에 따른 집단 분류.
- 방　법: 빈혈과 간기능은 Hitachi Model, 736-40(Japan)와 System 9020, Serono(U.S.A.) 분석기기를 이용하여 분석하였으며, 빈혈은 헤모글로빈과 헤마토크리트를 분석하였고, 혈중 효소성분으로는 AST(GOT) ALT(GPT)와 γ-GT를 분석하였는데, Kinetic UV 법으로 분석하였다. 10년 전과 현재 통계적인 차이는 종속 t-test 방법을 이용하여 유의도 $p < 0.05$ 수준에서 검증하였다.

- **혈중 세포성분**

　표 2-22는 고령 대상자들의 10년 전·현재 혈중 세포성분인 헤

모글로빈(Hb)과 헤마토크리트(Hct.)를 종적으로 분석한 결과이다.

남자 고령 대상자들에 있어서, 운동 집단의 경우 헤모글로빈과 헤마토크리트(Hct)는 10년 전에 비해 현재의 값이 통계적으로 유의한 차이가 없었다. 비활동 집단의 경우, 헤모글로빈은 10년 전에 비해 현재가 유의하게(p<0.05) 감소하였으며, 헤마토크리트는 10년 전에 비해 현재가 다소 감소하였으나, 통계적으로 유의한 차이는 나타나지 않았다. CVD+운동 집단의 경우, 헤모글로빈, 헤마토크리트는 10년 전에 비해 현재가 감소는 하였으나, 유의한 차이는 없었다. CVD+비활동 집단의 경우, 헤모글로빈과 헤마토크리트의 모든 변인에서 유의하게(p<0.05, p<0.01) 감소하였다.

한편, 여자 고령 대상자들에 있어서, 운동 집단의 경우 헤모글로빈과 헤마토크리트(Hct)는 10년 전에 비해 현재의 값이 유의하게(p<0.05) 증가하였다. 비활동 집단의 경우, 헤모글로빈과 헤마토크리트의 모든 변인에서 10년 전에 비해 10년 후인 현재에 유의한 차이가 없었다. CVD+운동 집단의 경우, 헤마토크리트는 10년 전에 비해 10년 후인 현재에 유의하게(p<0.05) 증가하였으나, 헤모글로빈은 10년 전에 비해 10년 후인 현재에 유의한 차이는 없었다. CVD+비활동 집단의 경우, 헤모글로빈과 헤마토크리트의 모든 변인에서 유의하게(p<0.05, p<0.01) 감소하였다.

표 2-22. CVD와 운동 참여에 따른 10년 전과 후 혈중 세포성분의 변화

집 단		남 자		여 자	
		Hb(g/㎗)	Hct.(%)	Hb(g/㎗)	Hct.(%)
I (exercise)	before (남:10, 여:12)	14.51±0.32	42.55±0.88	12.49±0.30	36.86±0.97
	after (남:10, 여:12)	14.57±0.29	43.31±1.09	12.75±0.26*	38.03±0.90*
II (inactivity)	before (남:12, 여:11)	14.52±0.28	41.81±0.92	13.06±0.24	39.12±1.01
	after (남:9, 여:10)	14.00±0.37*	41.27±1.30	12.92±0.22	38.46±0.58
III (CVD+Ex)	before (남:15, 여:17)	14.95±0.20	42.86±0.79	12.90±0.21	37.82±0.60
	after (남:13, 여:16)	14.77±0.24	44.15±0.87	13.21±0.19	39.30±0.67*
IV (CVD+In)	before (남:18, 여:16)	14.75±0.38	43.85±1.24	12.91±0.23	37.85±0.72
	after (남:12, 여:12)	13.55±0.35**	41.48±1.17*	12.21±0.36*	36.55±1.12**

Values are means ±S.E. * p<0.05, ** p<0.01: significant difference between before and after conditioning. CVD+Ex: cardiovascular disease+exercise. CVD+In: cardiovascular disease+inactivity. Hb: hemoglobin. Hct.: hematocrit.

• 간기능 지표

표 2-23, 2-24는 고령 대상자들의 10년 전·후 간기능 지표인 AST, ALT, γ-GT를 종적으로 분석한 결과이다.

남자 대상자에 있어서 운동 집단의 경우, AST는 16.00IU/㎗에서 21.66IU/㎗로, ALT는 14.77IU/㎗에서 21.00IU/㎗로 각각 유의하게(p<0.01) 증가하였으며, γ-GT는 10년 전에 비해 10년 후에 다소 감소하였으나, 통계적으로 유의한 차이가 없었다. 비활동 집단도 운동 집단과 같이 AST, ALT 각각 19.25IU/㎗에서 29.00IU/㎗, 18.62IU/㎗에서 28.25IU/㎗로 유의하게(p<0.05) 증가하였으나, γ-GT는 유의한 차이를 보이지 않았다. CVD+운동 집단의 경우,

AST는 10년 전에 비해 10년 후에 다소 증가하였으나 유의한 차이는 없었고, ALT와 γ-GT는 각각 14.91IU/dl 에서 23.16IU/dl 로, 24.88IU/dl 에서 30.88IU/dl 로 10년 전에 비해 후의 값이 유의하게 ($p<0.05$, $p<0.01$) 증가하였다. CVD + 비활동 집단의 경우, AST와 ALT는 10년 전에 비해 후에 다소 증가하였으나 차이가 없었고, γ-GT는 10년 전에 35.00IU/dl 에서 10년 후에 50.80IU/dl 로 유의하게($p<0.01$) 증가하였다.

여자 대상자에 있어서 운동 집단의 경우, AST는 16.75IU/dl 에서 24.33IU/dl 로 유의하게($p<0.01$) 증가하였고, ALT와 γ-GT는 10년 전에 비해 10년 후에 다소 증가하였으나, 통계적으로 유의한 차이가 없었다. 비활동 집단의 경우, AST와 γ-GT는 각각 15.55IU/dl 에서 21.66IU/dl, 14.00IU/dl 에서 20.75IU/dl 로 유의하게($p<0.01$, $p<0.05$) 증가하였으나, ALT는 유의한 차이를 보이지 않았다.

표 2-23. CVD와 운동 참여에 따른 10년 전과 후 간기능의 변화(남자)

집 단		AST (IU/dl)	ALT (IU/dl)	γ-GT (IU/dl)
I (exercise)	before(n=10)	16.00±1.39	14.77±2.52	18.40±3.45
	after(n=10)	21.66±0.89**	21.00±1.67*	17.40±1.99
II (inactivity)	before(n=12)	19.25±2.80	18.62±3.68	24.25±9.31
	after(n=9)	29.00±6.21*	28.25±6.04*	25.50±4.33
III (CVD + Ex)	before(n=15)	17.83±3.50	14.91±1.72	24.88±3.33
	after(n=13)	20.16±1.13	23.16±2.45**	30.88±5.41*
IV (CVD + In)	before(n=18)	16.90±1.73	21.00±3.55	35.00±9.76
	after(n=12)	22.09±4.25	28.00±5.96	50.80±5.73**

Values are means ±S.E. * $p<0.05$, ** $p<0.01$: significant difference between before and after conditioning. CVD + Ex: cardiovascular disease + exercise. CVD + In: cardiovascular disease + inactivity.

표 2-24. CVD와 운동 참여에 따른 10년 전과 후 간기능의 변화(여자)

집 단		AST (IU/dl)	ALT (IU/dl)	γ-GT (IU/dl)
I (exercise)	before(n = 12)	16.75±2.16	15.83±3.08	13.50±1.65
	after(n = 12)	24.33±3.35**	20.25±3.98	19.00±4.18
II (inactivity)	before(n = 11)	15.55±1.19	15.11±2.31	14.00±3.58
	after(n = 10)	21.66±2.17**	17.33±1.91	20.75±4.93*
III (CVD + Ex)	before(n = 17)	17.06±1.70	19.75±4.27	20.44±6.71
	after(n = 16)	23.12±1.73**	23.00±2.69	20.55±4.28
IV (CVD + In)	before(n = 16)	16.58±2.34	14.33±1.17	16.80±4.45
	after(n = 12)	30.58±5.67*	30.58±4.64**	23.80±7.54*

Values are means ±S.E. * p<0.05, ** p<0.01: significant difference between before and after conditioning. CVD + Ex: cardiovascular disease + exercise. CVD + In: cardiovascular disease + inactivity.

CVD + 운동 집단의 경우, AST는 17.06IU/dl에서 23.12IU/dl로 10년 전에 비해 후의 값이 유의하게(p<0.01) 증가하였으며, ALT와 γ-GT는 10년 전에 비해 10년 후에 다소 증가하였으나, 통계적으로 유의한 차이가 없었다. CVD + 비활동 집단의 경우, AST는 16.58IU/dl에서 30.58IU/dl로 유의하게(p<0.05) 증가하였고, ALT는 14.33IU/dl에서 30.58IU/dl로 증가하였으며, γ-GT는 10년 전에 16.80IU/dl에서 10년 후에 23.80IU/dl로 유의하게(p<0.01) 증가하였다.

4) 노화와 빈혈, 간기능에 대한 논의

• 혈중 세포성분

혈액은 적혈구, 백혈구, 혈소판 등 혈구(45%)와 혈장(55%)으로 구성되어 있는 체액의 일부이며, 그 기능은 산소와 영양소 및 호르몬 등을 신체 각 조직에 운반하고, 또 조직으로부터 이산화탄소,

요소 등의 노폐물을 폐나 신장 같은 배설기관으로 운반하는 역할을 한다. 이러한 혈액학적인 적응능력에 따라 각각 다르게 나타날 수 있는데, 그 변화의 크기와 정도는 운동 강도가 최대 산소소비량의 60% 이상 올라갈 때 강하게 증가하기 시작하는 에피네프린(epimephrine)과 코티졸(cortisol)의 운동 유발성 변화에 매우 의존하는 것으로 알려져 있다. 따라서 혈액량의 변화가 노화에 따른 정상적인 결과인지 아니면 원(原)질환 때문인지를 알아내기는 매우 어렵다. 과거 여러 연구에 의하면, 노인에서 특별한 원인을 발견하지 못하는 빈혈이 흔하다고 하였는데, 이렇게 잘 설명되지 않는 혈액량 감소가 노화에 의한 것인지 혹은 다른 혈액 종양 등의 이상에 의한 것인지가 중요한 의문점으로 남아 있다.

혈색소는 적혈구와 같이 빈혈의 지표로 사용되고 있고, 빈혈이 생기는 질환의 종류는 평균 적혈구지수로 측정하며, 헤모글로빈 농도의 감소 수치는 다음과 같은 증상을 나타내는데, 빈맥(8.0g/dl), 창백(7.5g/dl), 운동 시 호흡곤란(7.5g/dl), 신경질(7.0g/dl), 두통(6.5g/dl), 현기증(6.0g/dl), 심잡음(5.5g/dl), 피로감(5.0g/dl), 식욕부진(4.5g/dl), 호흡곤란(3.0g/dl), 심부전(2.5g/dl)에 이르는 증상을 나타낸다. 본 연구에서는 다른 증상들은 나타나지 않았지만, 경미한 현기증 증상을 일부 대상자에서 호소하는 정도였으며, 현저하게 혈색소 수치가 감소되어있는 대상자는 없었다.

그리고 중년 이후 남성에 있어서 혈색소 수치가 감소하는데, 60세 이상의 남성의 경우, 평균 혈색소 수치의 범위는 12.4g/dl ~ 15.3g/dl 이고, 여성의 혈색소 수치도 감소하여 평균 혈색소 수치의 범위는 11.7g/dl ~ 13.8g/dl 로 여성에 비해 남성의 혈색소 감소 수치가 적다. 또한 적혈구의 2, 3-DPG가 18~24세의 평균 14.9μm mol/g Hb에서 75~85세에 13.9μmmol/g Hb으로 감소하는 것으로 보고하고 있다.

대부분의 무증상 고령자에서 낮은 혈색소 수치는 대개 철 결핍성 빈혈과 만성질환에 의한 빈혈이 그 원인이다. 정상 혈색소 수치와 정상 저장 철을 가지고 있는 사람에게서 혈청 철은 20~30세 이후부터 감소하는데, 남성 평균 13.0g/dl, 여성 11.6g/dl에서 71~80세에 남성 평균 7.5g/dl와 여성 6.6g/dl로 각각 감소하고, 철 결합능력도 고령자에서 감소한다.

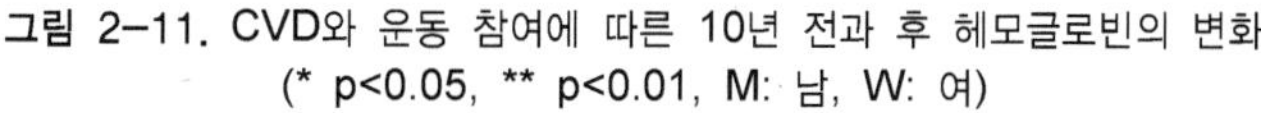

그림 2-11. CVD와 운동 참여에 따른 10년 전과 후 헤모글로빈의 변화
(* p<0.05, ** p<0.01, M: 남, W: 여)

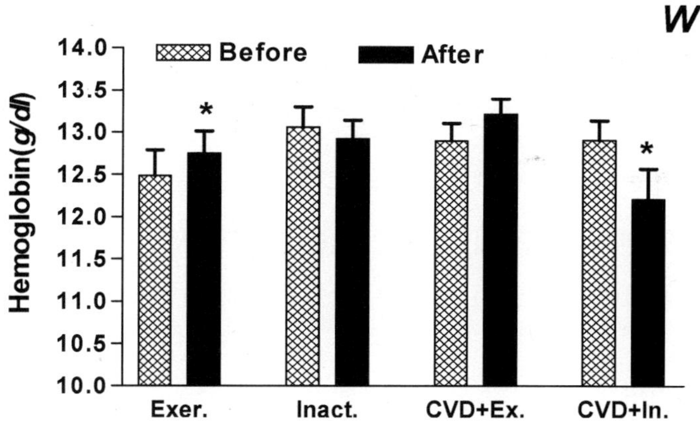

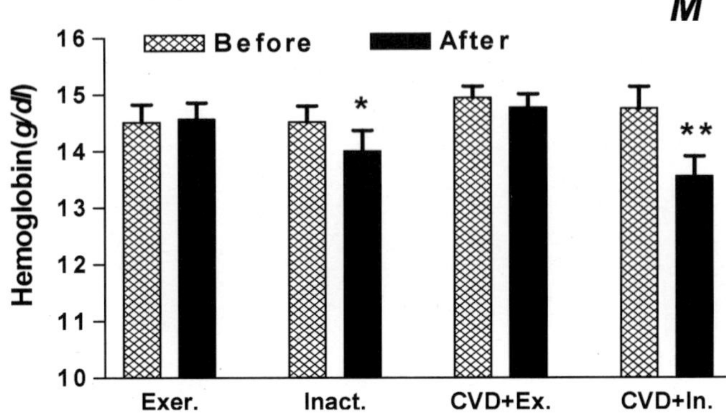

본 연구에서는 매우 낮은 혈색소 수치를 가진 대상자는 없었으며, 정상 범위에 속하는 수준이었는데(그림 2-11), 남자 대상자의 경우 운동 집단과 CVD+운동 집단에서 감소 수치가 비활동 집단과 CVD+비활동 집단에 비해 감소 수치가 적은 것으로 볼 때, 활기찬 운동 시 특징적으로 혈액량이 증가한다는 Convertino과 김남익 등의 연구와 일치하며, 중정도의 운동은 훨씬 더 적은 혈액량 반응을 유발시키는 것으로 나타난다는 Nehlsen-Cannarella 등의 연구에서 볼 때, 심혈관계 질환이 있는 고령자들도 규칙적인 중정도 유산소 운동에 참여하면 혈액량에 영향을 미칠 것으로 생각된다.

• 간기능 지표

간(liver)은 대부분 영양소 대사와 저장의 중심기관으로서, 만성간질환자에서 발병률을 낮추고 생존율을 증가시키기 위해서는 영양관리와 에너지 소비, 대사에 대한 고려가 필수적이다. 동원 가능한 에너지 근원을 쉽게 저장함으로써 제공하고, 에너지 변환의 중심적인 위치를 차지한다. 그리고 간은 영양공급 상태이거나 단식 상태에 있어서 글루코오스 항상성(glucose homeostasis)을 유지하는 중요한 역할을 담당한다.

그리고 간기능 변인에 있어서 혈액에 있는 효소는 크게 두 부류로 나누어지는데, 한 부류는 처음부터 혈액에 존재하여 생리적 기능을 수행하는 효소들이며, 다른 부류는 본래 혈액에 없었으나, 조직이 파괴되거나 특이한 생리 작용으로 조직에서 혈액으로 유입됨으로써 그 존재가 확인된 경우다. 후자의 경우 혈액 내 농도는 조직에 들어 있는 양보다 많이 적어서 100만 분의 1 수준이지만, 혈중 농도가 변할 때, 질환을 진단하거나 증세를 파악하는 데 중요한 단서로 이용할 수 있다. 본 연구에서 측정된 ALT, AST 그리고 r-GT는 두 부류 가운데 후자에 속하며, 현재 생리적 기능이나 운동에 대한 변화에 대해 분명하게 밝혀져 있지 않은 상태이다.

AST와 ALT는 세균성 간염, 폐쇄성 황달, 간경변증의 증세가 있을 때 혈중 농도가 증가한다. 그러나 AST는 심근경색증이 나타난 후 24~48시간에 최고 값을 나타내는 반면, 이때 ALT는 별다른 변화가 없는 것이 특징이다. 강한 운동 시에도 AST는 현저하게 증가하는 데 비해 ALT는 변화가 적다.

만성간질환은 미국에 있어서 사망원인이 높은 순위에 있고, 사망률과 발병률의 중심적인 원인이다. 5백만 미국인은 B형이나 C형 바이러스성 간염에 대해 만성적으로 감염되어 있고, 백만 명 이상은 만성적인 간세포나 지방간 장애들을 연속적으로 경험한다. 그리고 국내의 통계청 보고의 경우, 간 질환에 의한 사망률은 96년에는 27.3%인데 비해 99년도에는 23.5%로 감소는 하고 있으나, 발병률은 95년도에 남자가 15.9%, 여자는 8.2%에서 98년에는 남자가 24.2%, 여자가 10.1%로 증가하고 있다고 보고하였다.

본 연구에서 측정한 간기능 지표는 모두 정상 범위에 있었으나, 10년 전·후에 정상적인 범위 내에서 다소 변화가 있었다. 특히 남자 대상자들은 AST가 여자 대상자들은 ALT가 대체적으로 유의한 차이를 보였다. 이는 Behrman 등의 연구결과에서 보듯이 남성들의 활동량이 여성들보다 많은 것으로 보이고, r-GT의 차이도 남성에서 유의한 차이를 보인 것은 남성의 음주 섭취가 많은 결과로 생각된다. 따라서 본 연구에 있어서 CVD+비활동 집단의 r-GT를 제외한 각 집단 모두 정상 범위 내의 결과를 보였는데, 이는 10년 전과 후의 심혈관계 질환 위험요소와 운동 참여 여부에 따른 고령자들의 간기능 손상은 없었다.

제3장 노화에 의한 질환 발병률 및 사망률

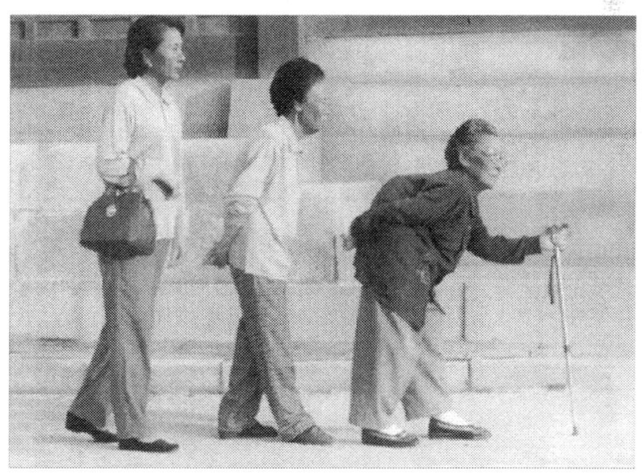

규칙적인 신체 활동에 참여하지 않았을 때, 고령자들의 신체적 변화는 골다
공증을 비롯한 다양한 질환에 노출될 위험이 크다.

1. 질환 발병률 및 사망률의 개요
2. 질환 발병률 및 사망률의 종적 비교
3. 질환 발병률 및 사망률의 논의
4. 101년 수명연장 계획

1. 질환 발병률 및 사망률의 개요

1) 신체적 비활동(physical inactivity)

대부분 만성질환의 발병률은 신체적인 비활동과 관련되고, 만성 질환에 대한 위험요소들의 수는 신체적인 비활동에 의해 촉진된다. Booth 등은 현대 만성질환을 흔들리는 전쟁(waging war)이라고 하였으며, 이것은 운동을 통해 일차적으로 예방해야 한다고 하였다. Center for Disease Control and Prevention의 보고서에서 "신체적 비활동은 미국 내에서 조기 사망률의 중심적인 원인의 하나이다."라고 논의하였다. Powell & Blair에 따르면, 좌업생활은 관상동맥 질환(CHD), 결장암(colon cancer), 2형 당뇨병(신체적 비활동에 대한 3가지 질환은 1차적 인자로 입증된다.)에 기인한 사망의 원인이 1/3이라고 평가하였다. 따라서 누구든지 활동량을 늘린다면, 3가지 질환의 조기 사망률은 현재 비율의 2~3배 감소시킬 수 있다.

현재 예기되는 연구들은 관상동맥 질환의 사고와 에너지 소비 사이에 강한 역상관관계가 성립된다는 것을 발견하였다. 적어도 주당 3시간 활기차게 걷기를 하거나, 주당 1.5시간 활기차게 운동을 한 여성들 사이에 있어서 관상동맥 질환의 위험은 30~40% 감소된다. 마찬가지로 21,000명의 의사들은 일주일에 한 번 땀을 흘리는 충분한 운동은 운동을 하지 않는 남자들과 비교하였을 때, 2형 당뇨병으로 진전되는 비율이 24% 적은 것을 발견하였다. 또한 운동의 빈도를 주당 2~3회를 실시한다면, 2형 당뇨병의 비율이

39% 감소된다. 운동의 이익은 대부분 비만 치료자들에 있어서도 알려져 왔고, 2형 당뇨병 발병률은 적어도 25%가 좌업 생활자들이라고 논의하였다. 또한 비활동 생활을 하는 사람들은 비만의 독립 위험을 가지고 있다. 허리둘레가 높은 건강하지 못한 남자는 건강한 사람에 비해 전체 사망률 원인의 위험이 4.9배로 나타났다. 이 연구에 있어서, 허리둘레가 중정도보다 높은 건강하지 못한 사람은 비슷한 허리 사이즈의 건강한 사람에 비해 위험률이 2배이다. 건강한 사람들은 그들의 신체조성이나 위험요소들의 상태가 건강하지 못한 남성에 비해 크게 장수하였다. 또한 Wei 등은 낮은 체력이 전체 사망률 원인의 독립적인 예측자라는 것을 발견하였고, 낮은 체력에 기인한 사망의 위험은 비만이 증가한 만큼 약 2~3배 증가한다는 것을 발견하였다.

비활동과 관련된 만성질환은 "소리 없는 유행병"이라고 불리 우고, 미국에 있어서 사망을 예방할 수 있는 원인들과 관련되며, 신체적 비활동의 예방과 보다 많은 조사를 위한 시민들의 목소리가 상대적으로 낮다. 해마다 미국에서 2백만 명 사망자 중 대략적으로 1/2는 예방할 수 있는 원인들이라고 하였다. 이 중에서 예방할 수 있는 사망의 약 28%가 신체적 비활동과 부적당한 다이어트에 의해 기인된다. 이것은 미국 내에서 모든 예방 가능한 사망의 1/4이 좌업 생활의 결과로 발생하고 있다고 생각한다.

2) 음주(alcohol intake)

심혈관계 질환에 대한 알코올 섭취의 관계는 폭넓게 연구되었고, 심혈관계 질환 사망의 낮은 위험의 결과로서, 대부분 하루에 1~3잔의 섭취가 전체 사망률의 최저점으로 제시하는 연구들이었다. 가볍거나 중정도 수준 시 심혈관계 질환 사망의 감소는 관상동맥 질환이 감소함에 따라 크게 떨어질 수 있다. 다량의 음주 시에는 심혈관계 사망의 비동맥 원인의 증가(심장근병, 급사, 뇌출혈)와 관상동맥 질환의 기간에 있어서 이익이 상쇄되는 경향이 나타난다. 이것은 관상동맥 질환 사망에 대한 알코올 섭취의 관계가 위쪽으로 구부러지는 U-형태의 곡선일 때 심혈관계 질환 위험의 원인이 된다.

방법의 다양성을 사용하는 연구들과 그 집단은 가볍거나 중정도 알코올 섭취와 관상동맥 질환 사이에 일관되게 역상관관계를 보고하였다. Maclure에 의한 메타 분석은 경증의 관상동맥 질환에 대한 L-형태의 역치효과를 제시하였는데, 하루에 1번 이상의 보다 많은 알코올 섭취는 전통적으로 이익이 없고, 주당 3번 섭취 시에는 위험이 감소한다. 이것은 일부 부검(autopsy) 연구들에 의해 뒷받침되었고, 음주를 하는 사람들 사이의 부검 시 동맥경화의 부담은 통제 집단에 비해 낮았다고 제시하였다.

일부 최근에 연구들은 가볍거나 중정도 알코올 섭취가 심혈관계 질환의 위험을 감소시킨다는 이점을 강화시켰다. Thun 등은 490,000명의 남성과 여성을 대상으로 한 연구에서, 총 심혈관계 질환 사망률에 대해 연구를 시도하였는데, 심혈관계 질환 사망 비율은 적어도 하루에 한 번 음주자들이 그들이 보고하는 연구에 비해 낮았고,

알코올의 예방적인 효과는 심혈관계 위험 배경과 연령에 부분적으로 의존된다고 하였다. Renaud 등은 10년 이상 동부 프랑스에 거주하는 남자를 대상으로 중정도의 와인 섭취와 심혈관계 질환 사망률 사이의 유의한 관계를 발견하였다. 독일에서도 1,071명의 남자와 1,013명의 여자에 있어서 알코올 섭취 사이의 역상관관계를 보고하였는데, 관상동맥 질환과 맥주 섭취 사이의 관계에 대한 연구는 처음이었다. 국제 건강과 영양실험조사(National Health and Nutrition Examination Survey; NHNES)에서 16세 이상 남녀 5,811명을 대상으로 역학조사를 실시한 연구에서는 알코올이 관상동맥 질환에 대해 독립적이고, 부정적으로 관련된다고 보고하였다. 국제 건강과 영양실험조사로부터 다른 연구는 남자에 있어서 관상동맥 질환과 알코올 사이에 역상관관계의 비슷한 결과를 보였지만, 여자에 있어서는 매우 낮았다. Deev 등은 지질 연구와 임상 발병률 연구단체로부터 아메리카와 러시아 사람들을 대상으로 심혈관계 질환 사망률 관계에 있어서 알코올의 예방효과가 강하게 나타났다고 하였다. 일본의 중년 남자 8,476명을 대상으로 평균 8.8년 추적 조사결과 관상동맥 질환(심근경색, 협심증)과 알코올 사이에 J-형태의 역상관관계를 발견하였다.

가볍거나 중정도의 알코올 섭취량과 전체 사망률 감소는 관상동맥 질환의 위험 원인이 낮게 나타나고, 관상동맥 질환의 위험 하에서 위험 곡선의 깊이와 넓이에 의존한다(그림 3-1). 젊은 여자 등의 관상동맥 질환의 낮은 위험시에 가볍거나 중정도 알코올 섭취로부터 최소의 이익을 얻을 수 있다. 다른 한편으로, 최근 연구에서 심근경색 경력자는 연속적인 관상동맥 질환 사고의 높은 위험이 있다고 논의하였지만, 가볍거나 중정도 수준으로 마실 때에는 심혈관계 질환 사망률에 있어서 보다 뚜렷한 감소가 있다고 하였다. 최근 역학적인 연구들은 관상동맥 위험요소들에 대해 연구되는데, 최근 연구 자료들은 심혈관계 질환의 위험과 가볍거나 중정도 알코올 섭취 사이의 역상관관계를 강하게 제시하고 있다.

그림 3-1. 관상동맥 위험에 따른 알코올과 CVD와의 관계(from Sesso & Gaziano, 1999)

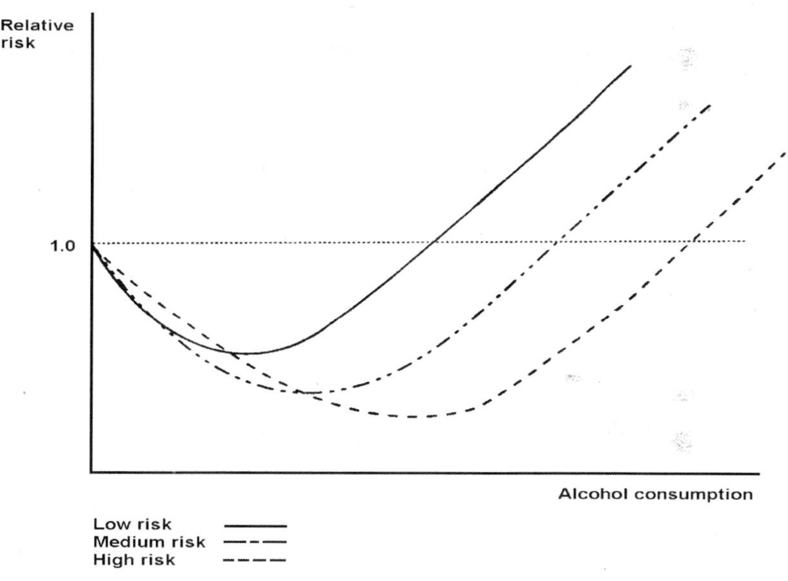

3) 수면장애(sleep disorder)

수면장애(sleep disorder)와 주간 수면은 노인병 증후군의 중요한 요소로서 더욱더 인지되는 증상이다. 대부분 노인 증후군에 대한 것으로서, 수면방해(sleep disturbance)는 수많은 잠재적인 병원론들과 병을 악화시키는 요소들이다. 수면장애에 대한 질병은 연령에 따라 발병률이 증가하고, 그들 대상자들의 질병은 다중수면장애기에 의해 측정하였을 때, 감소된 수면량에 대해 관련될 수 있다. 추가적인 장해들은 노화에 대해 관련되고, 수면은 심혈관계 질환(CVD), 만성 통증, 수면 무호흡(apnea) 등 수면 중 특별히 감추어진 장해, 하지와 관련된 만성적인 질병에 의해 영향을 받을 수 있다. 일부 연구에서는 고령자들의 부족한 수면이 나쁜 건강, 부족한 신체적 기능, 우울증 증상과 관련된다고 하였다. 주간 수면은 하루 중 기능적 능력이 부족한 야간 수면량의 영향을 생각할 수 있다. 심혈관계 건강 연구(cardiovascular health study: CVHS)에 참여하는 고령자들에 있어서, 주간 수면은 Epworth Sleepiness Scale에 의해 측정되었는데, 빈번히 잠을 이루지 못하고, 코골이, 낮은 신체 활동, 일상생활의 제한, 출혈성 심부전 등에 대한 약물 사용 등의 질병과 관련된다.

4) 신체 활동

Powell 등과 Berlin & Colditz은 비활동 자들의 심장 질환 발병률과 신체 활동 참여자들의 심장 질환의 발병률을 비교한 결과, 비활동 자가 심장 질환에 걸릴 위험률이 신체 활동 참여자에 비해 약 2배 정도가 높은 것으로 나타났다. 이러한 결과는 신체적 비활동으로 인해 성인병에 걸릴 위험률의 정도는 수축기 혈압(150mmHg),

흡연(20개 피 이상), 혈청 고콜레스테롤 수준(240mg/dl)과 관련된 위험률의 정도가 유사한 것으로 나타났다.

Blair 등은 다소 힘든(vigorous) 운동만이 BMI가 높은 사람들의 성인병 발병률을 저하시킬 수 있다고 하였으며, 이와 유사한 결론으로 고혈압 위험요인과 체력 수준과의 관련성 규명 연구에서도 볼 수 있다. 또한 6,000명의 남성과 여성을 대상으로 1년에서 12년간 수행한 종단적인 연구에 따르면, 고혈압에 걸릴 위험률은 신체 활동 참여자에 비해 1.5배 정도 높은 것으로 나타났다.

호놀룰루 심장프로그램의 연구 자료는 노인의 신체활동지수와 뇌졸중 관련 위험요소들 간의 관련성을 보여주고 있다. 신체 활동 참여자에 비해 비활동자들의 뇌출혈 발생 빈도는 3~4배 높은 것으로 나타났다. 혈전 색전증에 대한 운동 효과는 흡연자보다 비흡연자들에서 보다 크게 나타나는 것으로 보고되고 있다.

1993년 45~54세 연령 집단 중 남성이 52%, 여성은 37%가 과체중인 것으로 나타난 반면, 남성이 17%, 여성은 9%가 비만인 것으로 나타났다. 또한 Despres 등은 동맥경화성 대사 질환과 관련하여 인체의 국소적 체지방 분포의 중요성을 강조하였다.

그리고 최근 Myers 등은 남성 6,213명을 대상으로 6년 후, 운동 능력과 사망률에 대한 연구결과에서 평균 사망률은 2,6%로 나타났고, 운동 강도(<5 MET, 5~8 MET, >8 MET)에 따른 질환별 사망의 상대적 위험도 결과는 고혈압 병력항목에서 <5 MET 집단은 >8 MET 집단에 비해 1.7~2.3배 높았고, COPD 항목은 1.0~2.7배, 당뇨항목은 1.5~3.5배, 흡연항목은 1.6~2.3배, BMI≥30의 항목은 1.8~3.0배 그리고 총 콜레스테롤>220mg/dl의 항목은 1.6~

2.3배 이상 높았다. 따라서 운동능력은 심혈관계 질환 위험요소로 입증된 다른 인자들보다 강력한 예측인자라고 하였다.

2. 질환 발병률 및 사망률의 종적 비교

<질환 발병률 및 사망률 분석방법>

- 목　적: 노화와 심혈관계 질환 위험요소, 운동 참여여부에 따른 10년 전과 후, 발병률과 사망률 예상.
- 대　상: 65세 이상의 남·여, 총 111명, 남: 55(사망 11) 여: 56(사망 6)
- 집　단: 운동 집단, 비활동 집단, CVD+운동 집단, CVD+비활동 집단 - 운동과 질환에 따른 집단 분류.
- 방　법: 질환 발병률은 고지혈증, 고혈압, 비만, 당뇨, 심장 질환, 간 질환, 신장 질환, 빈혈, 근관절 질환 등 각종의 질환이 10년 전과 후 현재, 질환 발병여부에 따라 비율을 빈도 분석(frequency analysis) 방법으로 처리하였다. 질환 발병의 원인 분석은 10년 전에 존재한 질환을 제외하고 10년 후 현재에 추가적으로 발병된 항목들을 조사하여 빈도 분석방법으로 처리하였으며, 이때 1인의 대상자에서 나타나는 모든 질환을 건수로 산정하였다. 사망률은 최초 10년 전에 검사를 실시한 대상자들이 10년이 지난 현재 사망하였는지를 전화 인터뷰나 우편설문으로 조사하였다. 이들은 사망 여부와 어떠한 원인에 의해 사망하였는지, 그리고 그 동안 생활습관, 운동습관 등은 어떠했는지를 조사하였는데, 심혈관계 질환 위험요소가 10년 전과 현재, 사망 유·무에 따른 빈도 분포 차이를 검증하는 빈도 분석방법을 이용하여 사망률을 분석하였다. 사망자 내에서 집단에 따른 사망원인(질환)은 빈도 분석으로 처리하였고, 생활습관, 운동습관의 변화는 10년 전·현재 종속 t-test 검증으로 분석하였다.

1) 집단별, 남·여별 발병률

표 3-1은 심혈관계 질환 위험요소와 운동 여부에 따른 성인병 발병률에 대한 빈도 분석의 결과이다.

표 3-1. 대상자들에 있어서 발병률의 빈도 분석

집 단		인 원(명)	사망자(명)	발병률(%)	총 발병률(%)
I (exercise)	남	10	1	10.00	13.64
	여	12	2	16.67	
II (inactivity)	남	12	5	41.67	43.47
	여	11	5	45.45	
III (CVD + Ex)	남	15	7	46.67	40.63
	여	17	6	35.29	
IV (CVD + In)	남	18	9	50.00	52.94
	여	16	9	56.25	
전 체	남	55	22	40.00	39.64
	여	56	22	39.29	

운동 집단은 남자가 1명(10.00%), 여자가 2명(16.67%)으로 13.64% 였으며, 비활동 집단은 남자가 5명(41.67%), 여자가 5명(45.45%)으로 43.47%로 나타났다. 그리고 CVD+운동 집단은 남자가 7명(46.67%), 여자가 6명(35.29%)으로 40.63%로 나타났고, CVD+비활동 집단은 남자가 9명(50.00%), 여자가 9명(56.25%)으로 52.94%로 나타났다. 전체 발병률의 경우, 남자가 21명(38.18%), 여자가 20명(35.71%)으로 36.94%가 10년 전에 비해 10년 후에 추가적으로 성인병 질환이 발병한 것으로 나타났다.

2) 발병 원인 분석

표 3-2는 질환 발병자들에 대한 심혈관계 질환 발병 원인의 빈도 분석결과이다.

전체 발병 질환 109건 중에 가장 높은 빈도를 보인 질환은 혈청

지질로 27건, 24.77%로 나타났다. 그다음은 심장 질환으로 16건, 14.69%이었으며, 당뇨는 그다음으로 15건, 13.76%로 나타났다. 그 다음으로 고혈압, 폐기능 저하, 간기능 이상, 비만, 신장질환, 골관절 질환, 전립선 비대, 통풍 그리고 파킨슨 질환 순서의 분포로 나타났다.

표 3-2. 대상자들의 발병 원인

순 위	질 환*	발병률 수 (명)	비 율 (%)
1	Serum Lipids	27	24.77
2	Cardiac Disease	16	14.69
3	Diabetes Mellitus	15	13.76
4	Hypertension	13	11.93
5	Pulmonary Function Decline	9	8.26
6	Abnormalities Liver Function	7	6.42
7	Obesity	6	5.50
8	Kidneys Disease	6	5.50
9	Bone Joint Disease	4	3.67
10	Enlargement of the Prostate Gland	3	2.75
11	Gout(Uric Acid)	2	1.83
12	Parkinson' s Disease	1	0.92
	총	109	100.00

* 상기 질환은 대상자 각각의 모든 질환 건수를 합하여 분석.

3) 집단별, 남·여별 사망률

표 3-3은 심혈관계 질환 위험요소와 운동 참여여부에 따른 사망률에 대한 빈도 분석의 결과이다.

먼저 운동 집단은 사망자가 없었으며, 비활동 집단의 사망자는 남자가 3명, 여자가 1명으로 남자는 25.00%, 여자는 9.09%로 여자에 비해 남자가 높은 수준을 보였다. 그리고 전체 사망률 15.31%에 비해 17.39%로 높은 수준을 나타냈다. CVD+운동 집단의 사망자는 남자가 2명, 여자가 1명으로 남자는 13.33%, 여자는 5.88%로 여자에 비해 남자가 높은 수준을 보였다. 그리고 전체 사망률 15.31%에 비해 약 1.5배 낮은 수준이었다. CVD+비활동 집단의 사망자는 남자가 6명, 여자가 4명으로 남자는 33.33%, 여자는 25.00%로 남자가 높았다. 그리고 전체 사망률 15.31%에 비해 약 0.8배 높은 결과를 나타냈다. 전체적인 결과로서 남자 사망자가 11명, 여자 사망자가 6명으로 남자는 20.00%, 여자는 10.71%로 여자에 비해 남자가 약 2배 이상 높은 사망률을 나타냈다.

표 3-3. 대상자들에 있어서 사망률의 빈도 분석

집 단		대상자 (No.)	사망자 (No.)	사망률 (%)	총 사망률 (%)
I (exercise)	남	10	0	00.00	00.00
	여	12	0	00.00	
II (inactivity)	남	12	3	25.00	17.39
	여	11	1	09.09	
III (CVD+Ex)	남	15	2	13.33	09.37
	여	17	1	05.88	
IV (CVD+In)	남	18	6	33.33	28.57
	여	16	4	25.00	
전 체	남	55	11	20.00	15.31
	여	56	6	10.71	

4) 사망원인 분석

표 3-4는 사망자들에 대한 심혈관계 질환 사망원인의 빈도 분석
결과이다.

표 3-4. 대상자들에 있어서 사망의 원인

순 위	질 환	사망자(명)	비 율(%)
1	심장 질환	6	35.30
2	암	5	29.41
3	뇌졸중	4	23.53
4	당 뇨	2	11.76
전 체		17	100.00

전체 사망자 17명 중에 가장 높은 빈도를 보인 질환은 심장병으
로 17명 중 6명, 35.30%로 나타났다. 그다음은 암에 의한 사망으
로 17명 중 5명, 29.41%이었으며, 뇌졸중은 그다음으로 많은 사망
자 분포를 나타냈다. 마지막으로는 당뇨 질환으로 17명 중 2명,
11.76%로 나타났다. 그러나 뇌졸중과 심장병을 하나의 질환으로
분류하면, 17명 중 10명으로 약 60%로 나타났다.

5) 사망자들의 생활습관 및 운동습관

표 3-5는 사망자 내에서 생활습관 및 운동습관의 종속 t-검증 분
석결과이다.

표 3-5. 사망 대상자들의 생활습관과 운동습관

변 인		평 균	표준편차	t	자유도	유의도 (2-tailed)
가족력 (no)	Before	0.88	1.05	-2.70	16	0.016
	After	1.35	1.05			
흡연량 (piece/d)	Before	0.00	0.00	-1.73	16	0.104
	After	2.35	5.62			
흡연 기간 (yrs)	Before	4.41	9.98	-1.69	16	0.110
	After	8.52	14.11			
음주량 (bottle/d)	Before	2.17	4.27	-1.06	16	0.305
	After	3.58	4.44			
카페인 (cup/d)	Before	1.17	1.23	-2.66	16	0.017
	After	2.05	1.43			
운동시간 (min/d)	Before	3.52	16.91	1.94	16	0.070
	After	2.23	7.01			
활동량	Before	2.23	1.03	3.09	16	0.007
	After	1.58	0.93			

　가족력은 10년 전 0.88명에서 1.35명으로 유의하게(p<0.05) 증가하였고, 하루에 피우는 담배의 량은 유의성이 없었으며, 흡연 기간도 유의한 차이가 없었다. 하루에 마시는 술의 량도 유의한 차이가 없었으나, 카페인 섭취의 경우, 10년 전 하루에 1.17잔에서 2.05잔으로 유의하게(p<0.05) 증가하였다. 하루에 실시하는 운동시간은 다소 감소하였으나, 유의한 차이가 없었다. 그리고 직업(생활) 활동 정도는 5점 척도(① 비활동적, ② 가벼운 활동, ③ 보통의 활동, ④ 힘든 활동, ⑤ 심한 활동)로 설정된 설문지 조사 결과, 2.34(가벼운 활동)에서 1.58(비활동적)로 유의하게(p<0.01) 활동이 감소하였다.

3. 질환 발병률 및 사망률에 대한 논의

1) 발병률

인간이 나이가 들어감에 따라 신체적, 생리적 기능이 쇠퇴하게 되는데, 통상적으로 65세 이상을 의미하는 노인은 다른 연령 집단에 비하여 만성질환으로 고통 받고 있는 비율이 높으며, 특히 만성 퇴행성 질환을 가지고 있는 확률이 높다.

한국보건사회연구원의 정경희 등은 65세 이상 고령자 2,535명의 표준화된 표본을 이용하여 고령자들의 다양한 역학적 자료를 마련하였는데, 연령이 증가할수록 만성질환 발병률이 증가하고 있다고 하였다. 이 조사 연구에서 65~69세가 85.2%, 70~74세가 87.6%, 75세 이상 고령자가 87.8%의 만성질환을 가지고 있었다고 하였다.

성인병 질환 발병률이 높은 질환은 관절염이 43.4%였는데, 5명 중 2명 정도가 관절염으로 고통받고 있고, 이 중에 84%가 일상생활에 지장이 있는 것으로 나타났다. 그다음은 고혈압으로 23.5%, 심혈관계(협심증, 뇌혈관) 질환은 9.5%, 당뇨병은 9%, 등으로 나타났다. 만성질환으로 일상생활에 장애를 받는 정도에 있어서 성별은 남성보다 여성이 높은 것으로 나타났는데, 본 연구와는 차이가 있었다. 이는 대상자의 선별과 인원의 차이로 볼 수 있으며, 10년 전에 이런 운동부하 검사를 받았던 대상자들이라면, 건강에 많은 신경을 쓰고 있고, 교육수준, 경제적 여건 등이 좋은 상태이며, 더 적은 비율(36.94%)이 나타나게 된 결과일 것이다.

따라서 본 연구에서는 전체 발병률의 경우, 남자가 21명(38.18%) 여자가 20명(35.71%)으로 36.94%가 10년 전에 비해 10년 후에 추가적으로 성인병에 발병한 것으로 나타났다. 그리고 전체 발병 질환 109건 중에 가장 높은 빈도를 보인 질환은 혈청지질로 27건, 24.77%로 나타났다. 그다음은 심장 질환으로 16건, 14.69%이었으며, 당뇨는 그다음으로 15건, 13.76%로 나타났다. 그다음으로 고혈압, 폐기능 저하, 간기능 이상, 비만, 신장질환, 골관절 질환, 전립선 비대, 통풍 그리고 파킨슨 질환 순서의 분포를 나타냈다. 본 연구결과 CVD＋운동 집단과 비활동 집단 그리고 CVD＋비활동 집단의 발병률 비교를 보면, 40.63%, 43.47%, 52.94%로서 CVD＋비활동 집단은 당연한 결과로 해석되지만, CVD＋운동 집단과 비활동 집단은 운동의 효과가 나타난 결과라고 말할 수 있다. 따라서 감히 성인병이나 여러 만성질환을 보유한 고령자라도 적극적인 신체활동만이 질병의 악화를 막고 합병증을 지연시킨다고 할 수 있다.

2) 사망률

1900년대 사망의 원인은 단연 감염으로 인한 것이었으며, 평균수명도 50세가 되지 않았지만, 100년 전과 현재와는 사망하는 연령뿐만 아니라, 사망원인도 전혀 다르게 나타나고 있다. 1980년대부터 심혈관계 질환, 각종 암, 뇌졸중 등이 사망의 원인으로 75% 정도를 차지하고 있는데, 이들은 완치(cure)되는 것이 아니라, 조절(care)하는 질환이므로 예방과 위험요소들의 치료 등으로 인해 질환이 발병되는 시기를 늦추려고 여러 방면에서 노력하고 있다.

OECD 회원국과 비교해 볼 때, 호흡기 결핵, 각종 암 등은 높은 편이고, 당뇨병, 고혈압성 질환, 뇌혈관 질환으로 인한 사망은 중간 수준이며, 유방암, 자궁암, 허혈성 심장 질환으로 인한 사망은 낮은 편이다.

고령자에서는 단일 원인이 아닌 여러 기관 부전이 복합적으로 작용하는 노쇠로 인해 사망하는 경우가 많은데, 우리나라의 자료는 없지만, 프랑스의 연구에 의하면, 70~74세에서 노쇠로 인한 사망률이 2~3%에 불과하나, 90세 이상에서는 전체 사망자 중 25%가 여러 기관이 한 번에 쇠진해진 노쇠로 인해 사망한다고 하였고, 스칸디나비아 연구에 의하면, 70세 이상 노인의 1/3 이상이 단일 기간의 부전이 아닌 노쇠로 인해 사망한다고 하였다.

1999년 통계청의 통계에서도 10만 명당 112명이 뇌, 심혈관계 질환으로 사망해 사망률 1위로 나타났고, 연령별로는 50~59세가 32%(203명)로 가장 높은 비중을 차지했고, 40~49세도 30%(189명)에 달해 뇌, 심혈관계 질환이 40~50대에 집중적으로 발생하는 것으로 나타났다. 업종별로는 제조업이 사망자 59명, 요양자 134명으로 가장 많았고, 근무시간이 불규칙한 운수 보관업 사망자 32명, 요양자 66명, 야간 근무가 많은 건물 등 종합관리 사업 사망자 25명, 요양자 72명, 건설업 사망자 20명, 요양자 30명 등의 순서였다.

본 연구에서는 먼저 운동 집단은 사망자가 없었으며, 비활동 집단의 사망자는 남자가 3명, 여자가 1명으로 남자는 25.00%, 여자는 9.09%로 여자에 비해 남자가 높은 수준을 보였다. 그리고 전체 사망률 15.31%에 비해 17.39%로 높은 수준을 나타냈다. 이는 통계청이나 다른 조사 집단의 대단위 cohot 연구와는 인원이나 연령에서 차이가 있기 때문에 비교의 의미가 없으며, 본 연구에서는 총 표집 인원이 111명이었으나 실제로는 300명 정도의 대상자를 조사하는 과정에서 발생된 사망자이기 때문에 차이가 있다.

전체 사망자 17명 중에 가장 높은 빈도를 보인 질환은 심장병으로 17명 중 6명, 35.30%였는데, 모두 심근경색으로 사망한 것으로 나타났다. 그다음은 암에 의한 사망으로 17명 중 5명, 29.41%이었으며, 그 종류는 췌장암 3명, 간암 1명, 담낭암 1명이었다. 뇌졸중은 그다음으로 많은 사망자 분포를 나타냈다. 마지막으로는 당뇨 질환으로 17명 중 2명, 11.76%로 나타났다. 그러나 뇌졸중과 심장병을 하나의 질환으로 분류하면, 17명 중 10명으로 약 60%에 달한다.

Ramont는 성인기의 생활방식이 어린 시절 생활 형태나 경험보다 중년기의 심혈관계 질환 발생에 더 큰 영향을 미치는 것으로 나타났다고 밝혔다. 이는 출생 체중이나 어린 시절의 사회경제적 환경 등이 중년기 심혈관계 질환 발생 여부를 예고한다는 이전의 연구결과와 반대되는 것이다. 이 연구는 Newcastle 지역에서 1947년에 태어난 남자 154명과 여자 193명에 대해 이들이 49~51세가 된 96부터 98년까지 심혈관계 질환 위험도, 어릴 때와 성인기 생활방식 및 환경 등을 조사했다. 심혈관계 질환 위험측정에 사용한 방법은 경동맥혈관벽의 두께를 측정하는 것인데, 경동맥혈관벽이 두꺼울수록 심혈관계 질환에 걸릴 위험은 커진다. 어린 시절 사회경제적 환경과 질병 여부, 출산체중 등을 조사하고, 성인기 흡연량, 음주량, 섭취 음식, 운동 여부 등을 조사한 결과, 성인기 요인이 심혈관계 질환 위험과 밀접한 관계가 있다는 사실을 밝혀냈다. 즉 성인기 생활방식과 비만, 고혈압 등 성인기 생물학적 위험요소가 소년기 요인에 비해 경동맥혈관벽 두께에 훨씬 큰 영향을 미치는 것으로 나타난 것이다.

본 연구에서 사망자들의 생활습관 및 운동습관은 가족력, 흡연, 음주, 카페인 섭취, 활동량을 조사하였는데, 가족력은 10년 전 0.88명에서 1.35명으로 유의하게 증가하였고, 하루에 피우는 담배의 양은 유의성이 없었으며, 흡연 기간도 유의한 차이가 없었다. 하루에 마시는 술의 양도 유의한 차이가 없었으나, 카페인 섭취의 경우, 10년 전 하루에 1.17잔에서 2.05잔으로 유의하게 증가하였다. 하루에 실시하는 운동시간은 다소 감소하였으나, 유의한 차이가 없었다. 그리고 직업(생활) 활동 정도는 2.34(가벼운 활동)에서 1.58(비활동적)로 유의하게 활동이 줄어들었다. 이는 고령자들의 심혈관계 질환 위험요소가 생활습관에는 유전적인 요인, 커피 등의 카페인 섭취, 활동량이 사망률과 관련성이 있는 것으로 나타났다. 이는 운동을 통해 일차적으로 예방을 해야 한다는 Booth 등의 연구결과와 같은 견해라고 할 수 있다. 그러나 심각한 문제점은 활력적인 레저 활동에 참여하는 60세 이상의 사람들은 단지 2～5%에 불과하다는 것이다. 따라서 본 연구에서의 결과와 같이 직장이나 생활의 활동 정도에서 유의하게 낮게 나온 결과는 Yusuf 등의 결과와 일치하였다.

4. 101년 수명연장 계획

1) 생활습관 개선 - 수명연장

인간은 대체적으로 유전자가 허용된 만큼 오래 살지 못한다. 연구결과를 보면, 건강과 장수에 더 크게 영향을 미치는 요인은 유전자라기보다는 개인의 선택과 행동이다. 따라서 수명에 대한 최근의 과학적 연구물들을 철저히 검토한 후, 생명연장의 방법을 제시하고자 한다. 영생을 약속하지 못하지만, 건널목이나 길을 건널 때 이쪽저쪽 두루 살피는 한, 수명을 두 배 이상 연장시킬 수 있다. 하지만, 적당히 수치를 조작해야 할 필요가 있다. 아래 내용의 계산이 100% 정확하지 않지만, 생활습관을 개선하는 긍정적인 측면에서 제시하는 것이다.

• 종교를 가져라 - 3.1년 연장

하느님은 불가사의하게 움직인다. 피츠버그 연구진에 따르면 교회를 다니는 사람이 일요일 멍하니 TV를 쳐다 보며 지내는 사람들보다 더 오래 산다고 한다. 종교를 가진 사람은 스트레스 처리 능력을 증가시킬 수 있다. 그리고 종교는 인생의 의미를 불어넣어 준다고 한다. 게다가 일요일 아침을 긴장하며 맞이하기 위해서라도 토요일 밤 인사불성이 되도록 술을 마시는 일은 덜할 것이다.

- 외국으로 이사하라 – 1.4년 연장

바쁘게 돌아가는 우리네 생활환경을 생각한다면 일리가 있는 말이다. 유럽위원회의 연구에 따르면, 대기오염으로 인한 사망률이 도로상 사고로 인한 사망률과 거의 동일한 수준이라고 한다. 영국에서만 유해한 공기로 인한 때 이른 사망이 매년 32,000명 이상 발생해 평균수명을 1년이나 단축한다고 하니 거의 매연 수준의 공기 속에서 살고 있는 서울 시민들의 사정은 충분히 짐작할 만하다. 유럽에서는 핀란드의 대기 품질이 최고이며 아일랜드가 그 뒤를 따른다. 하지만 진정으로 수명을 연장하고 싶다면, 안도라에서 살아보라. 평균 수명 83세로 세계 각국 수명 순위에서 단연 선두를 기록하고 있는 나라다.

- 퍼즐을 즐겨라 – 4.6년 연장

정신적 민첩함에 대한 기본 원칙이 있다. 사용하지 않으면 쇠퇴한다는 것이다. 미국 매사추세츠 병원에서 발표한 자료에 따르면 두뇌의 신경 연결을 강화하고 보호하는 방법을 배우면 인식력의 감퇴를 늦출 수 있다고 한다. 또한, 머리를 바쁘게 사용하면서 치매 없이 사는 노인들이 벽만 처다 보며 아무 하는 일 없이 빈둥거리는 노인에 비해 인식력 감퇴 속도가 느리다는 사실도 발견하였다. 매일 아침 스포츠 신문에 나온 낱말 맞추기를 하며 끙끙거린다면 좀 더 나은 게임을 찾을 필요가 있다. 요즘 영국과 일본에서는 스토쿠(sudoku)가 장안의 화재이다. 서점에 가면 다양한 스토쿠 책이 있으니 한번 도전해 보자.

• 해변으로 가라 – 1.7년 연장

햇빛 볼 일이 별로 없다면 긴장하라. 미국 컬럼비아 대학교 정신의학부의 젊은이들이 계절성 정서장애에 관한 새로운 해석을 내놓았는데, 계절성 정서장애가 알코올 중독이나 자살과 같은 심각한 우울증을 야기할 수 있다는 것이다. 해변에서 일주일만 보내면, 우울한 분위기에서 빠져나올 수 있다. 한 연구결과, 5일 동안 하루 30분간의 햇빛요법만으로 참가자 절반이 우울증을 완화 했다고 한다.

• 좋은 이름을 사용하라 – 7.5년 연장

이름의 첫 글자로 이루어진 '머리글자말'이 분명히 수명을 예견할 수 있다. 미국 행동의료학회가 발표한 내용이다. 지난 1969년부터 1995년까지 미국 켈리포니아의 사망진단서를 샅샅이 뒤진 3명의 정신분석 의사들은 '바보'라는 뜻의 'A.P.E'와 같은 이니셜을 가진 2,287명의 사람들은 '최우수선수'라는 뜻의 'A.C.E'라는 머리글자말 이름을 가진 1,200명만큼 오래 살지 못했다는 사실을 밝혀냈다. J.O.Y., V.I.P., W.I.N., W.E.L 등 긍정적인 머리글자말 이름을 가진 사람들의 수명은 중성적인 이니셜의 사람들보다 평균 4.7년 더 오래 살았다고 한다. 반면, I.L.L., 이나 R.A.T., P.I.G 같은 단어가 만들어지는 이니셜을 가진 사람들은 기타 대조 표준에 비해 평균 2.8년이나 수명이 짧았다.

• 코미디를 보라 – 8년 연장

유머는 우리를 더 행복하게, 더 건강하게, 더 오래 살게 한다. 노르웨이 과학기술대학교의 연구발표 내용이다. 이들은 역사상 처음으로 심각한 질병이 닥쳐왔을 때 유머감각을 가진 사람이 무려 30%나 높은 생존 가능성을 보였음을 입증하였다. 웃음은 방어 호르몬을 더 많이 생성하고 혈압을 조절하며 스트레스의 영향을 줄이고 면역체계를 강화한다. 이 모든 장점을 고려해 로이젠 박사는 웃을 수 있는 능력을 개발하면 수명을 8년이나 추가할 수 있다고 계산해 냈다.

● 개를 키워라 - 9.4년 연장

고양이와 개를 키우면 심장마비와 뇌졸중의 위험을 줄인다는 말은 이미 오래된 이야기이다. 그러나 애완동물 중에서도 무덤까지 사람을 따라가는 것은 고양이가 아닌 개이다. 북아일랜드 펠파스트에 있는 퀸스 대학교의 데보라 웰스 교수에 따르면 개를 기르는 사람들은 키우지 않는 사람들에 비해 혈압과 콜레스테롤의 수치가 낮은 경향이 있다고 하였다. 개가 다른 동물에 비해 훨씬 효과적인 이유는 주인들이 개를 데리고 매일 산책하기 때문이라고 하였다.

● 치간 청소를 잘하라 - 6.4년 연장

치실 청소는 전날 저녁 치아 사이에 낀 생선 부스러기만 제거해 주는 것이 아니다. 침전물로 덮인 도로에서 장해물을 걷어내는 작업까지 한다. 미국 위스콘신주 미용치의학센터의 연구에 따르면 성인 80%가 치주질환을 앓고 있으면서 대부분 발견되지 않고 있다고 한다. 수석 연구원 크리스 카머 박사는 '잇몸 질환을 앓은 적이 있는 사람들은 췌장암 발병률이 63%나 높다'고 하였다. 그는 '1년에 2~4회 치과를 방문하라'고 권장한다.

- 운동 동호회에 들어라 – 7년 연장

스트레스가 제어되지 않으면, 인체에 생리적인 영향을 끼쳐 노화에도 일조를 할 수 있다. 사회적 유대관계는 스트레스를 처리하는 방법을 제공한다. 남여 노인 1,400명에 대한 호주의 한 연구는 아주 가까이 지내는 사람들이 있을 경우, 수명이 가장 길다고 결론을 내렸다. '우호적인 사교 모임이 있을 경우, 3.5년 더 젊어진다'는 것이 로이젠 박사의 설명이다. 스트레스를 줄이고 근육과 관절을 유연하게 하며 심장과 폐 기능을 한층 강화하기 위해 규칙적인 운동을 하면 쉽게 이런 장점을 두 배로 늘릴 수 있다.

- 집에서도 혈압을 재라 – 12년 연장

굳이 큰 일이 일어날 때까지 기다리지 마라. 혈압을 재라. 병원에 갈 때뿐 아니라 집에서도 규칙적으로 혈압을 측정하라. 그런 사람들은 혈압을 더 잘 통제할 수 있다. 저혈압(혈압이 115/75mmHg이하)인 사람이 고혈압(혈압이 140/90mmHg이상)인 사람보다 25년이나 더 오래 살 수 있다고 한다.

- 의사를 찾아라 – 12년 연장

예방이 치료보다 낫고 사전 조치가 사후 조치를 능가한다는 말은 이전부터 줄곧 들어온 이야기이다. 그러나 전형적인 한국 남자들은 이 경고를 무시하고 비상등이 깜박거릴 때까지 돌진한다. '남성 5분의 4는 너무 질질 끌다 의사를 찾아간다. 그 바람에 당뇨병이나 우울증, 발기부전과 같은 치료 가능한 질병이 엄청나게 비참한 상태가 된다.' 하인즈맨 매뉴얼의 저자인 이안뱅크스 박사의 말이다. 사전에 고품질 의료 서비스를 찾고 만성적인 질병을 관리하는 사람들은 그렇지 않은 사람에 비해 12년이나 더 오래 살 수 있다고 로이젠 박사는 주장한다.

• 초유(初乳)를 마셔라 — 7.2년 연장

소의 초유란 송아지를 낳고 24시간 후에 암소에게서 나오는 우유를 말한다. 이것은 자연에서 구할 수 있는 최고의 노화방지 식품이다. 초유에 포함된 이러한 장점들을 모방하려고 수많은 대규모 제약회사에서 이제껏 갖은 노력을 다했다. 많은 임상 결과에 따르면, 초유를 마시면 다음과 같은 효과를 얻을 수 있다고 한다. 초유는 에너지를 북돋우고 피부를 젊게 한다. 또 통증을 완화하고 알레르기를 개선해 주고 근육도 강화해 주며 체력을 보강하고 회복시켜 기분도 좋게 만들어 준다.

• 평생의 반려자를 찾아라 —7.5년 연장

이혼 후 감수해야 할 것은 평수가 줄어든 집을 견뎌내는 것뿐은 아니다. 그녀가 떠나고 새로이 맞게 된 고독한 인생으로 인해 고통스런 몇 해를 보내게 될지도 모른다. 미국 뉴욕 록펠러 대학교에서 2004년 실시한 한 연구에 따르면, 이혼에 따른 스트레스는 백혈구의 노화를 촉진한다고 한다. 반면, 평생을 해로하게 되는 경우, 제 수명을 다 누릴 수 있다. '애정관계가 오래도록 지속되면 수명이 6.5년이나 늘어난다.'는 것이 로이젠 박사의 설명이다. 규칙적으로 성생활을 해 평정상태를 유지하라. 그러면 손수건이 마를 날 없이 지낼지도 모를 몇 년간의 시간을 당신에게 되돌려 줄 것이다. 물론 정기적으로 성관계를 가진다고 해서 항상 형성되는 것은 아니다.

2) 101세까지 살면 볼 수 있는 건강 트렌드

Back to the healthy future, 테크놀로지는 무서운 속도로 앞서가고 생활 곳곳에서 다양한 방식으로 우리 생활을 바꾸어 놓는다. 걸치는 순간 즉석에서 재단하듯 당신 몸에 꼭 맞게 맞추어지는 옷, 화상으로 진찰하는 병원, 안에 든 음식을 알려주는 냉장고는 과연 얼마나 멀리 있는 걸까. 이 모든 것이 평생 싱싱한 몸을 가지고 장수하였을 때 이루어질 수 있다. 우리 생은 다시 태어날 수 없는 세상에 살아가고 있다. 그러므로 장수하면 여러 가지 건강 트렌드를 접할 수 있다.

• **피트니스 클럽 - 도저히 운동을 안 할 수가 없다.**

인공지능 스포츠 웨어, 어떤 발에도 꼭 맞는 러닝화, 자세교정용 보디 스케너, 전문의가 상주하는 피드니스 클럽, 운동 동작을 실시간 재생하는 운동기계, 동네에서 뛰는 보스턴 마라톤, 원거리 퍼스널 트레이닝.

• **미래의 부엌 - 현재의 첨단 식료품들조차 옛날 음식이 될지도.**

생명을 구하는 박테리아, 속이 비치는 냉장고, 우유로 섭취하는 오메가 3, 굿바이 알레르기, 다이어트를 위한 매직스틱, 충치를 박멸하는 사탕, 내용물이 상하면 변색하는 상표, 식스팩을 만들어 주는 파스타.

- 미래의 병원 – 사람들이 보건소에서 건강진단을 받고 싶어 안달이
  난다.

코로 하는 건강진단, 헬기 착륙장은 기본, 세균감염은 이제 반창고로 진단, 발레 파킹과 룸서비스가 되는 병원, 당뇨를 잡아내는 병원, 초음파 화면 없이하는 초음파 수술.

제4장 노화와 혈관 질환

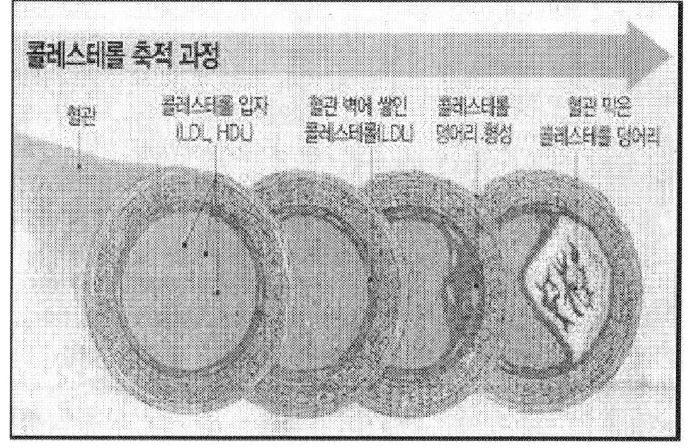

혈관 염증도 심장 질환 등 여러 질환을 일으킨다. 이는 신체적 비활동과 영양 과잉이 혈관의 탄력을 떨어뜨리고 콜레스테롤의 축적으로 혈관이 좁아지며, 동맥 경화가 일어난다.

1. 혈관이 늙는 만큼 늙는다.
2. C-반응성 단백
3. 피브리노겐

1. 혈관이 늙는 만큼 늙는다.

혈관의 노화는 여러 가지 치명적인 질병을 일으켜 결국 자기 수명을 다하지 못하게 한다. 혈관의 노화는 성기능, 뇌기능 등 우리 몸의 여러 가지 기능을 떨어뜨려 신체의 노화를 촉진시킨다. 그래서 노화방지 관리자들은 혈관의 나이가 곧 몸의 나이이며 모든 사람들은 혈관이 늙는 만큼 늙는다고 이야기하곤 한다.

외모로 보이는 나이보다 신체 내부의 나이가 더 중요하며 그중에서도 혈관이 가장 중요하다. 따라서 노화 방지란 곧 혈관의 노화방지라는 말이 있다. 실제로 노화방지 클리닉에서 혈관의 노화를 막고 젊게 유지하는 치료에 심혈을 기울이고 있다.

혈관 노화로 발생하는 대표적인 질환은 협심증과 심근경색과 같은 심장 질환과 뇌경색, 뇌출혈 등의 뇌혈관 질환이다. 이런 병들은 돌연사를 일으킬 수 있고 목숨을 건진다 해도 중증장애를 수반한다.

중증 급성 질환 이외에 뇌의 미세 혈관 손상으로 인한 만성적인 뇌세포 손상과 기억력 감퇴, 음경으로 가는 혈관 손상으로 인한 발기부전 모두 혈관의 노화 때문에 발생한다.

혈관도 다른 장기와 마찬가지로 노력 여하에 따라 젊게 관리할 수 있다. 혈관을 젊게 유지하려면, 먼저 혈관 노화를 촉진시키는 요인들을 알고 이를 피해야 한다.

1) 혈관 노화를 촉진시키는 요인

• 흡 연

흡연자는 비흡연자보다 심혈관계 질환에 걸릴 위험이 60~70% 높다. 특히, 30대 후반에서 50대 전반 사이에 돌연사의 원인이 되는 심근경색의 위험은 흡연자가 비 흡연자보다 2~3배 높다. 담배를 피우면 혈류량이 감소하여 심장 근육에 혈액이 부족한 상태가 되고 이는 심근에 산소부족 상태를 일으킨다.

흡연은 혈액을 굳게 하는 혈소판 응집 능력을 향상시켜 손상된 혈관 벽에 쉽게 혈소판이 들러붙게 된다. 들러붙은 혈소판에서 강력한 혈관수축제가 분비되어 심근의 혈류량을 급격히 감소시킨다.

담배를 피울 때 생기는 일산화탄소는 헤모글로빈 친화력이 산소보다 커서 산소를 몰아내고 헤모글로빈과 결합한다. 결국 세포에 산소공급이 잘 되지 않아 세포는 약한 빈혈상태가 되면서 기능이 저하된다. 말초혈관이 수축되고 혈관이 막혀 폐쇄성 동맥경화증이나 손발 끝까지 혈액이 잘 통하지 않게 되는 버거씨병을 일으킨다. 버거씨병은 진행 정도에 따라 심하면 손발을 잘라야 하는 경우도 있는데, 거의 흡연자에서 생긴다.

흡연은 또한 만성질환과 노화의 원인이 되는 유해 활성산소를 많이 만든다. 이 유해 활성산소는 특히 혈관 내벽을 손상시켜 동맥경화를 일으킨다. 흡연은 활성산소를 없애는 항산화제마저 파괴해 이중으로 혈관 노화를 촉진시킨다.

- **고혈압, 고지혈증, 당뇨병**

심혈관계 질환 중 가장 흔한 고혈압은 혈관의 탄력을 약화시키는 주범 중의 하나이다. 고혈압이 있으면, 혈관에 계속 높은 압력이 가해지고 그것이 오래 지속되면, 혈관 내벽에 손상을 주게 된다. 혈관벽이 손상되고 아물었다가를 반복하면, 혈관이 딱딱해지는데 이것이 바로 동맥경화증이다.

고혈압 환자 중에 혈압약을 한 번 복용하기 시작하면 평생 복용해야 하기 때문에 아예 먹지 않는다고 하는 분들도 있다. 매우 어리석은 생각이다. 혈압약을 복용하면서 발생하는 부작용과 금전적, 시간적 비용보다 혈압약을 복용하지 않았을 때 발생하는 혈관 노화로 인한 손실이 훨씬 크다.

체내 지방대사가 제대로 이루어지지 않아 혈액 내에 LDL 콜레스테롤과 중성지방의 수치가 높은 고지혈증도 혈관을 노화시킨다. 혈액 속에 나쁜 콜레스테롤이 많으면 녹슨 파이프 내부에 찌꺼기가 끼듯 상처가 생긴 혈관벽에 콜레스테롤 덩어리가 달라붙어 혈관이 자꾸 좁아지고 딱딱해진다. 그렇게 되면 혈관은 탄력을 잃고 결국에는 혈액순환에 장애가 일어나게 된다.

당뇨병은 혈관을 노화시키는 대표적인 질병인데, 모세혈관에 손상을 주어 혈액순환 장애를 초래한다.

- **스트레스**

스트레스는 혈압을 올리고 동맥을 수축시킨다. 콜레스테롤 수치를 올려 혈액이 쉽게 응고되게 하는 등 혈관 노화를 촉진한다. 스트레스는 혈관 노화의 주범인 활성산소를 많이 만들고 스트레스에 반응해 분비되는 각종 스트레스 호르몬들도 활성산소의 생성을 증가시켜 혈관노화를 촉진한다.

• 과 음

적당한 음주는 심혈관계 질환 예방에 도움이 되지만, 오랫동안 하루에 5잔 이상씩 마시면, 심장근육이 약해져 심하면 알코올성 심근증에 걸릴 수 있다. 장기간 폭음을 하면 혈액에 중성지방이 많아져 고혈압, 심장병, 뇌동맥 질환에 걸릴 가능성이 커진다.

과도한 알코올은 동맥, 특히 뇌동맥을 심하게 확장시켜 동맥에 손상을 주고 뇌동맥경화를 일으키므로 뇌출혈이나 뇌경색에 걸리기 쉽다. 1인당 알코올 섭취량이 세계에서 몇 손가락 안에 꼽히는 우리나라 사람들의 사망원인 2위가 뇌혈관 질환이라는 사실은 무심히 지나칠 수 없다.

• 비만, 복부비만

비만은 혈관을 노화시키는 요인 중의 하나이다. 그중에서도 복부비만이 문제이다. 복부비만은 피하지방과 내장지방으로 나눌 수 있다. 피하지방은 피부 바로 밑에 있어 허리나 배를 잡을 때 손으로 잡히는 것이 바로 지방이다. 보기에 좋지 않아서 그렇지 건강에 큰 위협이 되진 않는다. 하지만 복강 내 장기 사이에 끼어 있는 내장지방은 해로운 물질을 분비하거나 혈액으로 바로 녹아 들어가 당 대사나 지질대사에 이상을 일으키고 동맥경화를 일으켜 당뇨병, 고혈압, 고지혈증, 관상동맥 질환 등의 원인이 되고 혈관을 노화시킨다.

2) 생활 속에서 혈관 노화를 막는 방법

젊은 혈관은 혈관 내벽이 깨끗하고 직경이 커서 혈액 흐름이 원활하다. 따라서 심하게 운동을 하거나 스트레스를 받아 혈압이 올라가도 말랑말랑하게 유지하고 있어 높은 압력에 잘 견딘다.

반면 노화된 혈관은 마치 오래된 쇠 파이프 내부에 녹이 슬고 찌꺼기가 끼듯 혈관 내벽에 콜레스테롤과 혈전이 플라그를 형성하여 직경이 좁아져 있다. 말랑말랑하던 혈관은 노화가 진행되면서 점차 딱딱해진다. 이런 상태를 동맥경화증이라고 한다. 또 심장 근육에 혈액을 공급하는 관상동맥에 경화증이 생겨 심장 근육이 요구하는 혈액량을 제대로 공급하지 못하는 것이 협심증이다. 관상동맥이 막혀 심장 근육이 죽는 것을 심근경색, 뇌혈관이 막혀 뇌세포가 죽으면 뇌경색, 뇌혈관이 압력을 견디지 못하고 터지면 뇌출혈이다.

최근에는 동맥경화도를 검사할 수 있는 장비가 개발되어 간단하게 동맥이 경화 정도를 측정할 수 있게 됐다. 40대 이상 연령대에는 동맥경화 정도를 자주 체크하는 것이 필요하다.

• 올바른 식습관
 - 싱겁게 먹는다.
 - 설탕의 섭취를 줄인다.
 - 일주일에 세 번 이상 생선을 먹는다.
 - 채소와 과일을 많이 먹는다.

- 커피 등 카페인이 함유된 음료를 지나치게 마시지 않는다.
- 혈액순환에 좋은 식품을 먹자.
- 콩을 많이 먹자.

• 운동하는 습관

운동은 심장과 혈관을 튼튼하게 하며 혈압을 낮추는 효과가 있다. 심혈관계 위험을 줄이려면 하루에 20~60분 정도의 유산소 운동이 적당하다. 여의치 않을 경우, 1주일에 1시간~1시간 30분만 운동을 해도 수축기 혈압은 12mmHg, 이완기 혈압은 8mmHg 정도가 내려간다. 매일 하기 어렵다면, 일주일에 한두 번이라도 운동하는 습관을 들이자.

• 기 타

혈관에 좋은 식품을 섭취하고 혈관에 좋은 비타민과 미네랄, 항산화제를 복용하며 와인을 1일 1~2잔 마시자. 그리고 아스피린을 복용하고 성장호르몬 요법도 노화가 진행된 사람들에게 도움이 된다.

2. C-반응성 단백

1) C-반응성 단백의 개요

높은 수준의 신체 활동(>21회/1개월)은 상승된 염증인자(CRP,

WBC, 피브리노겐)를 낮추어 주는 중요한 예측자인 동시에 혈압, 콜레스테롤, 혈당 수준, 그리고 BMI에도 유익한 영향을 미친다. 운동과 관련하여 심혈관계 질환의 요인에 중요한 기능을 담당하는 급성 염증반응인자인 WBC는 장기간 신체 활동프로그램 참여 후 유의하게 감소하는 현상을 나타나는데, 규칙적인 신체 활동에 참여하는 사람들은 급성 염증반응 수준을 감소시켜 심장 질환의 위험을 줄여준다고 할 수 있다. 그러나 변재철의 연구에서는 반대로 WBC 수가 운동 참여 후에 유의하게 증가하였고, Abramson 등은 신체 활동 수준이 높을수록 감소한다고 하였으며, Giuseppe 등은 유의한 차이가 없다고 보고하고 있어 WBC 수와 신체 활동과의 관계는 더 많은 연구가 필요할 것으로 생각한다.

Ford는 미국 성인에 있어서 신체 활동 수준과 CRP, 알부민, 피브리노겐, WBC 수에 관한 조사 결과에서 알부민 농도는 신체 활동 강도가 높을수록 유의하게 증가한다고 하면서 규칙적인 신체 활동과 더불어 일상생활의 활동 수준을 강조하였는데, 고령자들에 있어서 운동 참여에 따른 면역력 증가나 효소반응이 고령자들에 있어서는 영향력을 미치지 못한 것으로 추측할 수 있다.

또한 혈관 염증반응은 류마티스 관절염인자(RF)나 혈구 침강속도 검사 등의 다른 검사와 조합해서 해석하는 것이 바람직하다고 하였다.

심혈관계 질환이 신체 활동에 미치는 효과는 염증과 혈관의 생리적 수축 및 응혈의 효과가 나타났다고 제시하였고, 규칙적인 신체 활동은 구조적 항염증 효과가 트레이닝 후, CRP 농도의 감소로 나타난다고 제시하였는데, 이는 심혈관계 질환 위험요소와 비활동이 혈관의 탄력을 떨어뜨리고, 염증에 의한 합병증으로의 전이가 진행되는 결과로 해석할 수 있다.

그리고 CRP 농도의 결과치가 0.22mg/dl 이상이면, 위험도가 증가한 것으로 판단하게 되는데, 고령자이면서 심혈관계 질환을 가지고 있는 사람들로서 신체 활동에 참여하지 않는 비활동 집단은 위험도가 높은 것으로 생각된다. 따라서 Geffken 등의 연구와 같이 비활동 집단은 필수적으로 신체 활동에 참여하고 운동량의 증가와 함께 Lifestyle을 개선해야 할 것으로 생각된다.

<혈관 염증 분석방법>

- 목　　적: 노화와 심혈관계 질환 위험요소, 운동 참여여부에 따른 10년 전과 후, 혈관염증의 진행정도 예상.
- 대　　상: 65세 이상의 남·여, 총 111명, 남: 55(사망 11) 여: 56(사망 6)
- 집　　단: 운동 집단, 비활동 집단, CVD+운동 집단, CVD+비활동 집단 − 운동과 질환에 따른 집단 분류.
- 방　　법: 혈관 염증반응 분석에 있어서, 백혈구의 수는 System 9020, Serono(USA)의 자동 혈구 계산기로 혈액 1mm3내에 있는 세포의 개수를 측정하였으며, 혈장 단백질성분의 알부민은 Hititachi Model, 736−40(Japan)을 이용하여 BCG 법으로 분석하였다. 혈청 검사는 RF, CRP와 피브리노겐 검사를 실시하였는데(Immage, 동아 Co, Korea), RF는 IgG−coated 라텍스 입자(latex particle)를 항원으로 이용하여 측정하였으며, CRP 검사는 high sensitivity−CRP로서 Nephelometry 방법으로 정량분석을 실시하였다. 피브리노겐은 칼슘이온의 존재하에서 트롬빈에 의해 섬유소로 전환하는 혈장 단백질로서 자동화법으로 분석하였다. C−반응성 단백의 집단 간 통계적인 차이를 검증하기 위하여 Oneway ANOVA 분석을 실시하였으며, 사후 검증은 Scheffe 방법으로 p<0.05 수준에서 검증하였다.

2) C−반응성 단백의 비교

표 4-1과 그림 4-1은 고령 대상자들의 C-반응성 단백(C-reactive protein; CRP)에 대한 변량 분석의 결과이다.

남자 대상자들의 CRP는 운동 집단과 CVD + 비활동 집단 간에 유의한(p<0.05) 차이를 보였고, CVD + 운동 집단과 CVD + 비활동 집단 간에도 유의한(p<0.05) 차이를 나타냈다. 그러나 CRP의 결과치가 1.0mg/dl 이상일 때 의의가 있는 것으로 볼 때, 운동 집단이 0.16 mg/dl, 비활동 집단 0.31mg/dl, CVD + 운동 집단, 0.20mg/dl, CVD + 비활동 집단, 0.45mg/dl로 모든 집단에서 임상 참고치보다 높은 결과는 없었다.

표 4-1. 대상자들에 있어서 **C-반응성 단백의 일원변량 분석결과**

	SV	SS	df	MS	F	P	MC
	Between groups	.382	3	.127	3.870	.018	Ⅳ〉Ⅰ
남 자	Within groups	1.053	32	.003			Ⅳ〉Ⅲ
	Total	1.435	35				
	Between groups	.421	3	.140	1.011	.402	
여 자	Within groups	4.026	29	.139			
	Total	4.447	32				

여자 대상자들의 CRP는 각 집단 간에 유의한 차이가 나타나지 않았다. CRP의 결과치가 운동 집단이 0.16mg/dl, 비활동 집단 0.27 mg/dl, CVD + 운동 집단, 0.33mg/dl, CVD + 비활동 집단, 0.49mg/dl로 모든 집단에서 임상 참고치 범주 내에 있었다.

그림 4-1. 대상자들에 있어서 C-반응성 단백의 변화(* Ⅳ > Ⅰ # Ⅳ > Ⅲ)

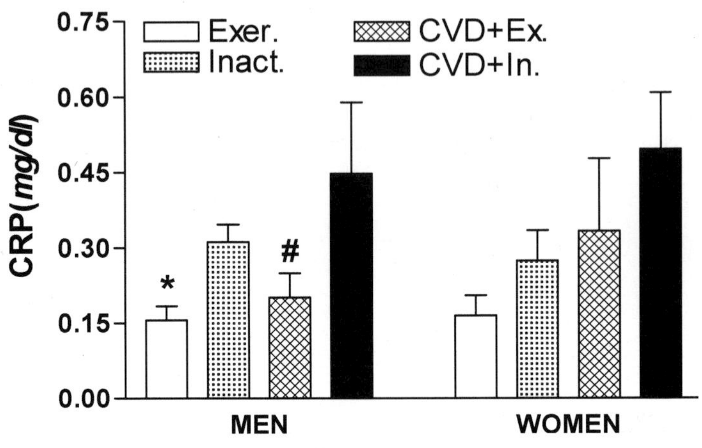

3) C-반응성 단백에 대한 논의

C-반응성 단백(C-reactive protein: CRP)은 염증반응과 세포 및 조직 대사의 비특이적 반응이 있을 때 증가하는 물질로 심혈관계 질환 예후인자 및 독립적 위험인자로 밝혀져 있다. CRP는 감염이나 부상을 입었을 때 체내에서 분비되는 단백질로 감염이 발생했을 때는 혈중 CRP가 일시적으로 상승하면서 면역체계가 활동을 개시하게 된다. 만성적으로 CRP 수치가 높으면 심장병과 성인 당뇨병 위험이 커지며, 염증은 심장마비와 뇌졸중으로 이어질 수 있는 동맥경화에 중요한 역할을 하는 것으로 알려지고 있다.

CRP 수치가 여성에 있어서 심혈관계 질환의 위험에 대한 예측률을 높여주기 때문에 C-반응성 단백을 측정하는 것이 여성에서 심혈관계 질환에 대한 다른 위험인자들의 예측 가치를 높여준다고 하였다. 이러한 결과는 Ridker 등에 의해 고위험이거나 경미한 심근경색, 뇌졸중 또는 관상동맥 재관류술을 받은 122명의 여성들과 244명의 통제 집단을 대상으로 high-sensitivity CRP와 11개의 다른 혈청 분석 요인들을 측정하였다. 실험 집단은 통제 집단에 비해 hs-CRP값이 유의하게 높았으며, 총 콜레스테롤과 LDL-C 그리고 T-CH/HDL-C 비율도 통제 집단보다 높은 값을 보였다. 그리고 여러 가지 측정항목 중에서 hs-CRP의 값은 단일변수 분석에서 가장 강력한 예측인자(가장 낮은 4분위 집단에 비해 가장 높은 4분위 집단에서의 상대 위험도는 4.4)라는 것을 발견하였다.

또한 Goldstein 등은 혈청 CRP 농도와 임상결과에 대한 분석에서 연령과는 관계없이 가장 낮은 4분위의 혈청 CRP 농도를 갖는 사람들과 비교하여 가장 높은 4분위의 혈청 CRP 농도를 갖는 사람들은 허혈성 뇌졸중 또는 일과성 허혈성 발작의 발생률이 2배였고, 여자들에서는 발생률이 거의 3배 차이가 났다. 혈청 CRP 농도가 기존의 다른 위험인자들과는 독립적인 뇌졸중 예측인자이며, 이 혈청 표지자는 염증과 전신성 죽상경화증 정도를 나타내는 것으로 생각되며 부가적으로 심혈관계 질환의 위험 정도 지표로 입증될 수 있을 것이라고 하였다.

본 연구에서는 남자 대상자들의 경우, 운동 집단이 0.16mg/dl, 비활동 집단 0.31mg/dl, CVD＋운동 집단 0.20mg/dl, CVD＋비활동 집단 0.45mg/dl로 심혈관계 질환 보유자와 비활동 집단이 다른 집단에 비해 유의하게 높았다. 이는 심혈관계 질환 위험요소와 비활동이 혈관의 탄력을 떨어뜨리고, 염증에 의한 합병증으로의 전이가 급속히 진행된 결과라고 하겠다.

여자 대상자들의 경우, CRP는 각 집단 간에 유의한 차이가 나타나지 않았다. 남자와 비슷하게 심혈관계 질환 위험요소와 비활동이 CRP 농도가 증가함으로 인해 심혈관계 질환에 영향을 미치는 것으로 나타났으나, CRP의 결과치가 1.0㎎/㎗ 이상을 의의 있는 것으로 볼 때, 임상 참고치 범주 내에 있었다.

그리고 CRP 결과치가 0.22㎎/㎗ 이상이면, 위험도가 증가한 것으로 판단을 하게 되는데, 본 연구는 고령자이면서 심혈관계 질환을 가지고 있는 사람들로서, 운동 집단에 비해 CVD+비활동 집단이 위험도가 높은 것으로 생각된다.

CRP와 운동 참여에 다른 효과 측면에서, Ford는 혈중 CRP가 높은 사람에 있어서 운동량이 많은 사람이 8%, 보통인 사람이 13%, 운동을 하지 않는 사람이 21%로 각각 나타났다고 하였는데, 활동량이 많은 사람은 그만큼 위험도가 낮다고 할 수 있고, 본 연구도 일치하는 결과를 보였다. 또한 Ford는 14,000명의 성인을 대상으로 장기적으로 진행 중인 건강조사 자료를 분석한 결과, 운동량이 많을수록 혈중 CRP 수치가 떨어지는 것으로 나타났다. 또 운동량이 많은 사람일수록 염증과 질병을 나타내는 또 다른 표지자인 백혈구 수가 적고, 혈전과 뇌졸중 위험을 증가시키는 단백질 피브리노겐(fibrinogen)의 혈중 농도가 낮은 것으로 밝혀졌다고 하였다. 그리고 노인, 흡연자, 혈압과 혈중 콜레스테롤이 높은 사람은 대체로 운동량이 적다는 사실도 밝혀졌는데, 본 연구에서도 활동량이 10년 전에 비해 후에 현저하게 감소한 결과를 보인 것은 노화와 함께 심혈관계 질환 합병증에 의한 활동량 감소가 주요 원인이었다.

3. 피브리노겐

1) 피브리노겐의 개요

4.4년간 고령자들의 추적관찰 결과, 증가한 혈장 피브리노겐 농도는 고령자들의 총 사망률과 원인별 사망률 둘 다 증가한다면서, 가장 높은 혈장 피브리노겐 수치를 가진 고령 남성들은 가장 낮은 수치를 가진 남성들에 비해 추적 1년 동안 사망 가능성이 4.3배였다고 하였다. 그리고 혈장 피브리노겐 수치가 0.64g/ℓ 증가할 때마다 총 사망률과 심혈관계 질환, 암, 그리고 다른 원인에 의한 사망률이 1.3배나 증가하였다고 하였는데, 윤성의 연구에서는 통제집단이 0.17g/ℓ 증가하여 위험도가 증가된 반면, 운동 집단은 0.24g/ℓ 감소하여 전반적인 건강 측면의 위험도가 감소되는 결과를 보였다고 하였다. 이는 만성질환으로 인한 사망률이 강력하고 독립적인 인자로서 혈장 피브리노겐 농도의 임상적 중요성은 명확한 것으로 보이며, 높은 신체 활동이 피브리노겐 농도를 비롯한 염증반응 요소들을 낮추어 주는 역할을 한다고 할 수 있다.

2) 종적 비교

표 4-2는 고령자들의 장기간 신체 활동프로그램 참여에 따른 혈관 염증반응의 분석결과이다.

표 4-2. 혈관 염증반응의 변화

	통제 집단(n=25)		운동 집단(n=20)	
	1년 전	1년 후	1년 전	1년 후
WBC(X10³/uL)	6.60±0.48	6.86±0.50	6.41±0.41	5.64±0.38*
알부민(g/dl)	4.58±0.07	4.36±0.07*	4.75±0.04	4.45±0.05**
RF(IU/ml)	23.99±4.22	35.22±11.34	20.83±0.84	19.76±0.21
CRP(mg/dl)	0.38±0.30	0.40±0.12	0.39±0.34	0.18±0.13**
피브리노겐(g/ℓ)	3.38±0.30	3.55±0.78	3.30±0.24	3.06±0.60**

평균±표준오차. RF: rheumatoid factor. CRP: C-creative protein.

백혈구의 분석결과, 운동 집단은 1년 전(6.41 $X10^3$/uL)에 비해 후(5.64 $X10^3$/uL)에 유의하게 감소하였고(p<.05), 알부민의 분석결과, 통제 집단은 1년 전(4.58g/dl)에 비해 후(4.36g/dl)에 비해 유의하게 낮았으며(p<.05), 운동 집단은 1년 전(4.75g/dl)에 비해 후(4.45g/dl)에 비해 유의하게 낮았다(p<.01). 류마치스 인자는 양 집단 모두 1년 전에 비해 후에 유의한 차이가 나타나지 않았다. CRP의 분석결과, 운동 집단은 1년 전(0.39±0.34mg/dl)에 비해 1년간 프로그램 참여 후((0.18±0.13mg/dl)에 유의하게 감소하였고(p<.01), 피브리노겐의 분석결과, 운동 집단은 1년 전(3.30± 0.24g/ℓ)에 비해 1년간 프로그램 참여 후(3.06±0.60g/ℓ)에 유의하게 감소하였다(p<.01).

제5장 노화와 활성산소

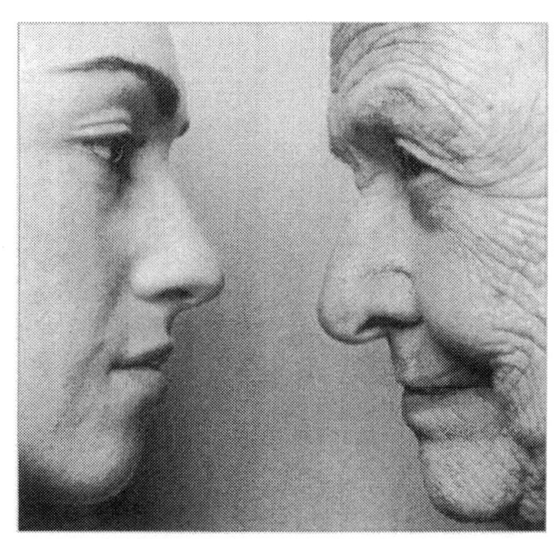

활성산소는 세포를 파괴하여 노화를 촉진시킨다. 그러나 중정
도의 운동과 항산화제가 함유된 비타민 E, 녹황색 채소는 노
화를 지연시키는 데 큰 도움을 준다.

1. 활성산소(free radical)란?
2. 항산화 물질
3. 활성산소와 운동
4. 활성산소와 운동 강도

1. 활성산소(free radical)란?

활성산소란 본디 인간을 비롯한 동·식물의 체내에 있으면서 세균이라든가 곰팡이, 바이러스, 이물질 등이 체내에 진입했을 때 이를 죽이거나 용해시켜 몸을 지키는 "살균"의 역할을 하는 화학물질이지만, 이 활성산소가 체내에서 지나치게 증가되면 오히려 자기 몸의 조직을 세균이나 이물질처럼 "공격"하게 되는 양면을 지닌 물질이다.

그러나 이 활성산소가 지나치게 증가되면서 자기 몸의 세포와 장기를 공격하려 할 때에는 동·식물의 체내에 있는 SOD라는 효소가 과다하게 증가하여 활성효소를 제거하는 작용을 한다.

1) 활성산소의 생성과정

그림 5-1. 활성산소의 생성과정

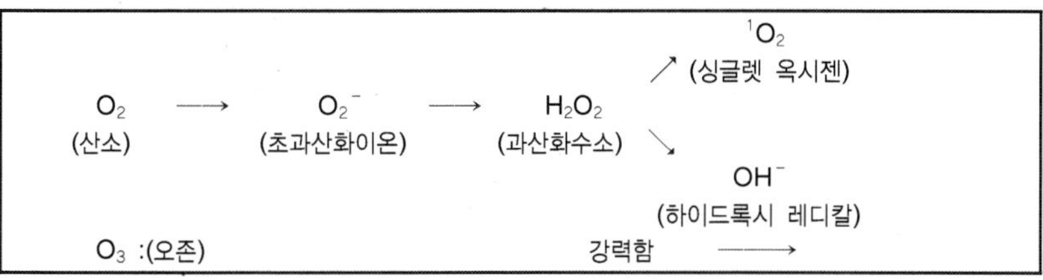

활성산소의 생산에는 O_2-(초과산화이온) H_2O_2(과산화수소) OH^- (하이드록시 레디칼) $^1O_2$(싱글렛 옥시젠)의 네 종류가 대표적이며,

우선 산소(O_2)에서 이온(O_2-)이 만들어지고, 다음으로 O_2-에서 H_2O_2로 변화하며, H_2O_2에서 $^1O_2$와 $^1OH^-$가 만들어진다.

이들의 활성산소는 OH^-(하이드록시 레디칼), $^1O_2$(싱글렛 옥시젠)이 가장 반응이 강력한데, 초과산화이온은 산소에 추가로 마이너스 전자를 지니고 있는 것과 재빨리 반응하려는 하기 때문이다.

H_2O_2(과산화수소)는 H_2O가 물의 화학구조로 안정되려 하므로 O가 1개 남게 된다. 따라서 여분의 1개인 O는 불안정하므로 안정된 O_2가 되려고 O를 가진 물질과 반응하기 위해 뛰어난 반응성을 가진다.

오존(ozone)은 "O_3"라고 쓰이는데, 이 물질도 활성산소에 속한다.

2) 활성산소와 질환

강한 자외선이 피부암을 유발하게 되는데, 농부의 검게 그을린 이마와 목덜미에 피부암이 유발된다. 방사선, 농약, 파라과트, 살충제, 의약품 등으로 발생한 과잉산소는 암세포인 핵의 중추로 DNA를 용해시켜 암세포를 사멸시킬 뿐만 아니라, 인체의 정상세포의 유전자도 손상시킨다.

폐기종과 천식은 질소 산화물과 매연이 폐에서 활성산소로 증식하여 질환이 유발한다.

알레르기는 음식이나 진드기, 그리고 집 먼지가 원인이 되어 아토피가 악화되게 된다.

망막증과 백내장은 과산화지질이 원인으로 불포화지방산과 활성산소가 결합하여 과산화지질이 형성된다. 이 과산화지질은 몸 밖으로 배출이 잘 되지 않기 때문에 안구에 태양의 빛이 비쳐지면, 자외선이 활성산소를 발생시켜 안구 내에 있는 지질인 불포화지방산과 반응한다. 백내장이 가장 많은 지역은 티베트지역으로 강력한 자외선이 원인이다.

동맥경화증은 혈액 속에 콜레스테롤이 증가되어도 혈액의 흐름에 영향을 주지 않지만, 혈액 속에 활성산소가 증가되면 지방질과 반응해서 과산화지질이 형성된다.

간경변증은 간장에서 특수한 과산화지질이 만들어져 간장을 손상시켜 간장 장애가 발생한다. 과산화지질은 활성산소와 달리 체내에 만들어지면 좀처럼 몸 밖으로 배출되지 않는데, 과산화지질의 배출구가 간장이다.

그림 5-2. 활성산소와 질환

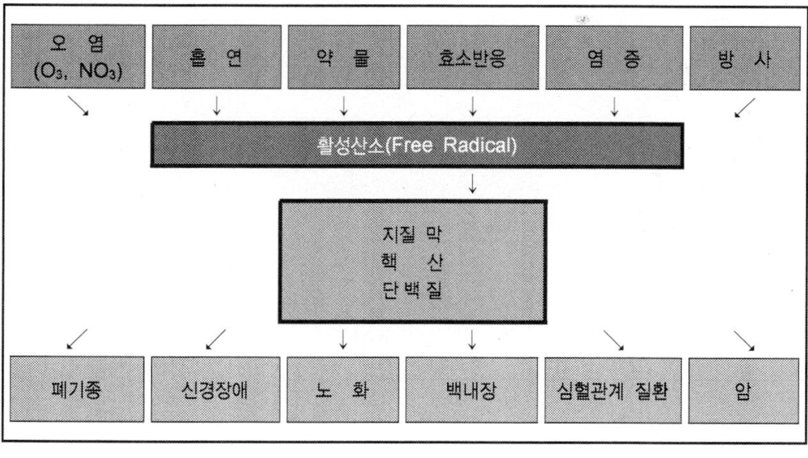

활성산소를 일으킬 수 있는 요소들은 방사, 염증, 효소반응, 약물, 흡연, 오염(오존, 질소 화합물: 배기가스, 매연) 등이다. 이러한 요소들이 활성산소와 결합하면, 지질막, 핵산, 단백질과 합성하여 폐기종, 신경질환(알츠하이머, 파킨슨병) 노화, 백내장, 심혈관계 질환, 암을 유발하게 된다.

2. 항산화 물질

표 5-1. 활성산소를 제거해주는 물질

물 질	작 용
α-Tocopherol	지질과산화 제거
β-Carotene	단일산소($^1O_2$)를 산소(O_2)로 전환
Catalase	과산화수소(H_2O_2) 제거
SOD	초과산화이온(O_2^-) 제거
Glutathione peroxidase	과산화수소(H_2O_2)와 지질과산화 제거

활성산소가 생성되면, 인체 내에서는 그냥 두지를 않는다. 여기에 청소자가 존재하기 때문이다. 이것이 바로 항산화제인 것이다.

1) α-토코페롤은 비타민 E 성분으로 지질과산화를 제거한다.

2) β-카로티닌은 싱글렛 옥시젠(단일산소)을 O_2로 전환시켜준다.

3) 카탈라제는 하이드록시 레디칼(과산화수소)을 제거한다.

4) SOD는 슈퍼옥시드(초과산화이온) 레디칼을 제거한다.

5) 글루타치온은 과산화수소와 지질과산화를 제거한다.

표 5-2. 동물들의 최대 수명 동안 뇌조직의 산화율

	수 명(년)	뇌조직의 산화 비율
사 람	100	1.0
침팬치	50	5.0
집 쥐	8	11
들 쥐	3	19

동물들의 최대 수명 동안 뇌조직의 산화율을 살펴보면, 사람이 100년을 살면서 산화 비율은 1.0이고, 침팬지는 50년을 살면서 산화 비율은 5.0이다. 그보다 하등 동물인 쥐는 뇌조직의 산화 비율이 매우 높아 오래 생존하지 못한다. 따라서 인간은 동물 중에서 최고의 황산화제 방어물질을 가지고 있다.

그림 5-3. 운동이 건강에 역효과가 나타나는 과정

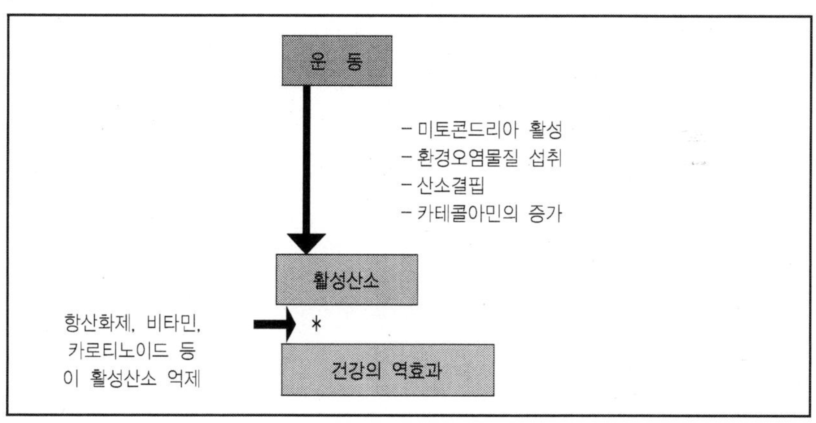

운동이 건강에 역효과를 나타내는 과정을 살펴보면, 운동을 실시하게 되면 산소의 필요로 인해 미토콘드리아가 활성화되고, 많은 환경오염물질을 섭취하게 되며, 산소결핍과 카테콜아민의 증가현상

이 나타나면서 조직의 상해를 일으킨다. 활성산소가 생성되더라도 크게 문제가 되지 않는 것은 황산화제가 있기 때문에 크게 위험하지 않다. 항산화제인 비타민 E와 카로티노이드(불포화성 탄소화합물)가 활성산소를 억제함으로써 건강에 악영향을 미치지 않게 된다.

그림 5-4. 비타민 E 투여 후 활성산소의 반응

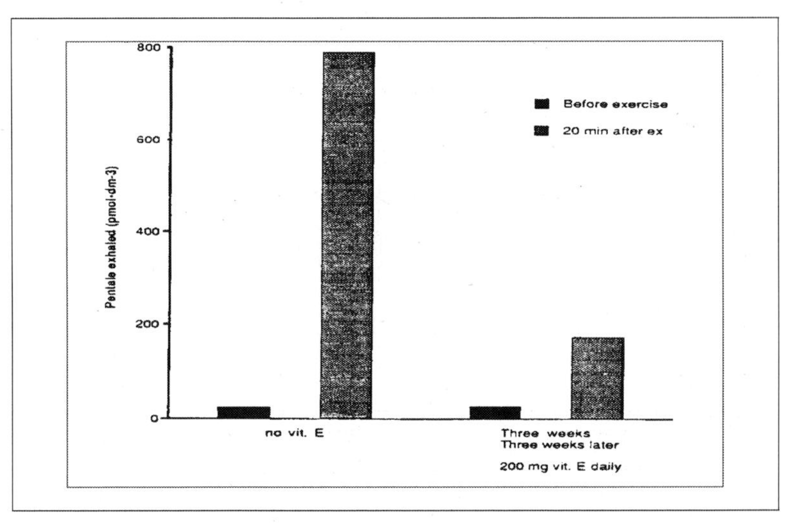

황산화제인 비타민 E의 투여 후, 100% VO₂max 운동 시 운동 전·후 5분, 20분 후 펜탄(활성산소) 수준의 변화를 연구한 결과에서 α-토코페롤을 200mg 매일 섭취군과 섭취하지 않은 그룹 간의 운동 전후를 비교하였다.

항산화제를 투여하지 않은 그룹은 운동 후 펜탄의 수치가 크게 증가하는 반면, 매일 α-토코페롤을 3주 동안 섭취한 그룹은 운동 후에 펜탄의 수치가 적게 나타났다. 따라서 비타민 E는 운동에 의해 생성된 활성산소를 억제하는 것을 알 수 있다(그림 5-4).

인위적으로 섭취하지 않아도 자연적인 황산화제가 있는데, 그중에 대표적으로 식물을 들 수 있다. 참깨 등의 식물성 씨앗의 기름과 쌀 등의 곡물과 콩에 항산화제가 포함되어 있다. 녹황색 채소, 과일, 바크나무 껍질과 견과류 등에도 황산화제가 함유되어 있다.

양념이나 향료인 후추, 로즈메리, 식물향료, 해초 등에도 많으며, 단백질 가수분해물질인 산과 알칼리 효소에 의해 단백질이 분해되어 생기는 아미노산 혼합액인 영양물질 등에도 자연적인 항산화제를 섭취할 수 있는 물질들이다.

특히, 녹황색의 식물은 항상 자외선을 쬐면서 대량의 활성산소[$^1O_2$(싱글렛 옥시젠)]을 받고 있기 때문에 자외선에서 만들어지는 활성산소[$^1O_2$(싱글렛 옥시젠)]으로부터 자신을 지킬 필요가 있다. 그러므로 녹황색의 채소에는 다량의 항산화제가 존재하므로 녹황색의 채소를 섭취하면, 항산화제를 섭취하는 것과 같은 효과를 볼 수 있다.

3. 활성산소와 운동

그림 5-5. 운동 전후 근육과 간장에서 활성산소의 생성 양상

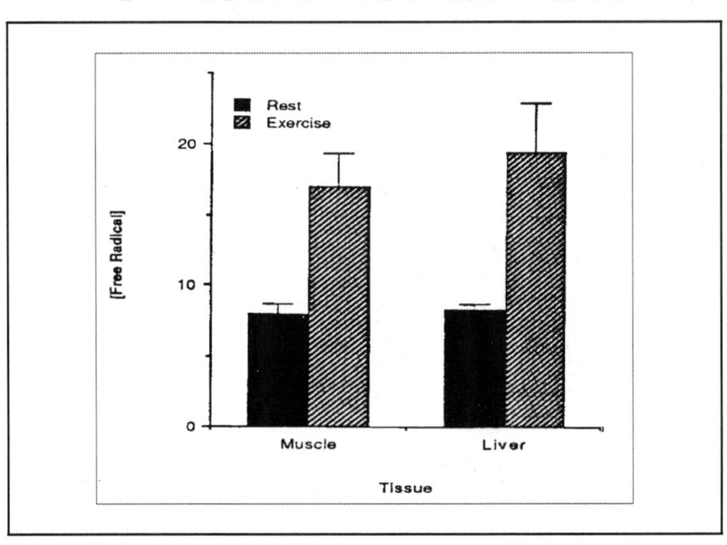

    운동 전·후의 근육과 간장에서 일반적으로 생산되는 활성산소의 양상을 보여주고 있는데, 운동 후에 산소의 과다 흡입으로 그 산소가 지질이나 단백질 등과 결합하여 활성산소를 생산한다.

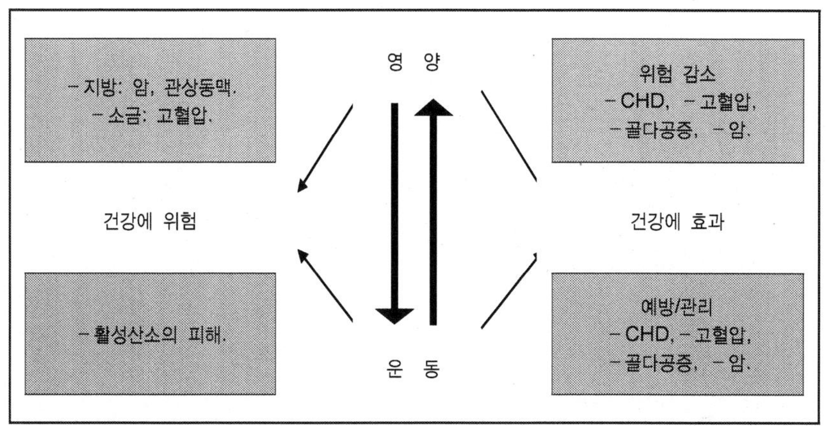

영양과 운동에 있어서 건강에 효과적인 측면과 건강에 위험을 주는 측면들을 보여주는 그림이다. 건강의 위험도는 영양 측면에서 지방질의 과다 섭취가 암과 관상동맥질환을 유발하게 되고, 과다한 소금섭취는 고혈압에 노출될 위험이 크다. 그리고 강한 운동은 활성산소의 상해를 입을 수 있다.

건강에 효과는 영양 측면에 있어서 관상동맥 질환, 고혈압, 골다공증, 암 등의 성인병이나 만성질환의 위험도를 감소시켜 주고, 적당한 중정도의 운동은 만성질환의 예방과 관리에 효과적으로 대처할 수 있다.

4. 활성산소와 운동 강도

강한 운동 중 활성산소 생산의 중심적 기전은 미토콘드리아 전자 운반회로에 의해 작동되고, 산소결핍이 일어나 재 산소 포화현상이 나타나며, 근육의 기질적 손상이 일어난다. 운동 중 환경오염물질을 포함하고 있는 활성산소의 흡입과 신체에서 활성산소를 유발하고 있는 반응물질이 증가하며, 카테콜아민의 산화작용이 일어난다.

그렇지만, 중정도의 운동은 활성산소를 예방하는 항산화제 역할도 하는 것으로 보고되고 있다.

그림 5-7. 운동 강도에 따른 활성산소의 생성

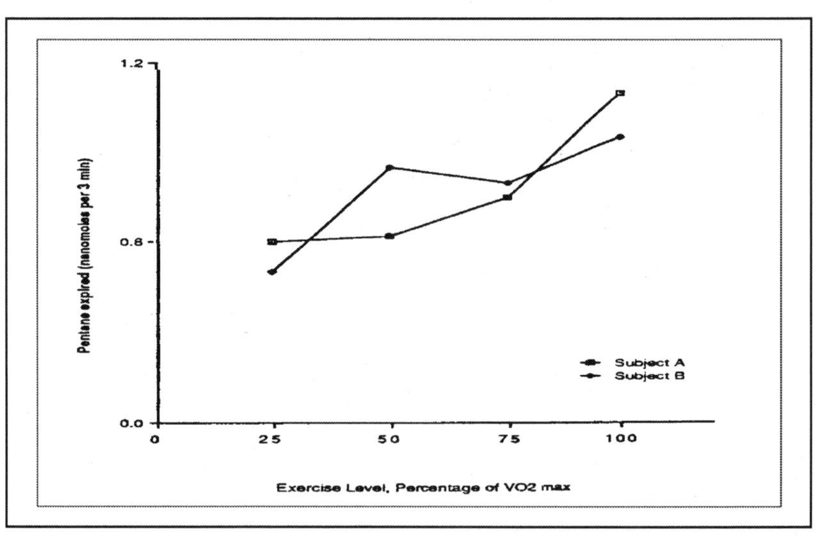

따라서 운동 강도에 따른 활성산소 생성의 양상을 살펴보면, 에

르고메타 운동 시 운동의 강도에 따른 임의적인 2그룹 간의 활성산소(펜탄)의 변화를 관찰한 연구에서, 약한 강도에서도 활성산소는 존재하는데, 그 양은 적고, VO_2max 수준이 75%까지는 펜탄의 수준이 많은 증가를 보이지 않았으나, 그 이상이 될 경우에는 급격한 증가를 보이고 있다. 그러므로 운동 강도는 VO_2max 75% 이상보다는 그 이하에서 운동 강도가 설정되어야 한다고 볼 수 있다.

그림 5-8. 운동 강도에 따른 근육의 활성산소 반응

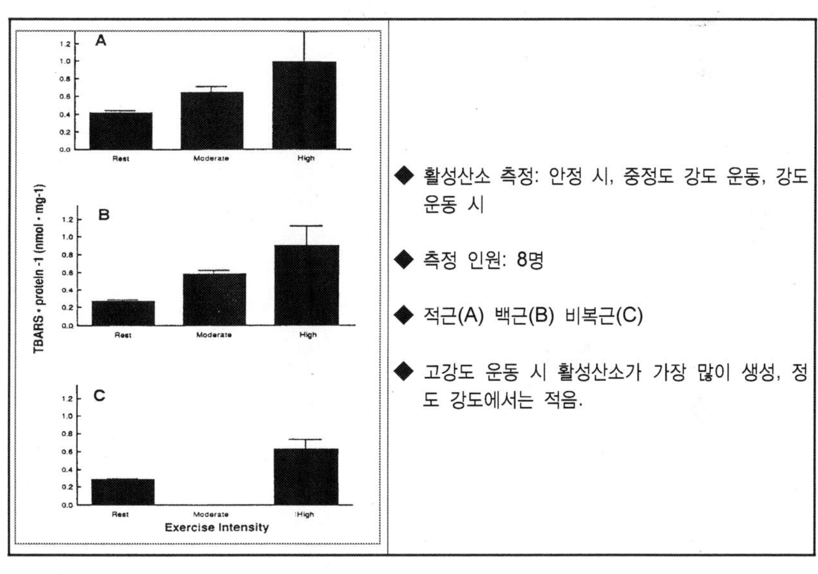

◆ 활성산소 측정: 안정 시, 중정도 강도 운동, 강도 운동 시

◆ 측정 인원: 8명

◆ 적근(A) 백근(B) 비복근(C)

◆ 고강도 운동 시 활성산소가 가장 많이 생성, 정도 강도에서는 적음.

운동 강도와 활성산소(비오바비투릭) 반응물질 간의 변화를 다양한 근육에서 관찰하였는데, 적근과 백근에서는 운동 강도가 강할수록 유의하게 증가한 반면, 비복근에 있어서는 중간 정도의 운동 강도에서는 활성산소의 반응이 상쇄되는 결과를 보였다.

　결론적으로 산소는 에너지 시스템에 있어서 인간의 생명 유지에 있어서 필수 불가결한 것으로 이것이 변성되면 위험한 성질을 가지고 있어 이 물질을 적절하게 조절하여야만 한다. 운동을 하게 되면 카테콜아민, 체온, 부종, 헤모글로빈 자동 산화 등이 증가하고 트레이닝상태에 따라 생리적 변화가 나타난다. 그리고 강한 운동은 활성산소의 생성을 증가시키는 것은 명백하고, 이것은 갑자기 강한 운동을 하거나 익숙하지 않은 운동을 할 때에는 특히 주의하여야 한다. 그러므로 장시간 강하고 갑작스런 운동을 삼가고 과학적인 운동검사를 실시한 후에 자기의 체력에 맞는 운동프로그램으로 처방받아 운동을 실시하면 항산화제의 생성에 도움을 주어 활성산소의 피해를 예방할 수 있을 것이다. 그리고 모든 사람이 많은 양의 산소를 섭취해도 안전한가? 환경오염이 되어 있는 대기 중에서 운동을 해도 과연 안전한가? 는 아직도 의문점으로 남아 있지만, 적당한 영양과 규칙적인 운동은 만성질환의 예방과 관리, 그리고 삶의 질을 향상시킬 수 있을 것이다.

제6장 치매와 운동

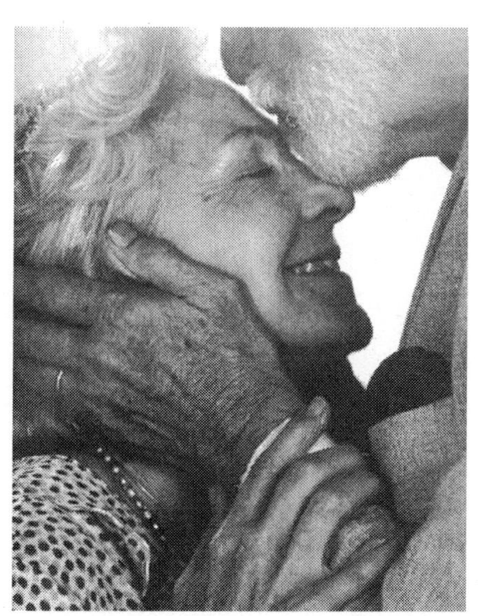

치매만큼 잔인한 병은 없다. 겉은 멀쩡한데 뇌세포가
파괴되어 기억과 성격은 전혀 다른 사람처럼 되기 때
문이다. 이러한 치매는 치료보다 예방처럼 좋은 방법
은 없다.

1. 뇌의 노화 시계
2. 신체활동과 치매
3. 치매의 예방과 관리

1. 뇌의 노화 시계

1) 기억력 감퇴는 질병

　노화 방지 의학에서는 나이가 들어 생기는 건망증 및 기억력 감퇴를 자연스러운 현상이 아닌 질병으로 규정한다. 이런 증상들은 치매와 같은 인지기능 장애의 초기 단계일 수 있고 예방이 가능하다고 한다. 훈련과 치료를 통해 호전시킬 수 있기 때문이다.

　뇌의 노화를 막는 것은 물론 뇌세포를 재생시키고 뇌기능을 향상시키는 방법을 알아보자. 모든 질병이 그렇듯이 치료보다는 예방이 더 쉽고 중요하다. 뇌기능을 향상시키려면 먼저 뇌세포 손상을 줄이는 방법부터 실천해야 한다. 뇌세포의 손상을 촉진시키는 요인들을 알아보자.

2) 뇌손상을 일으키는 요소

• 흡 연

　뇌는 산소 결핍에 가장 민감한 장기로서 산소가 결핍되면 치명적인 해를 입을 수 있다. 담배를 피우면, 뇌혈관이 수축되어 뇌로 가는 혈액량이 감소되고 혈중 일산화탄소 농도가 높아지면서 산소 공급을 차단하여 뇌세포의 손상을 일으킨다. 담배를 피울 때 발생하는 여러 가지 유해물질들과 활성산소는 직, 간접적으로 뇌세포를 손상시킨다. 또한 오랜 기간 동안의 흡연은 혈관을 서서히 노화시키고 원활한 혈액순환을 방해하여 간접적으로 뇌기능을 떨어뜨린다. 뇌의 노화를 막으려면 담배를 끊어야 한다.

• 과 음

여러 연구를 종합해 보면, 하루에 적당한 음주량은 대체로 1~2잔 정도이다. 아무리 술이 센 사람들도 하루에 3잔 이상을 마시면 뇌세포가 파괴되어 기억력이 떨어진다.

과음은 뇌의 전두엽을 위축시켜 학습, 기억, 사고 능력을 모두 떨어뜨린다. 뇌 기능 저하는 마신 알코올 농도에 정비례하여 나타난다. 술을 오랫동안 마시면 뇌에 나쁜 영향을 주어 심하면 알코올성 치매, 소뇌 퇴화 및 기질성 정신병의 하나인 '베르니케-코사코프 증후군'을 일으킨다. 알코올 중독 환자들은 정상인들에 비해 뇌의 활동영역이 훨씬 줄어든다.

• 스트레스

분노나 슬픔에 따른 스트레스는 기억력 저하의 가장 큰 원인이다. 화를 내거나 스트레스를 받으면, 스트레스 호르몬인 코티졸이 많이 분비된다. 코티졸이 뇌에 나쁜 영향을 미친다. 스트레스에 의해 코티졸이 며칠만 높은 상태로 있어도 기억력이 단기적으로 떨어진다는 연구결과가 있다. 또한 스트레스에 장기간 노출되면, 코티졸이 기억과 감성에 관여하는 두뇌의 해마 부위를 파괴하여 기억력을 떨어뜨려 치매의 원인이 될 수 있다.

스트레스는 학습과 기억력을 관장하는 축색돌기와 수상돌기가

자라는 것을 방해할 수 있다. 활성산소를 증가시켜 뇌세포를 파괴하고 파킨슨병과 알츠하이머 치매 등을 일으킨다.

• 나쁜 식습관

나쁜 지방, 즉 육류에 들어 있는 포화지방과 인스턴트식품에 들어 있는 수소화 지방은 혈관의 노화를 촉진시켜 혈액순환을 나쁘게 한다. 따라서 뇌세포에 산소와 영양 공급이 제대로 되지 않아 뇌의 노화가 촉진된다.

지나친 염분 섭취는 혈압을 올려서 혈관을 손상시키므로 좋지 않다. 적절한 당분섭취도 중요하다. 뇌는 다른 장기와 달리 당분, 즉 포도당을 에너지원으로 사용한다. 따라서 혈액 속의 당분 농도, 즉 혈당이 지나치게 떨어지면 무기력해 지고 두뇌 회전이 제대로 이루어지지 않는다. 혈당이 너무 높이 올라가는 것도 좋지 않다. 혈당이 높으면, 인슐린 분비가 촉진되고 이런 상태가 오래 지속되거나 반복되면 당뇨병이 발생된다.

따라서 혈당을 비교적 일정하게 유지하는 것이 좋은데, 이를 위해서는 당지수가 낮은 음식을 섭취하는 것이 좋다. 설탕, 포도당 같이 단순 당을 섭취하면 바로 단맛이 느껴지는 단순 탄수화물이나 흰 빵, 흰 쌀밥, 과자 같은 정제된 탄수화물보다는 현미나 통밀 같은 정제하지 않은 곡류나 고구마 등의 복합 탄수화물이 당지수가 낮아서 좋다.

• 성인병

고혈압, 동맥경화증, 심장병 등 혈관 질환은 뇌의 혈액순환을 저하시켜 뇌기능을 떨어뜨리며 당뇨병도 혈관을 손상시켜서 뇌의 노화를 촉진시킨다.

3) 노화를 막는 방법

• 숙면과 기억력

뇌가 잘 기능을 하려면 휴식이 필요하다. 휴식은 대부분 잠자는 동안에 이루어진다. 뇌의 노화를 방지하기 위해서는 숙면을 취하는 것이 중요하다. 동물실험 결과, 잠을 잤을 때는 뇌세포 사이의 연결 상태가 더욱 강해지는 것으로 나타났다.

숙면은 기억력을 좋게 한다. 잠은 뇌의 복잡한 회로에서 기억을 저장하고 정보를 통합하는 과정을 통해 잃었던 기억들을 복구해 낸다고 한다.

명상, 산책, 음악 감상 등으로 뇌를 쉬게 하는 것이 중요하다. 단 10분의 휴식으로도 뇌는 생기를 되찾고 스트레스를 날려 보낼 수 있다. 낮잠은 뇌를 쉬게 하는 좋은 방법이다. 중요한 것은 시간인데, 30분이 넘는 낮잠은 뇌를 지치게도 하지만 20분 이하의 짧은 낮잠은 파워 수면이 돼 뇌에 활력을 준다.

• 유산소 운동

유산소 운동은 혈액순환을 좋게 하여 뇌에 산소와 영양이 잘 공급되게 하고 스트레스를 줄여 주는 일석이조의 효과가 있다.

속보나 조깅 등의 유산소 운동을 꾸준히 하면, 심폐지구력이 좋아질 뿐 아니라, 기억력과 인지능력 등 뇌기능이 좋아지며 뇌 손상을 막아준다.

뇌가 많이 굳은 고령자들도 적당한 운동을 하면, 집중력이 높아지고 창조력과 문제해결 능력이 좋아진다. 나이가 많은 사람들의 뇌를 MRI로 찍어 보면, 젊은 사람들에 비해 뇌 조직이 위축된 것을 볼 수 있다. 이는 뇌에 퇴행성 변화가 일어나 뇌세포가 줄어들었기 때문이다. 하지만 유산소 운동을 꾸준히 한 고령자들은 젊은 사람에 비해 뇌 조직의 위축이 적었다는 연구결과가 있다.

걷기, 자전거 타기, 수영 등이 뇌에 좋은 운동인데, 하루에 20~60분, 일주일에 3~5회 정도가 이상적이고 근력운동도 동시에 하는 것이 더 효과적이다.

• 아침 식사

뇌의 무게는 체중의 3%밖에 되지 않지만, 우리가 사용하는 에너지의 20% 이상을 사용하는 기관이다. 따라서 충분한 영양공급이 중요하다. 특히 오전에 두뇌 활동이 활발하므로 아침식사는 절대 거르지 않는다.

뇌가 늙지 않게 하려면, 활성산소를 효과적으로 없애도록 항산화 성분이 풍부한 채소와 과일을 많이 먹는 것이 중요하다. 콩이나 녹황색 채소에 많은 엽산은 기력증진에 도움이 되며 비타민 E와 셀레늄, 아미노산, 레시틴, DHA는 모두 뇌기능을 향상시키고 노화를 방지한다. 특히 콩에는 많은 레시틴은 알츠하이머 치매와 관련 있는 아세틸콜린의 감소를 막아준다.

생선은 혈전을 막는 EPA와 지능 개발과 치매에 좋은 DHA가

많아 뇌기능을 좋게 하고 뇌의 노화를 방지하는데 특별한 효능이
있다.

• 손의 움직임

대뇌 운동 중추의 30%가 손과 관련이 있는 만큼 손과 뇌는 깊
은 연관이 되어 있어 손은 제2의 뇌라고도 한다. 젓가락질, 피아노
치기, 손으로 하는 놀이 등 손을 많이 움직이는 것이 창의력과 두
뇌발달을 자극한다는 것은 아이들에게만 해당하는 것이 아니다. 어
른들에게도 손가락 운동은 치매를 예방한다. 손을 많이 움직이면
신경세포가 자극되어 신경세포 사이를 연결하는 시냅스가 생기고
시냅스가 점차 두꺼워져 뇌기능을 향상시키기 때문이다.

하지만 똑같은 손 움직임을 반복하거나 별생각 없이 움직이는
것보다는 악기를 배울 때처럼 생각을 많이 하면서 새로운 것을 배
울 때 뇌가 많이 자극된다. 악기 연주, 그림 그리기, 만들기, 간단
한 손가락 운동 등은 모두 좋은 뇌기능 노화방지법이다.

• 두뇌 조깅

지적인 활동이 적으면 기억력이 떨어진다. 뇌 양전자촬영(PET)
결과 고학력자일수록 평균적으로 뇌기능이 더 활발한 것으로 나타
났다. 일, 독서, 낱말 맞히기, 외국어, 컴퓨터, 바둑이나 카드게임,
문제를 해결하는 컴퓨터 게임 등 머리를 쓰는 지적 활동이 뇌의
노화를 막는 데 도움이 된다. 특히 바둑은 뇌의 노화방지에 효과
가 뛰어나다. 운동량이 많지 않은 프로 바둑기사가 수명이 긴 것
은 바둑이 뇌의 노화방지를 통해 장수에 좋은 영향을 주기 때문이

라는 의견이 있다.

그래서 이런 정신적인 운동을 두뇌조깅이라고 부르기도 한다. 늘 새로운 것을 배우고 공부하는 자세와 삶에 대한 열정이 뇌의 노화를 막는 데는 가장 좋은 방법이다. 쓰지 않는 것은 퇴화한다는 용불용설(用不用說)의 원칙이 뇌에도 어김없이 적용되기 때문이다.

• 쓰지 않던 부분을 사용

오른손잡이는 좌뇌가 발달해 있고 왼손잡이는 우뇌가 발달해 있다. 평소 잘 쓰지 않는 쪽 몸을 움직이면 덜 발달된 뇌에 자극이 가서 뇌기능이 좋아진다. 오른손잡이들은 일상생활에서 왼손을 많이 사용해 보자.

평소 하지 않던 운동은 안 쓰는 뇌의 영역을 활성화해 준다. 매일 같은 길로 출, 퇴근하는 것 같이 습관적으로 반복되는 일상을 새로운 방식으로 해보는 것도 자극을 줄 수 있다.

• 오감 자극

화가나 음악가는 치매에 잘 걸리지 않는다고 한다. 뇌는 외부 자극에 반응하는 과정에서 발달하기 때문에 오감을 자주 사용하면서 뇌가 활발해진다. 이런 점이 예술가들을 치매로부터 보호해 주는 것으로 생각하고 있다. 아름다운 음악을 듣고(청각) 좋은 그림이나 경치를 감상하고(시각) 부드럽고 맛있는 음식을 섭취하고(미각) 좋은 냄새나 향기를 맡고(후각) 사랑하는 사람의 손을 만지는 것(촉각)만으로도 뇌는 활성화 되고 노화가 방지된다.

- 항산화제 복용

  암을 비롯한 만성질환과 노화를 일으키는 유해 활성산소는 뇌를 손상시키고 뇌기능을 떨어뜨린다. 즉 활성산소를 효과적으로 제거하는 것이 뇌세포를 보호하는 길이다. 활성산소를 제거하여 뇌의 피해를 최소화하려면 적절한 항산화제를 복용해야 한다.

- 호르몬 보충 요법

  나이가 많은 분들은 호르몬의 감소나 호르몬 불균형이 뇌기능 저하의 주요 원인인 경우가 많다. 특히 노화 방지가 탁월해서 현대판 불로초라고 불리는 성장호르몬은 뇌세포 손상을 막고 재생을 도와주며 신경전달물질 분비를 촉진하여 기억력을 향상시키는 것으로 알려져 있다.

2. 신체활동과 치매

  운동이 치매 환자의 인지 기능에 미치는 효과에 관한 연구들은 운동이 치매의 예방과 치매 환자의 인지 기능 감소의 예방에 좋은 효과가 있다. Laurin 등은 65세 이상의 4,615명 대상의 연구에서 신체 활동이 치매에 의한 인지 기능 감소의 예방에 기여한다고 하였다.

  이와 유사하게 71~93세의 노인 2,257명을 대상으로 한 연구는 걷기 운동을 한 거리와 알츠하이머 질환(Alzheimer's disease)의 발

병률 간에 부적 상관관계를 보고하였으며, 65세 이상의 노인 1,740
명을 대상으로 운동 습관을 조사한 연구는 주 3회 이상 운동을 꾸
준히 한 집단보다 주 3회 미만 운동을 한 집단이 알츠하이머병의
발병률이 유의하게 높다고 하였다. 또한, 중년의 신체 활동과 노년
의 치매 발병 간의 관계를 조사한 연구는 중년 때의 주 2회 이상
의 신체 활동이 노년의 치매 발병률을 감소시킨다고 하였다. 이러
한 연구 결과는 규칙적인 운동이 치매의 예방에 효과적일 수 있음
을 제시한다.

운동과 뇌신경 질환에 관하여 84세의 신경질환자 20명을 대상으
로 한 초기의 연구는 40분간의 운동이 기억력을 유의하게 향상시
킨다고 하였으며, 치매 환자를 대상을 장기간의 운동을 시킨 연구
는 12주의 운동이 전반적인 지능과 기억력을 증가시키고, 15명의
남성 치매환자들을 3개월간 사이클 에르고미터 운동을 시킨 결과
전반적인 인지 기능이 향상되었다.

이와 유사하게 30명의 치매 환자가 10주간의 걷기 프로그램에
참여한 후 언어 및 비언어적 의사소통 능력이 향상되었으며, 7주
간 걷기와 자전거 타기와 같은 유산소 운동 프로그램의 참여로 78
세의 치매 환자 23명의 인지기능이 향상되었다. 또한, Teri 등은
153명의 치매 환자가 3개월간 주 60분 이상의 걷기와 같이 매우
간단한 운동으로 치매와 관련된 인지 기능의 손상이 완화되며 이
러한 효과가 오래 지속된다고 하였다. 이러한 연구 결과들은 운동
이 신경 보호적인 효과가 있어 치매 환자의 집중력, 기억, 의사소
통 등 전반적인 인지기능에 긍정적인 효과가 있음을 시사한다.

1) 고령자들의 신체활동과 치매 위험 요소

고령자들에 있어서 치매 위험 요소와 신체활동과의 관계에 대한 연구는 뇌의 건강에 유효한 효과를 가져다줌으로써 고령자들은 신체활동을 증가시켜야 한다고 하였고, 규칙적인 운동은 우울증, 심혈관계 질환, 뇌혈관 질환, 당뇨병, 고지혈증, 인지기능, 신체적 기능 등의 위험 요소를 감소시켜 치매 유발률을 감소시킨다고 하였다.

연령증가와 신체구성의 변화에 대한 연구들은 대부분 횡단연구들이며, 건강에 직접적으로 관련을 가진다. 연령증가와 관련되어 있는 제지방량의 감소는 에너지대사를 무너뜨리고 전도(fall)를 유발시키는 반면, 복부지방의 축적은 대사증후군을 유발시키게 되고, 증가된 체지방량과 콜라겐 조직은 고령자들에서의 근력과 수행능력을 감소시키는 원인이 된다.

이러한 연령증가에 의한 신체구성의 변화를 예방하기 위해서 많은 운동학적 방법이 제시되고 있다. Stewart 등은 55세에서 75세의 115명을 24주간 트레이닝을 실시하여 체지방과 BMI가 유의하게 감소하였고, 제지방량이 유의하게 증가한 것으로 나타났으며, 권유찬 등은 65세 이상의 노인 여성을 대상으로 HRreserve의 50%로 1회 60분간, 주 4회 16주간 유산소 운동을 실시하여 체중과 체지방률은 유의하게 감소하였으나, 제지방량에는 변화가 없다고 하였다.

최근 비만, 당뇨병 그리고 심혈관계 질환 등의 생활습관병과 치매가 관련이 있다고 한다. 일반적으로 알cm하이머병은 고령자들에게서 발생하는 매우 일반적인 치매의 한 종류이며, 기억과 인지를 위한 뇌의 반응부분에 비정상적인 섬유종인 베타 아밀로이드가 대량으로 축적될 때 나타난다. β-아밀로이드는 β 그리고 γ-secretases 분할에 의해 아밀로이드 전구체로부터 39-43 아미노산의 긴 펩티드로 유도된 세포 외 지질 플라크와 같은 침전물이다. Cho 등은 mice를 대상으로 3개월간 트레드밀 운동을 20-22℃에서 매일 초당 22cm를 달리는 속도로 30분간 실시하여 대조군에서는 차이가 없었으나, 운동 군에서는 β-아밀로이드가 유의하게 감소하고 행동적 기능(길 찾기)도 유의하게 향상되어 치매를 치료하는데 운동 방법이 효과적인 하나의 방법이라고 제시하였다.

또한, β-아밀로이드는 체중당 최고 산소 섭취량과는 부적 상관관계를 나타내었고, 복부의 내장지방과 LDL-C와는 정적 상관관계를 나타내었다. 이러한 결과는 비만 중에서도 복부의 내장 지방형 비만이 알츠하이머와 관련이 있을 것으로 생각되며, 복부의 내장지방 감소가 β-아밀로이드 농도를 저하시킬 수 있는 하나의 인자로 시사된다. 또 다른 연구에 의하면, 인슐린 저항성도 인지기능의 저하와 관련이 있다는 보고가 있으며, 특히 비만으로 인한 내분비 이상으로 인한 인슐린 감수성의 감소가 비만자들의 인지기능 저하와 우울증을 유발시키는 하나의 원인이 된다.

한편 사춘기를 정점으로 연령의 증가와 함께 감소하기 시작하여 고령자가 되면 젊었을 때의 수준에 25~33%로 감소되는 DHEAs는 알츠하이머와 혈관성 치매 환자의 경우 매우 낮은 것으로 보고되어 치매 인자로서의 가능성이 제시되고 있다. 이러한 DHEAs의 변화에 관한 운동학적 개입에 의한 연구는 각각 다른 결과를 나타내는데, Hakkinen 등은 중년과 고령 여성을 대상으로 6개월간의 저항 운동을 실시한 결과, DHEA와 DHEAs의 변화가 나타나지 않앗다고 하였고, Frisoni 등은 평균 68.3세의 고령자를 대상으로 조사한 결과, 활동적인 생활습관을 가진 고령자가 좌업생활을 하는 고령자에 비해서 DHEAs가 유의하게 높다고 하였다.

이성현 등의 연구에서 도토리 급여가 치매모델 마우스 뇌조직의 아세틸콜린 및 관련 효소 활성에 미치는 효과를 연구한 결과, 도토리 분말을 섭취한 집단이 AChE 효소의 활성을 저해하여 ACh의 농도를 높일 뿐만 아니라, MAO-B 효소의 활성을 효과적으로 억제하여 카테콜라민계 신경전달물질을 잘 보존함으로써 치매 예방에 도움이 된다고 하였다.

2) 운동과 인지 기능

노인들의 신체 활동과 인지 기능에 관한 많은 연구들은 운동이 인지 기능에 긍정적인 영향을 미칠 수 있음을 시사한다. 43~53세의 중년 1,919명을 대상으로 신체 활동과 인지 기능의 관계를 조사한 연구에서는 신체 활동이 언어 기억에 중요한 요인으로 작용한다고 하였다. 노인을 대상으로 체력 훈련이 인지기능에 미치는 효과를 검증하기 위해 1966년에서 2001년의 연구 결과들을 메타분석한 연구는 유산소 운동이 노인의 인지 기능에 긍정적인 영향을 미치며, 유산소 운동에 근력 및 유연성 운동을 병합하면 유산소 운동만 한 것보다 인지기능에 미치는 긍정적인 효과가 더 크다고 하였다. 이러한 연구 결과들은 노화에 의한 인지 기능의 저하를 운동으로 예방할 수 있다는 것을 시사하며, 노인의 경우 인지

기능의 유지를 위해 중정도의 유산소 운동이 필요하다는 것을 제
시한다.

65세 이상의 여성 노인 5,925명을 대상으로 걷기와 인지 기능
간의 관계를 분석한 연구는 걷기 운동이 6~8년 후의 인지 기능
감소의 예방에 중요한 역할을 하며, 55세 이상의 노인 349명을 대
상으로 유산소 능력과 인지 기능을 평가한 결과 체력 수준이 6년
뒤의 인지 기능을 예측할 수 있는 준거가 될 수 있다. 또한, 62~
85세의 노인 1,241명을 대상으로 15~25세 때의 신체 활동의 정
도와 노년의 인지 기능 간의 관계를 조사한 연구는 남성의 경우
15~25세 때의 신체 활동이 62~85세 때의 정보 처리 속도에 긍
정적인 영향을 미친다고 하였다.

노화에 의한 뇌 기능과 구조의 감소를 보고한 연구들은 운동이
사람의 뇌 기능 및 구조의 감소 예방에 긍정적인 영향을 미칠 수
있음을 제시하고 있다. 62~70세의 노인 90명을 4년 동안 조사한
연구는 운동에 꾸준히 참여한 노인이 운동에 참여하지 않은 노인보
다 인지 기능과 대뇌 혈류 속도가 향상되며, MRI (magnetic
resonance imaging)를 이용하여 복셀(voxel)을 근거로 한 뇌 부피 측정
연구에서 유산소 능력이 좋은 55세 이상 노인들의 경우 노화에 의한
이마엽, 마루엽, 측두엽 겉질의 조직 손실이 감소하였으며, 6개월간
의 주 3회 45분 걷기 운동을 한 노인이 같은 프로토콜의 스트레칭과
근력 운동을 한 노인에 비해 이마엽 중간 고랑(gyrus) 및 위쪽 측두
엽의 백질과 회색질 부피가 컸을 뿐만 아니라 fMRI(functional MRI)
를 이용하여 뇌 기능을 측정한 결과 뇌기능이 향상되었다. 이러한
결과들은 규칙적인 운동에 의한 유산소 능력의 향상이 노인의 인

지 기능, 뇌 기능 및 부피 감소의 예방에 효과가 있다는 것을 제
시하여 운동이 뇌의 노화와 인지 기능의 감소를 예방할 수 있는
좋은 방법이란 것을 시사한다.

3) 운동이 뇌 가소성에 미치는 분자생물학적 기전

운동이 사람의 인지 기능에 미치는 효과에 관한 연구들은 운동
이 노인들의 신경 인지 기능에 긍정적인 효과가 있음을 제시한다.
운동이 사람의 뇌 기능 및 뇌 구조에 미치는 효과의 기전을 알기
위한 많은 동물 실험 결과에서도 운동이 뇌 기능에 긍정적인 효과
가 있으며, 사람을 대상으로 한 연구에서 얻지 못하는 많은 정보
들을 제공한다.

동물들의 행동 실험 연구들은 자발적 휠 달리기가 해마의 기능
과 관련 있는 공간 학습 능력이 향상되고, 최근 Morris water maze
를 이용한 연구는 운동으로 노화 쥐들 또한 학습 능력 향상이 향
상될 수 있음을 제시하고 있다.

운동은 소뇌의 혈관생성(angiogenesis)을 촉진한다고 알려져 있으
며, 젊은 쥐와 노화 쥐의 해마 치상회(dentate gyrus)에서 신경세포
생성을 증가시킨다. 이와 유사한 연구로 45일간 휠 달리기를 시킨
19개월 된 생쥐가 동일한 나이의 대조군에 비해 학습 능력이 좋았
으며, 휠 달리기에 의한 해마 치상회의 신경세포생성의 증가를 보
고한 연구는 운동이 노화 쥐의 인지 기능과 신경 세포의 증식
(proliferation)을 향상시키는 좋은 방법이라는 것을 제시하고 있다.

자발적 휠 달리기는 안쪽 중격의 콜린과(cholinergic) GABA 신경 세포에 의한 흰쥐 해마의 세타(Θ) 리듬을 활성화시키며, 장기간의 운동으로 유발된 동시성 뇌전도(electroencephalogram)의 활성은 뇌의 화학물질을 변화시켜 신경 전달 기능에 중요한 변화를 주어 세타 리듬 빈도에 변화를 유발할 수 있다고 하였다. 또한, 운동은 해마 치상회의 장기 강화를 야기하며, 운동을 한 흰쥐의 장기 강화가 학습과 기억에 중요한 역할을 하는 해마 치상회의 NMDA 수용체 소단위(subunit) NR2B mRNA 발현을 증가시킨다.

또한 운동은 엔돌핀의 농도를 증가시켜 학습 능력에 영향을 주며, Neuropeptide Y, neurokinin A, neuotensin, substance P와 같은 다른 종류의 신경전달 펩타이드의 발현도 운동의 영향을 받는다. 파킨슨병 모델의 흰쥐를 이용한 연구에서 트레드밀 달리기가 줄무늬핵(striatum)의 도파민 결핍을 경감시킨다. 이는 운동이 파킨슨병의 발병률을 감소시키기 위한 좋은 방법임을 시사한다.

운동이 해마의 BDNF(brain-derived neurotrophic factor)를 증가시킨다는 것은 이미 많은 연구에서 보고되었으며, 노화 쥐에서도 운동에 의해 해마에서의 BDNF 발현이 증가한다. 장기간의 운동은 BDNF 외에도 VEGF(vascular endothelial growth factor), FGF(Fibroblast Growth Factor)와 같은 neurotrophins들을 증가시키며, 운동에 의한 BDNF의 증가는 신경세포 생성의 증가와 학습 능력의 향상과 관련이 있다.

운동은 신경 세포 생성에 중요한 역할을 하며, 신경세포와 희소돌기 아교세포(oligodendrocytes)의 성장인자인 IGF(insulin-like growth factor)-1의 말초에서와 뇌에서의 발현을 증가시킨다. 놀라운 것은 말초에서의 IGF-1이 운동의 신경 보호적 효과에 기여하며, 뇌에서의 BDNF mRNA 발현을 야기한다는 것이다. 즉, 말초의 IGF-1 역시 뇌의 성장 인자들을 자극하여 뇌 가소성의 유발할 수 있다는 것을 시사한다.

3. 치매의 예방과 관리

1) 치매의 예방

치매만큼 잔인한 병은 없다. 겉은 멀쩡한데 뇌세포가 파괴되어 기억과 성격은 전혀 다른 사람처럼 되기 때문이다. 이러한 치매는 치료보다 예방만큼 좋은 방법은 없다. 그렇다면 어떻게 예방할 수 있을까? 여기 치매 예방 십계명을 소개한다.

• 머리를 다치지 않도록 보호하자

교통사고나 낙상 같은 충격은 물론 권투의 잔 펀치나 박치기 그리고 족구나 축구 시합 때 헤딩과 같은 작은 충격이 만성적으로 가해져도 해롭다. 가족 중 치매환자가 있는 경우 더욱 조심해야 한다. 레이건도 퇴임 후 낙마로 인해 머리를 다친 뒤 치매가 나타나기 시작했다. 또한 그의 친형과 모친이 모두 치매로 숨진 가족력이 있었다.

- **손을 많이 움직이자**

손은 제2의 뇌이다. 수저나 포크보다는 젓가락 사용이나 종이
학 접기 등 무엇이든 좋다. 혹자는 포크는 손가락을 사용하는 데 2
개의 근육신경이 필요한 반면, 젓가락을 사용하는 데는 60여 개의
근육신경이 필요하다는 것이다. 그래서 젓가락 문화를 가진 민족이
그렇지 않은 민족보다 머리가 뛰어나다고 한다. 그리고 손바닥을
치거나 박수를 치는 것이 좋다. 손바닥은 인체의 축소판이다. 손바
닥을 치면 뇌와 함께 전신이 활발하게 움직이는 효과가 있기 때문
에 혈액 순환이 잘 된다.

- **부정적인 생각 대신 긍정적인 생각을 해라**

부정적인 생각은 아드레날린을 분비하므로 기억회로를 닫는 반
면, 긍정적인 생각은 도파민, 엔돌핀 등을 분비하므로 기억회로를
열어 두뇌를 활성화시킨다.

- **발품을 많이 팔자**

사람의 기억력이 가장 좋을 때는 걸을 때라고 한다. 그래서 소
크라테스는 산책에 대한 강의를 즐겨한 것 같다. 걷기나 산책은
뇌혈관을 맑고 깨끗하게 유지하는 데 도움이 된다. 그러므로 "누우
면 죽고 걸으면 산다."라는 명언이 있는데 이를 기억하자.

- **물을 자주 마시자**

우리 인체의 60~70퍼센트는 물로 구성되어 있다. 두뇌의 약
85%가 물이다. 그러므로 뇌의 주 에너지원인 물을 적당히 공급하

면 뇌의 혈액순환을 돕는다. 물은 반드시 공복에 마실 것을 명심하자.

• 담배와 중독성 물질을 피하자

술, 담배, 마약, 도박, 포르노 등은 전두엽을 크게 손상시킨다. 특히 흡연은 기억 중추 마비의 주범이다.

• 기름진 음식이나 육류를 피하자

콜레스테롤이나 지방은 뇌혈관 장애를 가져오므로 치매의 원인이 된다. 육식이나 지방 대신 올리브유를 사용하거나 채식을 한다.

• 과식을 피하자

위가 막히면 뇌가 막힌다. 과식은 두뇌의 혈액순환을 막아 치매를 가져온다. 그러므로 소식(小食)하자. 소식은 건강과 행복의 비결이다.

• 스트레스를 피하자

스트레스는 질병 원인 1순위라고 할 수 있다. 나이가 치매 원인 1순위가 될 수도 있다. 그러므로 스트레스는 No, 스마일은 Yes 하는 즐거운 삶을 살아야 한다.

• 불경, 성서나 성현의 말씀을 암송하라

치매의 가장 큰 예방책이 될 것이다. 그리고 행복의 샘이 솟아

날 것이다.

2) 치매에 대한 오해와 진실

　노년 인구가 급격히 증가하면서 노년 삶의 질에 관한 관심이 점점 높아지고 있다. 노년에 삶의 질을 가장 떨어뜨리는 질병 중의 하나가 바로 치매인데, 전 세계적으로 65세 이상 노인들의 10%가 치매에 시달리고 있고, 80세 이상의 노인들 5명 중 1명이 치매로 고생하고 있을 만큼 흔한 병이다. 한 보고에 따르면, 현재 세계 인구에서 1,500만 명 이상이 치매로 고생하고 있다는 주장이다. 이렇다 보니 치매에 관한 여러 가지 근거 있는 혹은 근거 없는 학설들이 쏟아지게 마련이다. 우리들이 흔히 생각하고 있는 치매에 대한 진실 혹은 오해들은 어떤 것들이 있을까.

• 치매에는 약도 없다

　치매는 분명히 아직까지 현대의학으로는 완치가 불가능한 병이다. 노인성 치매(알츠하이머)의 경우에는 원인을 알 수 없으므로 특별한 치료법도 아직 나와 있지 않다. 하지만 모든 치매가 이런 것은 아니다. 국내 치매환자 4명 중 1명에 해당하는 혈관성 치매의 경우는 비교적 노인성 치매보다는 예방과 치료가 손쉽다. 혈관성 치매의 경우에는 고혈압, 동맥경화 등 뇌혈관이 손상돼 발생하는 병이다. 이 경우에는 혈압과 콜레스테롤 조절과 같은 뇌혈관 치료를 받으면 예방이 가능하다. 또한 지연 치료도 충분히 가능하다. 기억력 감퇴와 같은 치매 증상이 뇌졸중 끝에 따라오거나 마비와 발음장애와 같이 다른 증상이 동반되면 혈관성 치매일 가능성이 크다. 뇌졸중이 반복되면 나타날 가능성이 커지므로 뇌졸중 조기치료만 잘해도 충분한 치매 예방이 가능하다. 노인성 치매 같은 경우에도 치료가 어렵지만 약물 복용을 통해 악화를 늦출 수는 있다. 이와 같은 약물을 복용할 경우 치매의 진행 속도를 평균 1~2년 늦추며, 네 명 중 한 명 정도는 기억력이 좋아지는 효과를 보인다. 하지만 자식의 얼굴을 알아보지 못할 정도로 증상이 심한 말기에는 별 도움이 되지 못한다. 비교적 초기 환자에게서 효과를 보이는 것으로 알려지고 있다.

- ### 고스톱, 바둑은 치매를 예방한다

가장 흔히 상식처럼 알고 있는 이야기이다. 한 때 이런 얘기들이 나돌면서 치매예방을 위해 고스톱을 못 치던 노인들조차 고스톱을 배우는 일도 있었다고 한다. 소문처럼 떠도는 고스톱 얘기가 전혀 근거가 없는 얘기는 아니다. 종합적인 지적능력을 요구하는 놀이는 치매예방에 좋은 방법일 수 있기 때문이다. 하지만 연구 결과에 의하면, 치매 예방에는 바둑이나 고스톱보다 독서가 훨씬 낫다는 결과가 나왔다. 노년 부부관계가 원만하지 못하거나, 빨래, 청소와 같은 단순 허드렛일을 하는 것도 치매의 발병 가능성을 높인다. 반면 하루 1시간 이상 독서를 한 사람들의 경우에는 치매 발병률이 상대적으로 낮은 것으로 알려지고 있다. 뿐만 아니라 젊은 시절부터 꾸준히 운동을 한 사람의 경우, 치매 발병률이 낮다. 따라서 치매 예방을 위해서는 고스톱이나 바둑을 두는 것보다는 독서를 하고, 운동을 하는 것이 훨씬 바람직하다.

• 치매에 술은 무조건 해롭다

술과 담배가 치매에 직접은 아니더라도 이차적 영향을 주는 건 확실하다. 물론 술이 치매에 좋지 않은 영향을 주는 건 확실하다. 이것은 술이 뇌세포를 파괴하기 때문에 나타나는 현상이다. 술을 많이 마시는 사람들은 알코올성 치매에 걸리기 쉽다. 하지만 지나치지 않은 적당한 음주라면 오히려 치매 예방에 상당히 도움이 된다. 네덜란드 로테르담에 있는 에라스무스 대학 의과대학 크브레텔 박사가 영국의 한 의학전문지에 발표한 연구보고서에 따르면 매일 1~3잔의 술을 마시는 사람은 술을 전혀 마시지 않는 사람에 비해 치매에 걸릴 확률이 절반 가까이 낮다고 밝혔다. 하루 1~3잔의 술을 마신 사람은 술을 전혀 마시지 않은 사람에 비해서 치매 위험이 42% 낮았고, 1주일에 한 잔 이상 마신 사람은 술을 전혀 마시지 않은 사람에 비해 치매 발병이 25% 낮은 것으로 드러났다. 하지만 하루 6잔 이상을 마시는 사람은 술을 전혀 마시지 않은 사람에 비해서 치매 위험이 1.5배 이상 높은 것으로 드러났다. 적당한 술은 치매 예방에 도움이 되지만, 하루 6잔 이상이나 필름이 끊어질 정도의 지나친 음주는 뇌 손상을 불러 알코올성 치매로 이어질 가능성이 크다.

• 흡연은 치매를 예방한다

미국 역학잡지에서 보스턴과 메사추세츠 지역을 대상으로 조사한 결과, 1년에 40갑 이상을 피우는 흡연자가 비흡연자에 비해서 노인성 치매에 걸릴 확률이 낮다는 보고 결과가 나온 적이 있다. 이것은 단지 역학적인 것일 뿐 의학적으로 규명된 사실은 아니다. 치매는 다양한 요인이 복합적으로 작용하는 병이기 때문에 담배가 치매에 '좋다, 나쁘다'라고 잘라 말하긴 분명 어렵다. 하지만 분명한 것은 담배는 심장에 치명적이라는 것이다. 심장이 망가지면 피가 제대로 돌지 못하기 때문에 뇌혈관에 악영향을 주어 뇌세포는 죽고 만다. 그렇게 되면 머리에 치매 증상이 오게 된다. 담배는 심장이 약하거나 혈관계 질환이 있는 사람에게는 필요악이다. 그런 사람이 담배를 피우면 혈관이 좁아져 뇌경색증이 올 위험이 커진다. 이것은 치매를 자초하는 일이 될 수도 있다.

• 건망증이 심하면 치매에 걸리기 쉽다

한마디로 치매와 건망증은 원인부터 다르다. 건망증은 기억이 일시적으로 잘 되지 않는 현상이다. 그러나 치매는 판단력과 통찰력은 물론 장소와 시간에 대한 전반적인 지적능력의 이상에서 온다. 작용하는 과정도 다르다. 건망증은 뇌의 신경회로가 좋지 않을 때 나타나지만 치매는 뇌 신경조직 손상으로 일어난다. 치매는 나이가 들어 신경세포 파괴가 심해지면서 기억력과 판단력의 장애를 부르는 것이다. 이렇게 진행기전이 다른 만큼 원인에도 차이가 있다. 현대인들의 건망증의 큰 원인 중의 하나는 과다한 정보량이다. 또 특정한 주제나 일에 지나치게 신경을 많이 써도 건망증이 올 수 있다. 이것은 뇌 손상으로 나타나는 것이 아니라 해야 할 일이 많고 기억해야 할 약속도 많다 보니 잊어버리고 혼동이 생긴다. 이에 비해 치매는 뇌세포가 외부충격으로 손상되거나 퇴행성 변화가 원인이다. 때문에 건망증은 충분한 휴식을 취하면 회복되지만 치매는 쉰다고 해결되지 않는다. 기억회로의 이상은'수리'가 가능하지만 회로를 구성하는 뇌세포의 손상은 복구가 어려운 것과 같은 원리다.

3) 치매 예방 훈련

• 뇌 유산소 운동 – 심호흡하기

깊은숨을 쉰다는 것은 정신과 두뇌를 건강하게 하는 아주 중요한 방법 중의 하나이다. 우리가 들여 마시는 공기의 20%는 뇌로 가서 두뇌에 신선한 산소를 공급하는 데 사용된다. 담배를 많이 피우는 사람들에게 뇌손상이 많고 두통이 자주 생기며 기억력의 저하가 자주 생기는 이유가 바로 뇌에 만성적인 산소부족을 일으킬 수 있기 때문이다. 특히 노인들은 호흡이 얕은 경우가 많기 때문에 뇌손상이 생기기 쉽다.

따라서 두뇌가 활발해지고 건강하게 되기 위해서는 매일 크게 숨쉬기 운동을 자주 하는 것이 아주 중요하다. 이것을 두뇌의 유산소 운동이라고 한다. 두뇌 유산소 운동은 앉아서나 누워서 아니면 걷기나 걸으면서도 할 수 있다.

먼저 입으로 소리가 날 정도로 크게 숨을 내쉰다. 그런 다음 입을 다물고 속으로 천천히 넷을 세면서 코로 조용히 큰 숨을 들이쉬고 일곱 번을 세면서 숨을 참는다. 그리고 속으로 여덟 번을 세면서 입으로 소리가 날 정도로 숨을 내뱉는다. 이것을 4회 반복한다음, 정상적으로 숨을 쉬면 된다.

숨을 쉬는 속도는 별로 중요하지 않다. 중요한 것은 넷을 쉬면서 들여 마시고 일곱을 세면서 참고 여덟을 세면서 내쉬는 비율이 중요하다. 우리가 복식호흡이라고 부르는 것이 바로 이런 두뇌 유산소 호흡 운동에 해당한다.

• 정사각형 헤아리기

가로세로 각각 4cm의 정사각형을 그린 다음, 그 속에 가로세로 각각 1cm마다 줄을 그으면 16개의 정사각형이 생긴다. 그리고 자세히 들여다보면서 거기에 정사각형이 몇 개나 있는지 한번 헤아려 보자. 과연 정사각형이 16개뿐인가?

사람들은 단순히 금방 눈에 띄는 데로만 생각하는 경향이 있다. 항상 사물을 볼 때 더 자세히, 그 속에 무엇이 들어 있는지 관찰하는 태도가 뇌의 기능을 좋게 하는 데 매우 도움이 된다. 이 그림을 더 자세히 살펴보면, 총 26개나 되는 정사각형이 들어 있음을 알 수 있다.

이런 식으로 정삼각형이나 정육각형을 그려보고 거기에 몇 개나 같은 정다각형이 있는지 헤아려 보는 훈련을 해보는 것도 도움이 된다.

• 문장 속에서 같은 글자 찾기

잡지나 신문에서 긴 문장이나 문단을 하나 선택하고 연필을 준비하여 이 문단속에 '다'자가 몇 개나 들어 있는지 찾아보는 훈련을 해보자. 제대로 찾았으면, 이제 다른 문단을 선택하여 '에'자가 몇 개나 들어 있는지 찾아보자. 그런 다음 다시 확인을 해보면, 생각보다 놓친 글자가 많다는 것을 알 수 있다. 이런 것도 정신을 집중하고 두뇌가 예민해지도록 하는 좋은 훈련이 된다.

• 타성에 젖은 사고의 틀 깨기

한번 두 손을 깍지 끼어 보라. 그러면 어떤 사람은 오른손 엄지가 위로 올라오고 어떤 사람은 왼손 엄지가 위로 올라온다. 이제 손을 반대로 하여 깍지 끼어 보라. 마찬가지로 두 팔을 가슴 앞에서 꼬아 보라. 어떤 사람은 오른팔이 위로 오고 어떤 사람은 왼팔이 위로 온다. 역시 반대로 해보라. 이렇게 평소에 무의식적으로 하던 것과 반대로 해보면, 매우 어색한 것을 느끼게 될 것이다. 왜 그럴까? 그 이유는 확실하지 않지만, 어느 쪽 뇌가 더 발달해 있는지에 따라 결정되는 것이라고 주장하는 학자들도 있고 오랫동안 익숙해져 온 버릇 때문이라고 주장하는 학자도 있다.

또 바지를 입을 때 어느 쪽 다리부터 집어넣는지 한번 확인해 보자. 달리기를 할 때 출발선에서 어느 쪽 다리를 앞쪽으로 두는지도 확인해 보라. 매일 일상생활을 하면서 하게 되는 똑같은 버릇들이 어떤 것들이 있는지를 조사하여 10가지쯤 기록해 보고 이것을 반대로 또는 다르게 해 보려고 시도해 보자. 평소의 버릇과 다르게 생각하고 다르게 행동하는 것, 즉 타성을 깨고 새롭고 다르게 해보려고 노력하는 것은 두뇌의 발달에 큰 도움을 준다.

• 기억력 증강시키기

기억력을 높이는 훈련 중 한 가지를 소개해 보면 다음과 같다.

이제 시장을 가보려고 한다. 흔히 사야 할 물건이 여러 가지인 경우, 잘 기억하기 어려우면 메모지에 적어가려 할 것이다. 적지 말고 살 물건들을 서로 연관시켜서 기억해보는 훈련을 해보자. 예를 들어 생선, 배추, 우유, 비누, 바나나를 사야 한다면, 이 물건들을 연상할 수 있도록 연결시켜 이야기를 만들어 보는 것이 좋은 방법이다. 한 번에 두세 개의 물건을 연관시켜 기억하는 훈련이 좋다.

즉, '생선이 깨끗하게 보이려고 비누를 온몸에 바르고 우유로 목욕하려 하다가 바나나를 밟아 미끄러져서 배추포기에 쳐박혔다'라는 식으로 엉터리 같은 이야기를 꾸며보는 식이다. 이처럼 엉뚱한 이야기일수록 기억력 향상에는 더 좋다.

그다음에는 물건의 숫자를 더 늘려서 이야기를 꾸며 본다. 귀찮고 우스꽝스러워 보여도 두뇌를 훈련시키는 매우 좋은 방법 중의 하나이다.

- 덧셈과 뺄셈하기

이제 종이에 다음과 같은 6개의 숫자를 받아 써보라.

321413을 적고 이 숫자들 사이에 +나 -를 넣어서 답이 10이 되도록 만들어 보자.

871446을 적고 마찬가지로 답이 4가 되게 만들어 보자.

532415로 14를 만들어 보자.

218935로 20을 만들어 보자.

534429로 9를 만들어 보자.

762993으로 0을 만들어 보자.

이런 식으로 숫자를 나열하고 정답을 찾아내는 훈련을 하는 것도 두뇌운동에 도움이 된다.

• 숫자 세기

소리 내어 2, 4, 6, 8……로 둘씩 세어 10까지 가능한 한 빨리 세어 보자. 그다음엔 100부터 100, 98, 96, 94……이렇게 거꾸로 0까지 세어보자. 이제는 3, 6, 9, 12……이렇게 3의 배수로 100까지, 그리고 마찬가지로 거꾸로 세어보자. 이란 숫자 세기를 할 수 있는 한, 7의 배수까지 시도해보자.

• 오른손과 왼손으로 동시에 글쓰기

종이를 앞에 놓고 양손에 연필을 하나씩 잡고 동시에 자신의 이름을 적어 보자. 그리고 왼손으로는 성을 오른손으로는 이름을 동시에 적어보자. 이런 훈련은 두뇌운동에 매우 좋으며 재미도 있다. 대부분 왼손으로는 거꾸로 쓰기 마련이다. 왼손으로 쓴 글을 거울에 비춰보면 생각보다는 괜찮은 글씨가 보일 것이다. 왼손으로 글을 쓰는 훈련을 하는 것도 좋은 훈련이 된다.

• 발음하기 어려운 문장 읽기

'간장공장 공장장은 강 공장이고, 된장공장 공장장은 공 공장장이다'라든지, '이 콩깍지는 깐 콩깍지인가 안 깐 콩깍지인가' 등과 같이 발음이 어려운 문장 읽기를 연습하는 것도 도움이 된다.

• 본 그림을 기억해 내기

잡지나 신문, 그림책에 있는 사진이나 그림을 하나 선택하여 3

~4분 정도 자세히 들여다본 후에 그림을 덮고 다음과 같은 것들을 기억해보자.

- 이 그림에 사람이 몇 명이나 있었나?
- 이 그림 속에는 새나 동물이 몇 마리 있었나?
- 건물이나 차가 몇 개나 있었나?
- 사람들이 입고 있는 옷이 무엇이었나?
- 사람들이나 짐승들이 무엇을 하고 있었나?
- 그림을 보여주려고 했던 주제가 무엇이었나?

이 훈련을 해보면, 우리가 얼마나 관찰력이 부족한지, 기억력이 떨어지는지를 알 수 있다. 또 다른 그림을 가지고 같은 노력을 해보면, 기억력 향상이나 관찰력 증강에 도움이 되고 두뇌훈련에 좋다.

제7장 노화방지와 영양

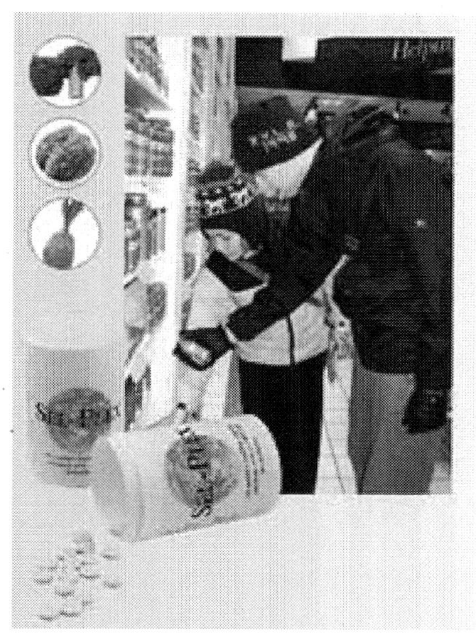

미국의 영양 보조제 전문점에서 고객들이 노화방지를
위한 셀레늄을 고르고 있다. 무, 배추, 브로콜리 등 식
물에는 셀레늄이 많이 함유된 것으로 알려졌다.

1. 노화방지 식사법
2. 매일 섭취해야 할 항암 식품

1. 노화방지 식사법

우리가 1일 3식 꼬박꼬박 챙겨 먹는 이유는 일상생활의 에너지 원을 얻고 신체의 모든 기관을 형성하며 생리작용을 활성화하는 촉매작용을 하기 때문이다. 더욱이 고령자들에 있어서는 잘못된 식습관은 질병에 잘 걸리고 신체 기관이 늙기 쉽다. 하루아침에 평생 지켜온 식습관을 바꾸기는 그리 쉽지 않다. 그러나 잘못된 식습관은 우리 몸의 노화를 앞당기고 좋은 식습관은 우리 몸을 건강하게 하여 노화를 지연시킬 수 있다.

1) 젊음을 지켜 주는 소식

현재까지 젊음 유지에 있어서 의학적으로 증명된 소식이 유일하다. 현재 진행되고 있는 원숭이를 대상으로 한 실험 결과를 보면, 마음대로 먹게 한 원숭이보다 30% 정도 열량을 제한한 원숭이가 30% 정도의 수명이 늘어났다고 하였다. 아직 사람을 대상으로 한 연구결과는 나오지 않아 100% 확신할 수 없지만, 지금까지의 연구결과의 토대로 볼 때 사람에게서도 수명연장 효과가 있을 것으로 생각된다.

사람을 대상으로 한 연구결과에 의하면, 소식을 하면 체중과 혈압이 내려가고 체지방과 혈중 지질이 줄며 혈당 조절 기능이 좋아져 체온이 내려가는 생리적 효과가 있다. 이런 변화들은 생활습관병을 예방하고 건강수명을 연장시키는 효과가 있다.

소식이 수명을 늘리는 메커니즘으로는 과거의 활성산소 이론이 유력했다. 즉 많이 먹을수록 음식을 소화하고 에너지를 내는 데는 더 많은 산소가 필요하다. 이 과정에서 유해 활성산소가 더 많이 발생하여 세포와 DNA에 손상을 주게 된다.

반면, 적게 먹을수록 활성산소가 적게 생겨 질병예방과 노화방지 및 장수에 도움이 된다고 한다. 최근에는 소식이 장수 유전자를 활성화한다는 연구결과가 발표되었다. 소식은 또한 노화방지 호르몬인 DHEA와 멜라토닌의 연령증가에 따른 분비 감소를 둔화시키는데 이런 호르몬들은 모두 노화를 막아주고 젊음을 유지하는 기능을 한다.

어떤 사람들은 음식의 유혹 정도는 참을 수 있는데 소식을 하면 기운이 없고 심지어 어지럽기까지 해서 어쩔 수 없이 배불리 많이 먹는다고 한다. 하지만 이런 현상은 소식을 시작하는 초기에 일시적으로 나타날 뿐이다. 더 중요한 사실은 소식하면 최상의 건강상태를 유지할 수 있고 신체적 정신적 활동도가 더 높게 유지된다. 소식은 삶의 질을 떨어뜨리지 않으면서 건강과 장수에 도움이 된다는 말이다.

그렇다면 어느 정도를 섭취해야 하는가? 우리나라 사람들의 하루 평균 섭취열량은 2,000~2,500kcal 정도이다. 여기에서 30%를 줄이면 1,500~1,800kcal 정도가 된다. 이렇게 하는 것이 어렵고 복잡하면 현재 먹는 양에서 밥을 3분의 1~4분의 1 정도 줄이면 된다.

2) 흰색 식품을 줄이자.

흔히들 3가지 하얀 음식, 즉 '삼백(三白)식품'이 나쁘다고 한다. 소금, 설탕, 흰쌀밥 또는 흰 밀가루를 말하며 흰색의 인공 조미료까지 더해서 삼백이라고 하기도 한다. 이른바 삼백 식품을 많이 섭취하면 건강을 위협하고 노화를 촉진시킨다.

표 7-1. 식품별 당 지수.

식품군	당질 함유량
두류, 해조류	채에 거른 팥소 80, 으깬 팥소 78, 두부 부침 46, 팥 45, 완두콩 45, 유부 43, 두부 42, 연두부 42, 비지 35, 청국장 33, 된장 33, 콩 30, 풋콩 30, 캐슈너트 29, 아몬드 25, 두유 23, 피스타치오 23, 땅콩 20, 녹 미채 19, 다시마 17, 김 15, 파래를 비롯한 녹조류 16, 미역 16, 한천 12, 큰 실 말 12, 우뭇가사리 11.
설탕, 과자, 음료	맥아당 105, 얼음사탕 100, 백사탕 109, 초콜릿 91, 찹쌀떡 88, 도넛 86, 캐러멜 86, 감자튀김 85, 핫케이크 80, 미다라시당고 79, 쿠키 77, 벌꿀 88, 메이플 시럽 73, 크래커 70, 카스테라 69, 감자 칩 60, 푸딩 52, 코코아 47, 젤리 46, 천연과즙 주스 42, 카페오레 39, 과당 30, 커피 프림 24, 녹차 10, 홍차 10
과일류	딸기 쨈 82, 파인애플 65, 황도 통조림 63, 건포도 57, 귤 통조림 57, 바나나 55, 포도 50, 망고 49, 멜론 41, 복숭아 41, 감 37, 버찌 37, 사과 36, 서양 배 36, 키위 35, 블루베리 34, 서양자두 34, 레몬 34, 귤 33, 배 32, 오랜지 31, 포도 통조림 31, 자몽 31, 파파야 30, 살구 29, 딸기 29, 아보카도 27
우유, 유제품, 알	연유 82, 아이스크림 65, 생크림 39, 크림치즈 33, 드링크 요구르트 33, 마가린 31, 탈지유 30, 버터 30, 달걀 30, 가공치즈 31, 저지방류 26, 우유 25, 플레인 요구르트 25
조미료류	후추 73, 된장 33, 청국장 33, 파래 49, 고추냉이 44, 마요네즈 15, 간장 11, 소금 10, 양 겨자 10, 식초 3.
곡류, 빵 면류	식빵 91, 바게트 빵 93, 정백미 84, 떡 85, 우동 85, 롤빵 83, 소면 80, 팥밥 77, 베이글 75, 콘프레이크 75, 라면 73, 마카로니 73, 배아미 70, 크로와상 70, 현미+정백미 65, 현미 프레이크 65, 파스타 65, 흰죽 57, 현미 56, 밀가루 55, 호밀 빵 55, 오트밀 55, 메밀국수 54, 중화면 50, 보리 50, 통밀 빵 50, 파스타 (전립분) 50, 현미 죽 47.
육류, 어패류	구운 어묵 55, 찐 어묵 51, 참치 통조림 50, 베이컨 50, 살라미 소시지 48, 생성 경단 47, 햄 46, 돼지고기 46, 소시지 46, 닭고기 45, 오리고기 45, 양고기 45, 굴 45, 성게 45, 바지락 44, 전복 44, 장어구이 43, 대합 43, 가리비 42, 모시조개 40, 참치 40, 전갱이 40, 붕장어 40, 새우 40, 오징어 40, 낙지 40, 명란 40, 바다빙어 40, 말린 멸치 40, 연어 알 40, 고등어 40, 꽁치 40, 대구 40.

식품군	당질 함유량
야채, 근채류	감자 90, 당근 80, 산 마(불장서) 75, 옥수수 75, 참 마 65, 호박 65, 토란 64, 밤 60, 은행 58, 고구마 55, 마늘 49, 우엉 45, 연근 38, 양파 30, 송이버섯 29, 팽이버섯 29, 오크라 28, 대파 28, 새송이 버섯 28, 표고버섯 28, 생강 27, 양배추 26, 피망 26, 꼬투리 강낭콩 26, 무 26, 순무 25, 가지 25, 양송이 모로헤이야 24, 곤약 24, 여주 24, 샐러리 24, 무순 24, 실 곤약 23, 양상추 23, 양하 23, 크레송(물냉이) 23, 소송채 23, 청경채 23, 오이 23, 샐러드 채 22, 숙주 22, 콩나물 22, 시금치 15.

출처: 김남익(2005). Focus, 운동과 건강관리. p 67∼69.

소금의 경우, WHO에서 권장하는 적정 섭취량은 하루 5g 정도인데, 우리나라 사람들의 섭취량은 하루 20g이므로 매우 많은 편이다. 소금 섭취량이 많으면, 혈압이 올라가고 심장 및 뇌혈관 질환과 전립선 질환의 위험이 커진다. 따라서 모든 음식은 우리 입맛에 조금 싱겁다 싶게 먹는 것이 좋다. 소금 섭취를 줄이려면 탕, 국, 찌게 등 국물 음식과 고추장, 간장 등 장류, 젓갈 등을 조금 덜 먹을 필요가 있다.

흰쌀밥과 흰 밀가루로 만든 음식은 위의 당지수 표에서 보듯이, 당지수가 높아 혈당을 급격히 상승시키고 정제 과정에서 비타민과 섬유소가 모두 제거되어 건강 측면에서 보면 좋지 않은 식품이다. 현미밥, 잡곡밥, 콩밥, 통밀 빵, 호밀 빵 등은 당지수가 낮고 모자라는 영양소의 균형을 맞출 수 있으며 섬유소가 풍부하여 노화방지에 좋은 음식이다.

설탕은 당지수가 매우 높아 인슐린을 과도하게 빨리 분비시키고 인슐린 저항성을 일으키며 세포에서 연소되어 캐러멜 같은 물질을 만들어 혈관을 노화시킨다. 따라서 설탕은 아예 먹지 않거나 아주 조금만 먹어야 한다. 설탕이 많이 든 사탕, 아이스크림, 케이크, 과자 등을 줄이고 커피는 설탕 없이 마시는 습관을 들인다.

3) 단백질 섭취

단백질은 고기와 생선에 들어 있는 동물성 단백질과 콩이나 곡류에 들어 있는 식물성 단백질로 구분된다. 단백질은 아미노산의 사슬로 이루어져 있는데, 아미노산은 근육, 인대, 장기의 중요한 구성성분이다. 뼈의 성장에 중요하고 효소와 호르몬을 만드는데도 필요하다. DNA의 유전정보 또한 단백질이 없으면 제대로 전달하지 못한다.

단백질의 질로만 따지면 동물성 단백질이 식물성 단백질보다 우리 몸에 필요한 아미노산을 더 많이 함유하고 있어 우수하다. 동물의 체 조직이 인간과 비슷하기 때문에 인간에게 필요한 모든 필수 아미노산을 적당한 비율로 가지고 있다. 하지만 육류는 근육 사이사이에 지방이 끼어 있다. 이 때문에 고기를 많이 섭취하면, 해로운 포화지방산을 같이 먹게 되어 심혈관계 위험이 커지며 신장질환과 통풍이 생길 수 있다.

식물성 단백질은 포화지방산의 위험은 없지만, 인체가 필요로 하는 필수 아미노산을 골고루 포함하고 있지 못하다. 곡류, 콩류, 견과류, 씨앗류, 감자 등은 단백질이 풍부한 식물성 식품이지만, 한두 가지 필수 아미노산이 부족한 경우가 많다. 따라서 서로 보완이 되는 음식을 함께 섭취하여 부족한 필수아미노산을 채워야 한다. 콩은 드물게 필수아미노산이 모두 들어 있고 좋은 성분이 많아 노화방지 음식으로 좋은 먹을거리이다.

- 효과적인 단백질 섭취
  - 고기 대신 생선을 먹자.
    생선은 육류와 거의 비슷한 양의 단백질을 함유하고 있으며 생선 기름에 들어 있는 불포화지방산은 건강에 좋은 성분이다.
  - 붉은 고기보다는 흰 고기를 먹자.
    쇠고기, 돼지고기 등 붉은 고기보다는 닭고기, 오리고기, 칠면조 등 흰 고기가 지방질이 적어 좋다. 같은 고기라도 갈비, 삼겹살처럼 지방이 많은 부위를 피하면 포화지방산의 피해를 최소화하면서 좋은 아미노산을 섭취할 수 있다. 조리방법은 튀기거나 볶는 것보다 삶거나 구워 먹는 것이 나쁜 지방 섭취를 줄일 수 있다. 닭고기와 오리고기는 껍질에 지방이 많으므로 껍질을 없애고 섭취하면 안전하다. 가슴살은 지방이 거의 없어 노화방지에 가장 좋은 부위이다.

4) 물의 효과

우리 몸의 70%가 물 인만큼 물은 세포와 조직의 구성 성분이며 모든 대사에서 중요한 촉매역할을 한다. 또한 영양분의 소화, 흡수, 운송 및 순환, 배설 등 생리작용에 꼭 필요하다. 수분이 부족해지면 우리 몸은 각종 증상을 나타내게 되며 운동이나 사우나로 심하게 땀을 흘린 뒤 수분을 보충하지 않으면 탈수 현상이 일어나 생명에 위험해질 수 있다. 이렇게 중요한 것이 물인데 싱겁고 특별한 맛도 없는데다 너무 흔하다 보니 늘 중요성이 과소평가되는 경향이 있다.

- 노화에 따른 물의 역할

나이가 들면 세포는 물을 저장하는 능력이 떨어져 탈수현상이 생기는데 대표적인 곳이 바로 피부이다. 나이가 들면 피부가 건조해지고 주름이 생기는 것은 피부세포에 수분이 부족해지기 때문이다. 주름 없이 촉촉하고 윤기 있는 피부를 오래도록 유지하려면 수분을 충분히 공급하는 것이 우선이다. 나이가 들면 장운동이 원활하지 못해 소화가 잘 안 되고 변비가 잘 생기는데 물을 많이 마시면, 장운동이 활발해져서 소화를 돕고 변비를 예방한다.

또 물은 체중조절에 도움을 준다. 배고플 때 물 한잔을 마시면 허기가 가시는 경험을 해보았을 것이다. 이 경우는 우리가 목이 마른 것을 배가 고픈 것으로 잘못 해석했기 때문이다. 체중조절에 신경을 쓰고 있다면 배가 고플 때 바로 음식을 섭취하지 말고 일단 물 한두 잔을 마신 뒤 10분쯤 기다렸다가 그래도 배가 고프면 음식을 섭취한다.

물만 마셔도 살이 찐다는 사람들이 있는데, 이것은 지방이 축적되어 살이 찐 것이 아니므로 결국 소변과 땀으로 배출되어 체중에는 아무런 영향을 미치지 않는다. 사우나를 2~3시간 해서 줄어든 체중은 땀을 흘려 일시적으로 탈수된 탓이므로 음식과 물을 섭취하면 바로 본래 체중으로 돌아간다.

몸에 좋은 물은 아무것도 섞지 않은 생수가 가장 좋다. 생수에는 산소가 풍부하고 칼슘, 마그네슘, 칼륨 등 각종 미네랄이 들어 있어 유익하다. 탄산음료는 대부분 당분이 들어 있어 해로우며 당분 없는 탄산음료 또한 입안의 산도를 높여 충치가 생기기 쉽게 하고 몸속에 가스를 발생시켜 좋지 않다. 생수는 그냥 마시는 것이 가장 좋지만, 레몬과 같은 과일즙을 연하게 타서 마시거나 엽차나 과일차로 마시면 좋다.

- 노화방지에 효과적인 물 마시는 습관

하루에 물 7~9컵(1.5~2L)을 마신다. 우리나라 성인이 하루에 마시는 물은 평균 0.61L로 노화방지에는 턱없이 부족한 양이다. 하루에 필요한 물은 하루 중에 여러 번에 걸쳐서 나누어 마시고 천천히 조금씩 씹듯이 마신다. 목이 마르다고 벌컥벌컥 마시면 식욕이 떨어지고 소화가 안 되며 속이 더부룩할 수 있다.

아침에 냉수 한잔이 보약이 될 수 있다. 아침에 일어나 두 잔을 마시는데 이때 마신 물은 변비치료에 도움이 되며 잠들었던 몸을 깨우는 효과가 있다.

- 수분섭취 요령
. 원칙적으로 갈증을 느끼기 전에 수분을 섭취한다.
. 1일 1~8컵의 물을 마신다.
. 운동 15분 전 1컵의 물을 마신다.
. 격한 운동시 30분 간격으로 1컵의 물을 마신다.
. 2시간이 넘거나 격한 운동을 1시간 이상 할 경우, 탄수화물이 약 8% 함유된 음료 섭취한다.
. 운동 후에는 2컵의 물을 마신다.
. 운동전과 후에 체중을 확인한다.
. 커피를 마셨다면, 2시간 이내에 1컵의 물을 마신다.

2. 매일 섭취해야 할 항암 식품

우리나라의 사망원인 중 제일 수위를 차지하고 있는 질환이 암이고 그다음이 뇌혈관 질환, 심장병 순이라고 통계청에서 발표하였다. 따라서 우리가 매일 섭취하는 음식을 제대로 섭취했을 때 암 등 질환의 유병률을 줄여 노화를 지연시키고 장수할 수 있다.

1) 채소류

• 가지 - 암과 성인병 예방에 좋음

채소나 과일에 암을 억제하는 물질인 폴리페놀의 함량을 표시한 것이 많다. 이 중에서 가지가 발암 인자를 80% 이상 억제할 수 있는 으뜸 채소로 꼽힌다.

가지는 발암물질인 벤조피렌, 아플라톡신이나 탄 음식에서 나오는 물질 등에 대한 돌연변이 유발 억제 효과가 브로콜리와 시금치보다도 약 2배 정도 높다. 또 가지에 들어 있는 식이섬유소는 대장암이나 유방암 등의 원인이 될 수 있는 동물성 지방 및 콜레스테롤을 대장에서 제거하는 효과가 있다. 이 밖에도 알칼로이드, 페놀 화합물, 클로로필, 식이섬유소 등 다양한 암 예방 물질이 포함되어 있다. 그중에서도 청색의 안토시아닌은 항산화 및 암 예방에 중요한 역할을 담당한다.

가지의 효능은 암 예방 외에도 다양하다. 장운동을 촉진하고 변비를 예방하며 식이섬유가 풍부하여 성인병 예방에도 효과적이다.

• 곰취 - 항암, 항산화 효과에 최고

산나물은 무기질, 비타민, 필수 아미노산, 섬유소 등을 두루 함유하고 있으며 함량은 적지만 양질의 단백질이 있어 우리 몸에 이로운 역할을 한다. 이러한 산나물 중에서 최근 항암 효과로 주목받고 있는 것이 곰취이다. 곰취는 칼슘과 갈륨이 많아 산성 체질을 개선하고 노화를 방지하며 정신직 육체직 피로를 회복해 주는 기능이 있는 것으로 알려지고 있다. 또 장기의 기능을 강화하고 정상화하여 건강을 유지하는데 좋은 식품이다. 여러 가지 효능과 함께 영양 성분도 골고루 함유하고 있다. 그중에 베타카로틴은 100g당 무려 4,415㎍이나 함유되어 있고 비타민 C는 21㎎이나 들어 있어 이 성분들로 인해 항산화 및 항암효과가 높다. 또한 유전독성 억제 효과도 15~58%를 나타내며 각종 암 세포의 성장 억제 효과를 알아보는 실험에서도 강한 억제활동이 나타났다.

• 당근 - 폐암, 유방암 예방에 효과

발병하면 70%가 1년 내에 사망하며 87%가 5년 내에 사망한다고 알려진 무서운 질병 폐암, 폐암은 가장 치유하기 어려운 암 중의 하나다. 흔히 눈 건강과 피부 미용에 좋다고 알려진 당근이 폐암 예방 식품으로 주목을 받고 있다. 당근은 당나라에서 처음 들어왔다고 해서 붙여진 이름이다. 색깔이 예뻐서 음식의 모양을 내기 위해 많이 쓰이는데, 당근이 좋은 이유도 이 색깔에 있다. 당근이 주홍빛을 띠는 이유는 베타카로틴이라는 성분 때문으로 색깔이

진할수록 베타카로틴이 많이 들어 있다.

베타카로틴을 많이 섭취하여 혈중 농도가 높으면 폐암과 유방암의 발병률이 현저히 낮아진다. 또한 베타카로틴은 발암물질과 독성물질을 무력화시키고 유해산소가 세포를 손상시키는 것을 막는다. 예전에 일본에서는 당근을 인삼에 버금가는 약재로 여겼고 고대 그리스와 로마에도 당근의 해독작용에 대한 기록이 있을 정도다. 그 밖에도 당근은 비타민과 미네랄 등이 균형 있게 들어 있는 알칼리성 식품이어서 고기 등 산성 식품과 함께 섭취하면 산성을 중화한다. 또한 홍역, 빈혈, 저혈압, 야맹증 등에도 효과가 있다. 유의할 점은 식품이 아닌 다른 방법으로 베타카로틴을 섭취하면 흡연자에게 오히려 암을 촉진한다는 것이다.

• 마늘 – 항암 식품 중에 으뜸

마늘에 있는 알리신은 항균작용이 매우 강하다. 알리신은 위암의 원인이 되는 헬리코박터 파일로니균의 증식을 억제하여 위암을 예방한다. 마늘을 포함한 부추, 양파, 대파를 많이 섭취하면, 위암 발생률이 감소하고 섭취량에 비례하여 대장암 발생이 감소하는 것으로 나타났다. 이는 마늘이 발암물질의 대사를 막고 해독하는 효소를 많이 발생하여 발암물질의 독성을 줄이는 것은 물론 DNA의 손상을 막아주기 때문이다. 이뿐 아니라, 암세포의 증식을 억제하고 면역작용을 증가시키며 항산화 작용을 통해서도 암을 예방한다. 마늘을 많이 섭취하면 암이 발생하지 않는 것은 물론 질병 없이 건강하게 장수할 수 있다고 전해지고 있다.

마늘 냄새를 빼고는 100가지 이로움이 있다고 하여 한방에서는

‘일해백리(一害百利)’라고 말할 정도로 우리 몸에 이로운 식품이다. 특히 2002년 미국 시사주간지 ‘타임’이 10가지 건강식품으로 선정했고 미국국립암연구소에서는 항암 식품 중에서 첫 번째로 소개했을 정도로 세계적인 명성을 누리고 있다.

• 미나리 – 암, 고혈압 예방에 좋은 식품

미나리는 신진대사와 혈액에 관계하여 인체의 가장 기본적인 문제들을 해결해주는 식물이다. 머리를 맑게 하고 신진대사를 촉진하며 대장과 소장의 흐름을 원활하게 한다. 또 간염이나 위염에도 효능이 있는 것으로 최근에 밝혀졌다. 미나리의 성분을 분석해 보면, 단백질과 지방, 무기질과 항암작용을 하는 플라보노이드라고 불리는 식물성 색소물질인 ‘퀘르세틴’과 ‘켐프페롤’이 함유되어 있다. 퀘르세틴은 항산화 물질로 유방암, 대장암, 난소암, 위암, 방광암을 예방하고 체내 세포가 산화하는 것을 예방하며 염증 억제 효과가 있다.

켐프페롤은 대장암, 유방암, 폐암, 전립선암 등에서 암세포 증식 억제 효과를 발휘한다. 켐프페롤이 단백질의 인산화를 감소시키는 과정에서 암세포의 진행을 막고 세포 증식을 억제하기 때문이다. 퀘르세틴과 켐프페롤, 이 두 가지 물질을 함께 섭취했을 때 암세포의 증식이 현저히 억제된다는 연구결과도 있다. 암 예방 이외에도 미나리의 효능은 다양하다. 많이 알려져 있듯이 고혈압 예방이나 항염증, 면역 증강 등에 탁월한 효과가 있다.

• 브로콜리 — 대장암 예방 효과에 뛰어남

우리나라에서 가장 현저하게 증가세를 보이고 있는 대장암, 대장암으로 인한 사망이 남성은 위암, 폐암, 간암에 이어 네 번째를 차지하며, 여성도 비슷하다. 이러한 대장암을 예방하는 데 뛰어난 효과가 있는 것으로 알려진 채소가 브로콜리다.

브로콜리의 식물성 섬유질은 장 속의 유해물질을 흡착하여 배출해 우리 몸속을 깨끗하게 비워준다. 대변 속의 식이섬유량이 많을수록 암을 발생시키는 물질의 농도가 약해지고 장 속에 잔류하는 시간이 짧아지므로 암 발생률도 그만큼 감소해 대장암을 예방하는 작용도 한다. 채소 가운데 영양가가 매우 높은 것으로 손꼽히는 브로콜리는 철분이 다른 채소들에 비해 2배나 더 들어 있어 성인병 예방에 탁월한 효과가 있는 것으로 알려져 있다.

브로콜리에 들어 있는 미로시네이스라는 효소는 조직이 파괴되면서 활성화하여 항암물질을 만드는데 체내에서 설포라판이라는 물질로 분해한다. 이 설포라판은 유방암의 증식을 막는데 유용하며 폐암, 대장암의 예방에 뛰어난 효과가 있다. 특히 설포라판은 발암 억제에 중요한 역할을 하는 제2상 효소를 활성화하여 발암물질을 세포 내에서 제거한다. 또한 발암 과정의 모든 단계를 차단함으로써 강력한 암 예방 효능을 보인다.

• 새싹 채소 — 비타민, 미네랄이 많은 항암 식품

채소는 종자에서 싹이 뜨는 시기에 자신의 성장을 위해 영양소 등 소중한 물질을 생합성하므로 새싹 채소의 비타민, 미네랄, 항암 성분 함량은 다 자란 채소의 3~4배에 이른다. 그 예로 브로콜리에 다량 함유되어 있는 황화합물질인 설포라판의 항암 및 면역 활성 작용은 널리 알려져 있는데 성숙한 브로콜리보다 어린 새싹에 설포라판이 약 40배 이상 들어 있는 것으로 보고되었다. 메밀 싹에는 항산화 활성이 높은 플라보노이드 화합물인 루틴이 다량 함유되어 있어 체내 유해산소를 제거해 암의 발생과 성장억제에 도움을 줄 수 있다.

새싹 채소는 특정한 채소를 일컫는 것이 아니라 채소류나 곡물류의 종자를 파종하여 얻은 어린 떡잎이나 잎, 줄기를 수확하여 신선한 상태로 식용하는 것을 총칭한다. 즉 어린 채소라고 보면 된다. 깨끗하고 신선함이 가장 중요함으로 농약을 사용하지 않는 것이 장점이다. 새싹 채소는 기존에 널리 이용돼온 무 싹, 콩나물 외에는 많이 알려져 있지 않았으나 최근 이에 대한 관심이 고조되면서 다양한 새싹 채소와 이를 재배할 수 있는 종자를 쉽게 구할 수 있게 되었다.

• 시금치 – 위암, 대장암 발병률을 낮춤

시금치나 당근 등의 녹황색 채소를 매일 섭취하는 사람들은 위암 35%, 대장암 발생은 40%나 감소한다는 통계가 있다. 특히 엽산은 폐암 억제에 효과가 있으며 엽산에 비타민 B12를 추가하면 항동맥경화와 항암 효과가 더욱 증대된다. 시금치에 다량으로 들어 있는 엽산은 DNA 합성과정에 필수적이다. 여러 연구에 따르면, 혈액 속에 있는 호모시스테인이라는 물질이 증가하면 혈관에 자극을 받아 동맥경화가 발생하는 것으로 나타났다. 그러나 이물질은 엽산에 의해 나쁜 효과가 없어진다.

한방에서도 강장보혈에 효과가 뛰어난 식품으로 꼽는 시금치는 미국 타임지가 10대 음식으로 뽑을 만큼 동서양을 불문하고 건강식품으로 꼽힌다. 시금치에는 사포닌과 질이 좋은 식이섬유가 들어 있어 변비에도 효과가 있고 철분과 엽산이 있어 빈혈 예방에도 효과가 있다. 이외에도 시금치에는 베타카로틴, 루테인, 페놀, 비타민 C, E 등이 많다. 그래서 오래 전부터 시금치는 항암효과가 있는 식품으로 알려졌다.

• 신선초 – 특히 흡연자의 암 예방에 효과적

우리 몸 세포에는 핵이 있고 핵 속에는 DNA라는 유전물질이 있는데, DNA가 손상되면, 암으로 발전할 위험이 매우 높은 것은 잘 알려진 사실이다. 흡연자는 비흡연자에 비해 DNA가 훨씬 많이 손상되며 이 때문에 흡연자는 각종 암에 걸릴 확률이 비흡연자에 비해 수배에서 수십 배까지 높다. 즉 흡연자는 심하게 말하면 매일 발암물질을 먹고 살아간다고 할 수 있다. 특히 담배 속의 유해물질들로 인해 DNA가 많이 손상되어 암에 걸릴 위험이 높은 흡연자는 항산화 영양상태가 양호하지 못하므로 항산화 생리활성이 높은 신선초 등의 녹색채소를 지속적으로 섭취하는 것이 좋다. 특히 신선초에는 비타민 C, 카르티노이드 등의 항산화 영양소뿐만 아니라, 크로로필, 플라보노이드 등 암 예방 효과가 뛰어나 성분이 풍부하게 포함되어 있다.

신선초에는 비타민 C가 다른 야생식품의 2배 정도 함유되어 있으며 그 외 비타민 B1, B2, 무기질이 풍부하게 들어 있고 불포화지방산인 리놀레산도 많이 함유되어 있다. 그뿐만 아니라 생리활성물질인 각종 플라보노이드, 쿠마린, 사포닌 등이 들어 있어 자연 건강식품으로 주목받고 있다.

• 아스파라거스 – 폐암 예방에 효과적인 '귀족 야채'

알코올 섭취를 줄이고 엽산을 섭취하면 대장암 발생률이 낮아진다. 엽산은 시금치, 순무, 근대, 무 잎, 소 간 등에 많이 함유되어 있으며 서양요리에 자주 등장하는 아스파라거스에도 풍부하게 들어 있다. 엽산에 비타민 B12를 추가하면 항동맥경화와 항암효과가 더욱 증대된다.

아스파라거스는 300여 종에 이르며 크게 그린 아스파라거스와 화이트 아스파라거스로 나뉜다. 이 두 종류 모두 아스파라긴산을 비롯하여 비타민 C, B1, B2와 칼슘, 인, 칼륨 등의 무기질이 풍부하다. 그린 아스파라거스는 70%를 넘는 암 억제력에 있다고 한다. 특히 폐암 예방에 효과적이다. 화이트 아스파라거스는 아스파라긴산이 더 많이 함유되어 있다. 아스파라긴산은 신진대사를 촉진하고 단백질 합성을 잘되게 하여 피로회복에 좋다. 아스파라거스의 싹 끝에 들어 있는 루틴은 혈관을 튼튼하게 하고 혈압을 조절하는데 도움을 준다.

• 양배추 – 위암, 대장암 예방에 좋은 장수식품

서양에서는 요구르트, 올리브에 이어 3대 장수식품으로 효능을 인정받은 양배추이다. 위암, 대장암, 직장암을 예방하는 식품으로도 최근 널리 알려지고 있다. 양배추는 칼슘이 많은 알칼리성 식품인데 칼슘이 우유에 못지않게 잘 흡수된다. 양배추 200g이면 하

244

루에 필요한 비타민 C를 섭취할 수 있다.

양배추의 암 예방 효과는 함유되어 있는 글루코사놀레이트가 씹거나 소화과정 중 미로시나제에 의해 분해되어 생기는 이노티오시아네이트(ITC), 인돌-3-카비놀(I3C), 아닐 시아나이드, 설포라판 등의 산물로 인해 나타난다. 이중 ITC와 I3C는 직장암의 세포 사멸을 유도해 직장암 억제에 높은 효과를 나타내고 배양된 유방암 세포의 성장과 전이를 억제한다. 설포라판은 위암 발생의 주요한 인자로 알려져 있는 헬리코박터 파이로니균의 활성을 억제하며 동물 실험에서 발암물질로 인해 유발된 위암의 생성을 억제한다. 생것이나 짧은 시간 가열했거나 소금에 절인 양배추를 1주일에 3번 이상 섭취한 사람은 1주일에 1.5번 이하로 섭취한 사람에 비해 72% 정도 유방암 발생률이 감소한다고 하였다.

● 케일 - 폐암, 간암에 탁월한 효능

암 예방에 탁월한 케일은 비타민, 무기질, 식이섬유소 등이 다른 채소보다 월등히 함유되어 있는데, 실제로 비타민 C는 귤보다 3배 이상 들어 있고 베타카로틴의 함량도 많다.

양배추의 선조 격인 케일인데, 최근 건강 채소로 각광받고 있는 브로콜리와 콜리플라워 등도 케일의 품종을 개량한 것이다. 현재 양배추, 브로콜리 등이 항암효과가 있는 채소로 주목받고 있는데 그들의 조상인 케일의 암 예방 효과는 더욱 놀랍다.

케일은 담배의 발암물질로 인해 유발되는 폐암을 억제하는 효능이 있다. 또 간암에도 효과가 있는데, 간의 전 발암물질이 최종 발암물질로 전환하는 것을 억제하고 이미 발생한 발암물질을 해독하여 완전히 제거한다.

케일 성분 중에 항암효과가 가장 뛰어난 것은 페놀 및 플라보노이드 성분인데, 이는 인체 내 암세포 실험에서 매우 높은 항돌연변이와 암세포 사멸 효과가 있다. 또 암세포의 DNA 합성을 크게 억제하고 발암과정에서 진행을 막아 암을 예방한다.

• 토마토 – 활성산소를 제거해 암 예방

가공식품은 설탕 및 각종 첨가물이 들어 있어 몸의 균형을 깨지게 하고 암을 유발한다고 알려지고 있다. 하지만 토마토는 다르다. 토마토는 가공 식품이 생토마토보다 항암효과가 더 뛰어나기 때문이다. 토마토의 항암효과에 가장 핵심적인 역할을 하는 라이코펜은 빨간 색소 성분으로 완숙 토마토일수록 풍부하다. 라이코펜은 활성산소를 제거하는 능력이 뛰어난데 카로티노이드의 성분 중 산화방지와 암 억제 효과로 잘 알려진 베타카로틴에 비해서 2배가량 높다.

체내에서 산소 소모를 통해 에너지를 만들어내는 대사과정이나 외부에서 침입한 이물질을 제거하는 면역기능을 수행할 때 활성산소가 발생한다. 이렇게 발생한 활성산소는 우리 몸에 각종 질병을 일으키는 원인이 되기도 해 체내의 항산화 효소나 항산화 물질로 제거해야 한다. 그러나 체내 항산화 방어 체계가 원활하지 못하면 활성산소로 인해 세포가 손상되고 손상된 조직이 암 발생으로 이어질 수 있다. 이때 토마토가 활성산소 제거역할을 함으로써 암을 예방한다는 것이다.

토마토는 만병통치약이라고 할 만큼 다양한 효능이 있다. 고혈압, 당뇨, 신장병 등 만성질환을 치료하는 데에도 유용하게 쓰인다. 다이어트에 도움이 되고 변비를 예방하며 피부미용을 도와주는 더 없이 좋은 식품이다.

2) 곡류

• 된장, 청국장 – 전통적인 발효 항암 식품

된장과 청국장은 우리나라 전통적인 발효식품으로 음식의 맛을 내는 중요한 재료로 쓰인다. 된장과 청국장이 항암 효능을 내는 데는 주재료인 콩의 역할이 가장 크다. 콩은 우리 몸에 흡수가 잘 되는 항산화물질인 제니스틴이라는 성분을 풍부하게 함유하고 있는데, 된장이나 청국장으로 발효하는 과정에서 당이 떨어지고 제니스테인이란 성분으로 전환된다. 발효과정 중에 생기는 제니스테인은 제니스틴보다 암 예방 효과가 뛰어나기 때문에 콩은 날것보다는 발효해서 먹는 것이 암 예방에 더욱 좋다고 할 수 있다.

제니스테인은 여성 호르몬인 에스트로겐과 구조가 비슷해 여성들에게 문제가 되는 골다공증 및 폐경기 증후군을 예방할 뿐 아니라 유방암, 전립선암, 폐암 등 여러 암을 예방하는 역할을 한다. 특히 제니스테인은 각 단계에서 암세포가 성장하는 과정을 차단하고 암세포의 자살 및 분화를 유도하기 때문에 암을 효과적으로 예방할 수 있다. 최근 더욱 각광받는 청국장은 속성 발효 된장으로 낫또 등의 형태로 많이 섭취한다.

- **들깨 – 유방암, 대장암 예방에 효과가 큼**

최근 우리나라 사람들에게 가장 많이 나타나는 암이 유방암과 대장암이기 때문에 들깨의 항암 효과에 관심이 높다. 들깨는 유방암과 대장암의 발생을 억제하는 효과가 크다는 연구결과가 속속 발표되고 있기 때문이다. 들깨 잎 역시 암 예방 효과가 매우 높은 채소류에 속한다. 들깨가루는 불용성 식이섬유소가 많이 함유되어 있는데, 발암물질을 만나면 결합하여 제거하는 특성이 있다. 들기름은 어린이의 학습능력을 증진하고 노인들의 치매를 예방하는 효과가 있다.

들깨의 주성분은 리놀렌산(54%), 리놀레산(13%), 올레산(19%)인데 리놀렌산이 주요한 성분이다. 쥐를 통한 동물실험에서 리놀렌산이 암의 자연발생과 암세포의 혈관 신생 등을 억제하는 효과가 있음이 밝혀진 바 있다. 리놀렌산은 우리 몸에 꼭 필요한 필수지방산으로 부족하면 성장저해, 불임, 피부질환 등이 나타난다. 특히 리놀렌산은 들깨가 항암효과를 지니는데 중요한 역할을 하는 성분으로 항돌연변이 및 암세포 증식 억제 등의 효과가 있다.

- **율무 – 암세포 증식을 억제**

결장암은 식생활이 서구화하어 육류 및 동물성 지방의 섭취가 늘어나면서 발생률이 점차 높아지는 추세이다. 따라서 과일, 야채 등 식이섬유를 충분히 섭취하는 생활로 어느 정도 예방할 수 있다. 대개 40대 이후에 발생하며 50대 이후가 되면 급격하게 증가하여 전체의 90% 이상을 차지하는데 남성보다 여성에서 더 많이 발생한다. 이러한 결장암에 가장 뛰어난 효능을 나타내는 것이 율무이다. 다른 곡류도 항암효과가 있다고 증명되긴 했지만, 쌀과 보리, 밀, 율무 등으로 항암효과를 실험한 결과, 율무가 다른 곡물에 비해 결장암과 골육암 세포에 대해 더 높은 항암효과를 나타냈다.

원래 율무는 일반식용이 아닌 약용식물로 인식되어 온 까닭에 인기도가 낮았으나, 이러한 연구가 속속 발표되면서 주목받고 있다. 율무의 암 억제 활성물질은 유기용매인 디클로로메탄층에서 발견되었는데, 이것은 암의 진행 초기 단계를 막아주고 암세포 중간 단계를 지연, 차단하며 암세포의 자살을 유도하여 암세포 증식을 억제한다.

• 잡곡 – 다양한 기능성 물질로 암 예방

잡곡을 많이 먹던 과거에는 흔치않던 질병인 암의 발병률이 높아지는 것을 보면, 우리의 달라진 식습관이 주된 원인이라고 보아도 과언이 아닐 것이다. 잡곡이란 곡류 중 쌀과 맥류를 뺀 모든 작물을 일컫는 말이다. 일반적으로 수수, 기장, 조 등이 잡곡에 속한다. 잡곡류는 척박한 토양과 열악한 자연환경에서 자라면서 다양한 기능성 물질을 만들어 내는데 이 물질들로 인해 암 예방에 높은 효과를 나타내게 된다.

수수의 경우, 배유에 노화를 방지하는 항산화 물질이며 항암작용을 하는 카로티노이드가 들어 있어 활성산소 때문에 나타나는 산화를 방지하고 동시에 암을 예방하는 역할을 한다. 또 수수는 주요 곡물 가운데 탄닌을 생산하는 유일한 작물이다. 떫은맛을 내는 탄닌은 항암효과가 있는 것으로 나타났다. 기장과 조도 항산화, 항균, 항돌연변이 효과가 있는 물질을 다량으로 함유하고 있다. 또한 팥에는 인삼에서 발견되는 항암, 성인병 예방 성분인 사포닌이 들어 있다. 사포닌은 소변을 원활하게 배출하는 이뇨효과가 있어 몸이 잘 붓는 사람에게 도움이 된다. 팥에 풍부한 칼륨 역시 나트륨을 분해하기 때문에 염분으로 인한 부기를 빼는데 좋다.

• 콩 – '이소플라본'이 암을 막아준다.

유방암은 우리나라 여성에게 가장 많이 발병하는 암이다. 특히 35~45세 여성들에게는 위협적이다. 유방임은 어느 징도 진행된 후에야 발견되기 때문에 무엇보다 예방이 중요하다. 유방암을 예방하는 데는 더 없이 좋은 식품이 바로 콩이다.

콩은 유방암과 전립선암을 예방하는데 탁월한 효능을 보인다. 이는 콩의 대표적인 유효 성분인 이소플라본 때문이다. 이소플라본에는 제니스틴, 다이드제인, 클리이세틴 3가지가 있다. 그중에서 제니스틴은 여성호르몬인 에스트로겐과 화학구조가 매우 비슷해 암세포 성장 억제 능력이 가장 뛰어나다. 제니스틴 고유의 암 억제 능력은 더욱 강하다. 제니스틴이 암세포의 성장을 막는 효능은 세포분열 단계에서 발휘되기 때문이다. 콩을 많이 섭취하는 동양인이 서양인에 비해 유방암 발병률이 낮은데 이것도 제니스틴의 섭취량과 관련이 있다.

• 현미 – 암과 성인병 예방에 최고

보통 현미나 콩 등의 잡곡이 소화가 잘되지 않아 위에 더 부담을 준다고 생각하기 쉽다. 하지만 우리가 매일 먹는 쌀밥을 현미밥으로 바꾸기만 해도 위암을 예방할 수 있다. 현미와 같은 통곡식은 소화를 위해 장운동을 촉진하고 통곡식의 영양은 손상된 위 점막 세포를 복구하며 위와 장의 기능을 회복시킨다. 장 기능을 활발하게 하여 변비를 해소하고 영양가도 높기 때문에 현미를 주식으로 섭취하는 것이 바람직하다.

백미와 현미는 당질을 비슷하게 함유하고 있지만, 현미에는 쌀눈과 식이섬유소, 쌀겨 내에 있는 여러 가지 생리활성물질을 비롯해 항산화작용을 하는 비타민 E, 훼루익산, 피틴산, 식물스테롤, 베타-시스토스테롤 등의 항암물질이 함유되어 있다. 이러한 물질들이 암과 혈관질환 예방, 당뇨와 간 질환에 중요한 역할을 한다.

피틴산은 활성산소에 의해 세포의 유전자가 손상되어 정상세포가 암세포로 변이되는 것을 막아주는데, 이때 철분, 구리와 결합하여 세포의 산화를 방지하고 발암을 억제한다. 또한 현미에 함유된 페놀과 셀레늄에는 세포의 산화를 방지하고 암 발생을 억제하는 효과가 있음을 밝혀졌다. 이중 셀레늄은 비타민 E와 함께 작용하면 효과가 배로 증가한다.

3) 해산물

• 굴 - 암, 노화 예방에 좋은 '바다의 우유'

흔히 굴을 일컬어 바다에서 나는 우유라고 부른다. 단백질 함량이 생선류와 비교하면 낮지만 우유와 비교하면 2배 정도 많다. 굴은 영양분을 s균형 있게 함유하고 있다는 점에서 우유와 닮은 점이 많다. 수분 함량이 84%인 생굴은 입안에서 느껴지는 질감이 독특하고 단백질 조직이 연하여 소화 흡수율이 높다.

굴에 함유된 단백질 성분 중 타우린은 아이들의 두뇌 발달과 뇌졸중, 동맥경화, 담석증 등에 효과가 있다. 굴에 포함된 불포화지방산인 EPA와 DHA는 암을 예방하는 주요 성분이다. 먼저 EPA는 혈액 중에 중성지방 및 혈중 콜레스테롤을 낮추어 고혈압과 뇌출혈 등을 예방해 준다. DHA는 학습기능 향상, 항암작용, 노화 억제 등에 효능이 있다.

그밖에 무기질과 비타민도 풍부하다. 무기질 중 아연은 성호르몬을 활성화하고 인슐린의 분비를 촉진한다. 이 때문에 굴을 강장식품으로 꼽는다. 굴 속게 함유된 비타민 E는 체질을 알칼리성으로 바꿔주고 비타민 A는 비만을 예방하고 피부를 곱게 하는데 도움을 준다.

• 김 – 대장암 발병을 크게 줄여줌

식단이 서구화하면서 빠르게 증가하는 것이 대장암 발병률이다. 나이가 많을수록 발생빈도가 높아지며 50~60대에 가장 많이 발생하는데, 여자는 결장암, 남자는 직장암이 많이 발생한다.

가장 흔한 밥반찬인 김이 암 예방에 탁월한 효과가 있다고 알려진 것은 얼마 되지 않는다. 얇은 김 한 장에는 풍부한 단백질과 탄수화물, 비타민 등이 골고루 함유되어 있다. 특히 비만을 방지하기도 하는 식이섬유는 대장암을 예방하는 데 중요한 역할을 한다. 김의 식이섬유 함유량은 같은 양의 굴에 비해 30배나 많으며 양배추의 16배 이상이다. 미역이나 다시마와 마찬가지로 대장에 있는 발암물질을 흡착하여 체외로 배출한다.

특히 김 성분 중에 '포피란'은 김의 항암 효과에 큰 역할을 한다. 김에만 들어 있는 물질이면서 식이섬유의 일종으로 장 활동과 배변을 원활하게 하여 유독성분이 장내에 머무는 시간을 줄이는 등 유독 성분의 흡수를 차단하여 대장암의 발병률을 낮춘다. 또한 암세포는 종양의 성장을 촉진하기도 하는데 포피란은 위암의 성장 인자에 작용하여 암세포가 성장하는 것을 차단한다.

- 다시마 – 항암 성분 '푸코이단' 최대 함유 식품

변비를 오랫동안 방치하면 대장암을 일으킬 수가 있다. 다시마의 섬유질은 위장관을 자극해 변비가 쉽게 사라지고 피부도 매끄러워진다. 수용성 식이섬유인 알긴산은 발암물질을 흡착해 체외로 배설하는 작용도 한다. 다시마에 풍부하게 함유되어 있는 알긴산은 변비를 해결하는 동시에 대장암을 예방하기도 한다.

보통 국물을 낼 때 이외에는 다시마를 잘 섭취하지 않는다. 부드러운 미역과 비교할 때 다시마는 단단하여 섭취하기가 불편한 것을 그 원인으로 들 수 있다. 하지만 다시마는 미역과 마찬가지로 뛰어난 항암효과가 있는 식품이다.

대부분의 해조류는 신진대사를 촉진해 나쁜 조직의 발생을 억제하고 노화를 방지한다. 나이가 들면서 많이 나타나는 암에 대해서도 어느 정도 항암효과가 있다. 해조류의 겉에 끈적거리고 미끄러운 부분이 다당류인데 미역, 다시마, 녹미채 등의 갈조류에 함유되어 있는 U-푸코이단은 뛰어난 항암작용을 한다. 푸코이단을 가장 많이 함유하고 있는 식품이 바로 다시마이다. 결장 암세포에 푸코이단을 주입하여 실험한 결과 72시간이 지난 후에는 거의 모든 암

세포가 사라졌다는 보고도 있다.

- **등 푸른 생선 – DHA 성분이 암 발생을 막아준다.**

활성산소는 세포를 공격하는 성향이 매우 강한 산소로 암화를 촉진하는 위험인자가 된다. 최근 등 푸른 생선에 함유된 DHA(도코사헥사엔산) 성분이 활성산소를 억제하는 것으로 밝혀져 다시 화제가 되고 있다. DHA는 고등어, 다랑어, 꽁치 등 등 푸른 생선에 다량 함유되어 있는 지방성분이다. 등 푸른 생선은 바다 밑에 사는 흰 살 생선과는 달리 바다 표면 가까운 곳에 살기 때문에 물살에 따라 이리저리 헤엄쳐 다니면서 운동을 많이 하는 편이다. 그래서 근육이 단단하고 지방 함량이 20% 정도 더 높으며 비린내가 난다는 특징이 있다. 대표적인 등 푸른 생선으로는 고등어, 꽁치, 정어리, 청어, 삼치, 가다랑어, 참치, 장어, 연어, 방어, 멸치, 뱅어 등이 있다.

등 푸른 생선에는 양질의 단백질과 각종 비타민 등이 있으나 무엇보다도 생선에서 추출한 지방의 주성분인 EPA(에이코사펜타엔산)와 DHA가 암을 억제하는 것으로 알려져 있다. EPA는 암의 증식, 전이, 말기의 모든 단계에 영향을 미친다. 또한 DHA는 대장암을 유발하기 쉬운 프로스타글란딘의 활성을 억제하는 데 뛰어난 효능을 발휘한다.

- **미역 – 해독작용을 통한 암 예방**

미역은 우리나라를 비롯하여 중국, 일본 등 동북아 지역에서 주로 이용되는 식품이다. 미역은 맛있을 뿐 아니라 혈액을 맑게 하고 신진대사를 원활히 하며 니코틴을 해독하는 것으로 알려져 있다. 이러한 해독작용으로 최근 탁월한 항암 식품으로 떠오르고 있다.

대변은 체내의 노폐물이므로 암을 유발하는 물질이 들어 있을 수 있다. 따라서 장내에 오래 머무르면 그만큼 발암 물질에 많이 노출되는 것이다. 미역에는 알긴산, 푸코이단 등의 섬유질이 다량 들어 있어 대장운동을 도와 음식물을 청소하고 장의 연동운동을 도와 숙변을 몸 밖으로 내보내는 작용을 한다. 또한 미역에 들어 있는 푸코이단은 체내의 면역력을 높여 암을 억제한다. 이 물질의 여러 종류의 종양세포가 성장하는 것을 방해하는 것으로 관찰되었으며 최근에는 헬리코박터 파이로니균이 위와 장에 부착하는 것을 억제한다는 연구결과도 보고되고 있다. 또 미역에는 베타카로틴이 많이 들어 있어 암 발생의 원인인 활성산소를 제거하여 세포손상을 차단하고 암세포의 증식을 억제하는 역할을 한다.

• 바지락 – 여성 암, 위장질환에 좋은 식품

한의학에서 조개류는 주로 신장의 기능을 돕는 것으로 인식된다. 조개는 열을 내려주고 습(濕)을 거두며 가래를 삭이고 소변의 배출을 도우며 단단한 것을 부드럽게 한다. 또한 만성 기관지염이나 기관지 확장증, 각혈, 천식, 폐결핵 등의 호흡기 질환과 여성 생식기의 염증과 습진, 궤양, 임파선 결핵과 갑상선 종대, 뱃속에 생긴 덩어리 등의 치료에도 활용해 왔다.

특히 최근에는 조개류를 대상으로 암 예방 효과 실험 및 항암 물질 개발 연구도 활발히 진행하고 있는데 자궁경부암, 대장암, 간암, 유방암의 성장 억제 효과 등이 보고되고 있다. 가장 흔하게 접할 수 있는 바지락은 고단백 저지방 식품으로 비타민, 철분, 아연, 타우린 성분 등이 풍부하게 함유되어 있어 간질환자나 위장이 약한 노약자, 성장기 청소년에게 좋은 식품이다. 또 흡수율이 97% 이상 되는 질 좋은 단백질은 달걀만큼 풍부하게 함유하고 있는데 이런 단백질은 간 기능 회복에 필수적인 영양소다. 간 기능이 약해지면 간에 지방이 쌓여 지방간이 되는데 바지락이 이를 방지하는 '베타인'이라는 성분을 포함하고 있다. 이밖에 콜레스테롤도 줄이고 혈액순환을 도와 고혈압과 동맥경화를 예방하는 효과도 있다.

• 새우젓 – 키틴 올리고당이 암 발생 억제

세포의 전이는 암을 고치기 어려운 난치병으로 만드는 주된 요인이다. 따라서 암세포의 전이를 방지하는 효능은 암 예방에 있어서 매우 중요하다. 암세포의 전이를 흔히 침윤이라고 하는데 암세포의 수가 점점 불어나면서 혈관이나 림프관 속으로 들어가 주위의 정상세포를 파괴하면서 증식하여 계속 전이한다.

새우젓이 발효하는 동안 새우 껍질에 있는 키틴의 일부가 분해되어 생기는 키틴 올리고당 성분은 암을 억제하는 것은 물론 암세포의 전이를 방지한다는 점에서 주목할 만하다. 키틴 올리고당은 면역에 관여하는 대식세포를 활성화하고 면역 담당 세포를 강화해 암을 극복하게 한다.

4) 과일류

• 견과류 - 해로운 활성산소를 무력화

각종 성인병과 암, 노화의 주범인 활성산소는 쉽게 말해 체내에 쌓인 배기가스 같은 존재이다. 몸 안으로 들어간 각종 영양소는 산소와 결합할 때만 에너지로 바뀌는데 이때 만들어진 부산물이 바로 활성산소다. 땅콩, 잣, 아몬드 등과 같은 견과류 속에 풍부한 베타카로틴, 비타민 E는 우리에게 해로운 활성산소를 무력화하는 작용을 한다. 또한 우리 몸에 필요한 아연, 마그네슘, 구리, 망간 등과 같은 무기질을 많이 함유하고 있어 면역력을 높이고 건강을 유지하는 데 큰 몫을 한다.

특히 최근 연구결과 견과류에 들어 있는 엘라직산이 암의 진행과 촉진을 방해하는 것으로 알려져 항암 식품으로 인식되고 있다. 비타민 E는 항암효과와 함께 노화를 억제하는 효과가 있다. 리놀렌산과 같은 불포화지방산은 동맥경화를 일으키는 나쁜 콜레스테롤(LDL-C)을 낮추어 준다.

• 딸기 - 암세포 성장을 억제한다.

딸기, 복분자, 블랙베리 등의 딸기류 과일은 달콤한 맛 덕분에 인기가 많다. 그런데 이 딸기류 과일에 구강암, 식도암, 대장암을 억제하는 뛰어난 효능이 숨어 있다. 그동안 단순히 기호 과일로 딸기류를 생각했다면 조금 다르게 보일 것이다.

블랙베리 등의 동결 건조된 딸기류를 장기간 섭취하면 식도에서 암이 발생하는 것을 억제한다. 그뿐 아니라 딸기 추출물은 혈관

신생을 막음으로써 암의 성장과 암세포가 다른 장기로 퍼지는 것을 막아준다.

딸기류의 이러한 항산화 작용은 건강증진에도 도움을 주는 식물성 화학물질인 특정 파이토케미컬에 의한 것으로 여겨진다. 이 중에서 폴리페롤류는 지질과 단백질의 산화로 인한 손상을 막는 항산화 효과가 탁월하다. 이 항산화제 폴리페놀류 중에서 블루베리나 블랙베리에 다량 함유되어 있는 것이 안토시아닌이다. 안토시아닌은 여러 과일과 채소가 짙은 색을 띠게 하는 색소로 최근 암 예방 및 발암 억제에 효과가 있다는 연구결과들이 보고되고 있다. 요즘 인기 있는 복분자 역시 대장암을 예방하는 효과가 있다고 알려지고 있다.

• 머루 - 간암 예방에 특효

간은 웬만큼 혹사당하고 망가져도 별다른 증상이 나타나지 않고 또 문제가 생기더라도 빨리 회복되는 기관이다. 그러나 요즘 사람들의 간은 과로, 스트레스, 폭음, 흡연, 식품 공해 등으로 지나치게 혹사당한다. 특히 우리나라 사람들이 간 질환으로 죽는 비율은 세계에서 가장 높다. 간암은 40대 남성에게서 가장 많이 나타난다. 이러한 간암에 뛰어난 효과를 자랑하는 과일이 있는데 바로 머루이다.

언뜻 보면 포도와 매우 흡사하게 생긴 토종 과일인 머루는 항암 효과가 일반 포도보다 무려 10배나 뛰어나다. 포도와 모양과 성분이 비슷하지만 항암에는 더 뛰어난 효과를 자랑하는 과일이다.

담배를 피우고 육류를 많이 섭취하는 사람에게 좋은 폴리페놀과 레스베라트롤 성분이 포도보다 폴리페놀은 2배, 레스베라트롤은 5

배나 더 많다. 일반적인 항암 성분들은 암의 진행과정 3단계 중 중간단계에서만 세포의 성장을 억제하는 데 비해 레스베라트롤은 3단계 모두에서 항발암 작용을 하며 암을 억제한다. 레스베라트롤은 머루뿐 아니라 오디, 땅콩 등 72종 이상의 식물에 함유되어 있다.

• 배 – 발암물질을 배출해 주는 과일

발암물질은 몸 안에 있으면 독이 된다. 이러한 발암물질을 몸 밖으로 배출하는 데 뛰어난 효능을 자랑하는 과일이 바로 배이다. 달고 시원하여 남녀노소 누구나 좋아하는 배는 흔히 배설을 원활하게 하는데 도움을 준다고 알려져 있다. 그런데 배가 장내 독소와 배설뿐 아니라 발암물질도 신속하게 배설하는 데 큰 역할을 한다고 하여 화제가 되고 있다. 배는 탄 음식, 흡연 등으로 발생하는 암을 예방할 가능성이 있다.

석쇠에 굽거나 고온에서 튀길 때 생성되는 다환족 방향성 탄화수소라는 물질은 곰팡이나 독소 오염으로 인한 발암물질보다 심각한 암의 원인이 된다. 다환적 방향성 탄화수소류는 음식뿐만 아니라 흡연, 소각 등을 통해 체내에 흡수된다. 그래서 흡연자는 물론 간접 흡연자도 영향을 받으며 운전이나 청소를 하는 사람도 직업적 환경에 의해 피해를 입는다. 최근 숙명여대 연구팀의 발표에 의하면 다환족 방향성 탄화수소류의 돌연변이 발생을 생배즙과 열처리한 배즙이 낮추었다고 한다. 이 결과는 배의 항암효과를 입증하는 것이다.

배는 수분 함량이 85~88%로 다이어트 식품으로도 좋고 식이섬유가 많아 서양식 식생활로 인한 대장암, 유방암 등의 암 발생률을 줄이는 데 도움이 된다.

• 사과 – 암 억제, 성인병 예방에 효과

사과를 사 먹다 보면 껍질 표면에 끈적끈적한 느낌이 드는 것이 있는데 많은 사람들이 그것을 농약이나 화학물질로 생각한다. 하지만 그것은 농약이 아니라 원래 사과 껍질에 있는 천연성분이다. 사과 스스로 산소를 차단하면서 산화를 막기 위해 분비하는 왁스 성분의 일종으로 에피카테킨(epicatechin)과 프로시아니딘 등으로 구성된 폴리페놀 성분이다. 이 성분은 씻어도 잘 씻기지 않는 것이 특징이다.

사과에 들어 있는 식물 화학물질이 암 세포의 증식을 막는다는 다양한 연구결과가 보고된 바 있는데 주로 사과 껍질에서 추출한 폴리페놀 성분이 그 역할을 담당한다.

과육과 껍질 사이에 함유되어 있는 펙틴은 진통 효과가 높고 복통이나 설사할 때 정장제 역할을 한다. 사과는 옛날부터 장에 좋은 과일로 알려져 있으며 콜레스테롤을 흡수, 배출하는 작용이 있어 성인병 예방에도 효과가 있다. 피곤하고 식욕이 없을 때, 운동이나 작업 후에 사과를 먹으면 사과에 함유되어 있는 사과산이나 구연산 등의 유기산이 피로를 풀어 준다. 또한 위장 운동을 도와서 소화, 흡수를 원활하게 하고 위장 내부를 살균해 준다.

• 포도 – 껍질에 항암 성분이 가득!

포도에는 항암 효과를 내는 성분이 풍부한데 정작 우리는 포도를 먹을 때마다 항암 효과가 높은 부분은 다 버린다. 포도의 껍질

과 씨에 레스베라트롤이라는 항암 성분이 함유되어 있는데 우리는
이 부분을 버리고 알맹이만 먹기 때문에 풍부한 항암성분을 버리
는 것이다.

레스베라트롤은 신선한 포도의 껍질에 100g당 5～10㎎ 정도 들
어 있다. 백포도주보다 적포도주에서 더 많이 검출되고 시중에서
판매되는 주스에도 상당량 포함되어 있다.

포도의 암 예방 효능은 레스베라트롤이 발암 원으로 작용하는
유해한 물질들의 독성을 완화하여 유전자의 변형을 막아주며 진행
단계로 접어든 비정상 세포들의 증식을 강력하게 억제할 때 나타
난다. 최근 연구에서는 유방암, 전립선암, 대장암, 폐암 등을 포함
한 많은 암세포에서 레스베라스톨이 세포 자살을 촉진하는 유전자
를 활성화하여 암세포의 증식을 억제할 수 있음이 밝혀졌다.

5) 약용식물

• 감초 - 항암, 약물중독 제독 효능 탁월

'약방의 감초'라는 말이 생겨날 정도로 한방에서 모든 약재에 빠
지지 않고 쓰이는 감초이다. 맛이 달고 모든 체질에 부작용이 없
어 여러 약재와 혼합하여 쓰이며 모든 처방에 독성을 푸는 작용을
한다. 감초는 빠지는 데가 없는 만큼 현대의 가장 무서운 병인 암
에도 그 효능을 발휘한다.

감초에는 무엇보다도 생강, 대추와 함께 갖가지 독을 푸는 데
뛰어난 효과가 있다. 식중독이나 갖가지 약물 중독을 푸는데 감초

를 따를 만한 것이 없다. 감초와 대추를 같은 비율로 섞어 오래 끓여서 그 물로 엿을 만들어 섭취하면 공해로 인한 갖가지 독을 푸는데 매우 효과적이다. 감초는 여러 가지 극성 약이나 독성 약에 대해 길항작용을 하여 극약이나 독약으로 인한 약물 중독을 치료하고 세균으로 인한 독에도 중화와 해독작용을 한다.

최근 실험에 의하면, 감초 특유의 노란색을 나타내는 '플라보노이드'성분이 전립선암과 유방암 예방에 효과가 있다는 것이 밝혀졌다. 이 성분은 일부 과일이나 야채에도 함유되어 있으나 감초에 함유된 것만이 그 효과를 발휘한다.

• 녹차 – 다양한 암 발생 억제 효과 입증

녹차의 항암 효과는 카테킨 성분으로 인해 나타나는데 동물을 이용한 실험에서 간암, 유방암, 위암, 식도암 등 다양한 암 발생 억제 효과가 있다는 것이 입증됐다. 미국에서 진행한 연구에서는 하루 10잔 이상의 녹차를 마시면 폐암에 걸릴 확률이 무려 64%나 감소하고 대장암은 52%, 간암은 45%, 위암은 20% 감소하는 것으로 나타났다고 한다.

녹차는 이처럼 폐암, 유방암, 전립선암, 위암, 피부암 등 다양한 암 예방 효과가 있다. 녹차 성분 중 떫은맛을 내는 성분이며 녹차 카테킨의 대표 성분인 'EGCG(epigallocatecin gallate)'가 암세포 표면의 단백질에 붙어서 증식을 억제하여 암 진행을 막는다. 소량의 EGCG라도 폐암, 유방암 등 악성 암세포의 증식 능력을 절반까지 떨어뜨릴 수 있는데 단지 녹차 2~3잔을 마시는 것으로도 효과를 볼 수 있다.

- 도라지 – 암세포의 자살을 유도

도라지는 기침, 가래, 발열 등 주로 겨울철 질병에 효능이 있어서 겨울철 건강을 위해 도라지를 잘게 썰어 차로 끓여 마시는 사람이 많다. 도라지의 항암 효능은 주성분인 사포닌에서 나온다. 사포닌은 홍삼이나 콩, 칡, 더덕 등에 함유되어 있는 성분으로 진정, 해열뿐 아니라 진통, 혈당 강하, 콜레스테롤 대사 개선과 항암작용, 위산분비 억제 효과 등이 있다. 특히 간을 독성에게서 보호하는 효과와 면역증진 등의 효능이 입증되면서 도라지의 항암작용이 알려졌다.

도라지에 들어 있는 사포닌은 기침을 가라앉히고 가래를 삭이는 효능이 있어 예로부터 진해(기침을 그치게 하는 일), 거담(기관지 점막의 분비를 높여 주어 가래를 삭게 하는 일)약재로 쓰여 왔다. 또한 도라지의 탄닌 성분도 기관지염을 일으키는 세균의 성장을 억제하므로 기관지를 비롯한 호흡기에 좋다.

도라지는 곰팡이가 독소를 만드는 것을 막고 몸에 해로운 균을 없애 준다. 이러한 작용은 우리 몸을 상하게 하는 암세포에도 적용되어 생쥐를 통한 실험에서 도라지의 이눌린 성분이 강력한 항암작용을 하는 것을 확인하였다고 하였다. 도라지는 암세포가 늘어나고 성장하는 것을 강력하게 막으며 암세포가 자살하도록 유도하여 우리 몸을 암에서 보호한다.

- 버섯 – 암 예방과 관리에 효과

암을 발견한 후에는 수술이나 치료를 어떻게 하는가도 중요하지만 그 후의 관리도 매우 중요하다. 항암 효과가 높은 버섯은 암 예방뿐 아니라 관리에도 효능이 있다.

씹는 촉감이 매혹적인 표고버섯은 버섯의 귀족이라고 할 수 있다. 뛰어난 맛 때문인데 쫄깃쫄깃, 야들야들한 맛으로 대중적인 사랑을 받고 있다. 이러한 표고버섯은 약효 또한 뛰어나다. 표고버섯에는 혈압 강하 작용, 혈중 콜레스테롤 강하 작용, 항바이러스 작용이 있는 것으로 밝혀졌다. 특히 표고버섯에는 렌티난이라는 다당체가 들어 있는데 이것이 뛰어난 항종양 효과를 나타낸다고 한다.

양송이버섯은 전 세계인이 좋아하는 버섯이다. 그래서 전 세계적으로 생산량도 가장 많다. 양송이버섯 또한 항암작용과 항균효과가 뛰어난 것으로 알려져 있다. 특히 양송이버섯은 레티나신이라는 성분이 함유돼 있어 항혈전 작용을 한다.

팽이버섯은 항균과 강심 작용 그리고 항종양 효과의 3가지 항암작용을 한다. 느타리버섯은 콜레스테롤 제거와 신경강장제 효과가 매우 우수하다. 느타리버섯에는 또한 베타글루칸과 셀레늄, 그리고 RNA 복합체가 들어 있어 뛰어난 항암 버섯으로도 명성을 얻고 있다.

• 쑥 – 위벽을 보호해 암 발생 억제

쑥이 암을 예방하는데 가장 주요한 성분은 항산화 활성이 높아 활성산소를 제거하는 데 탁월한 효과가 있는 비타민 A와 베타카로틴이다. 이뿐 아니라 쑥이 함유하고 있는 다양한 성분에 안을 예방하는 효과가 있는데 대표적 성분으로 요모긴과 아르테미시닌을 들 수 있다. 그중 요모긴은 암세포의 자살을 유도해 암을 예방하는 역할을 한다.

쑥의 독특한 향기는 치네올이란 성분에 의한 것인데 이것이 소화액 분비를 촉진하여 위장을 보호해 준다. 또 다른 성분인 유파 달린은 위벽을 보호하고 위암발생을 예방하는 기능이 있다.

쑥은 이로운 성분만 있는 것이 아니라 튜존 같은 신경성 독성물질도 있어 섭취할 때 주의를 기울여야 한다. 19세기 후반 프랑스인들이 즐겨 마시던 쑥 술 '압생트'는 술에 든 튜존이 몸에 축적되면서 뇌세포를 파괴하고 환각상태에 빠뜨려 제조가 금지되었다.

● 알로에 – 암 성장, 전이를 막아주는 약용식물

알로에가 약용식물로 각광받기 시작한 것은 제2차 세계대전 직후부터다. 알로에에는 세균과 곰팡이에 대한 살균력이 있고 독소를 중화하는 알로에틴이 들어 있으며 궤양에 효과가 있는 알로에우르신과 항암효과가 있는 알로미틴이 들어 있어 있다고 한다. 이 밖에도 스테로이드, 아미노산, 사포닌, 항생물질, 상처치유 호르몬, 무기질 등 다양한 성분이 들어 있다.

알로에의 항암효과는 이모딘, 알룩틴 A 등의 함유 성분들로 인해 나타난다. 특히 이모딘은 암세포의 유전자가 복제하는 과정을 방해하여 암세포의 증식을 억제한다. 또 최근 국내 연구진에 의해 이모딘이 암세포의 성장 및 전이에 관계하는 신생 혈관의 생성을 억제함으로써 항암효과를 나타내는 것이 밝혀지기도 했다. 또한 간세포의 재생을 촉진해 간암 발생 억제 효과가 있다는 연구결과도 있다.

자외선에 과다 노출되면 우리 몸의 피부 면역기능이 손상되어 면역능력이 정상치에 비해 약 50% 미만으로 감소하는데 알로에의 다당류 성분이 면역능력을 신속하게 거의 정상치 수준으로 회복해준다. 따라서 피부세포 손상을 막고 피부암 발생 가능성도 낮춰준다.

• 인삼 – 세계적인 항암 식품으로 명성

인삼은 예로부터 우리 선조들과 함께 약용식품으로 몸에 좋은 음식이나 약재로 쓰이며 귀한 보물처럼 여겨져 왔다. 지금까지 입증된 인삼의 약효만 보아도 스트레스, 피로, 우울증, 신부전증, 동맥경화, 빈혈, 당뇨, 궤양 등 상당수에 이르며 특히 오랜 기간 섭취해도 독성이 없어 세월이 흘러도 변함없이 가치를 인정받고 있다. 요즘에는 피부를 좋게 하고 건조함을 방지하는 효능을 살려 화장품 원료로도 쓰인다.

최근에는 인삼의 항암작용도 밝혀져 더욱 각광을 받고 있다. 인삼 성분인 사포닌을 섭취한 후에 생기는 장 내 세균의 배설물이 직접적인 항암작용을 하는 것으로 나타났다.

인삼에는 사포닌 이외에도 폴리아세틸렌과 산성 다당체 등의 유효한 성분이 들어 있어 암세포 증식 억제, 암 환자의 체중감소와 식욕 감퇴 억제, 면역기능 증진에 효과를 보인다.

중국산과 미국산 인삼도 항암작용을 하지만 우리나라 인삼의 사포닌이 간암세포와 위암세포가 영양분을 섭취하지 못하게 해 암세포를 사멸시켰으며 정상세포에는 피해를 전혀 끼치지 않았다. 이것이 우리나라 인삼의 특징이다.

• 홍삼 – 위염, 위암 예방의 파수꾼

위암은 식습관이 중요하다. 식습관을 조금만 바꾸어도 암을 예방할 수 있다. 위암의 가장 큰 원인은 헬리코박터 파이로니균에 대해 들어본 적이 있을 것이다. 홍삼은 헬리코박터 파이로니균을 제거하기 때문에 위암을 예방하는데 효과적인 식품이다. 의학의 눈부신 발전으로 좋은 약물들이 개발되었지만 아직도 위암은 우리나라에서 가장 흔한 암 중의 하나이고 암으로 사망하는 사람 중 많은 수가 위암환자이다.

한국인에게서 위장 질환이 많이 발생하는 이유는 어린 나이에 시작되는 헬리코박터 파이로니균의 감염, 짜고 자극적인 음식, 가족력을 들 수 있다. 이중 실질적인 연구결과에 따르면, 헬리코박터 파이로니균의 감염을 위암의 가장 큰 원인으로 꼽을 수 있다. 그런데 헬리코박터 파이로니균의 감염으로 인한 위염에 홍삼의 효능을 실험해 본 결과, 홍삼은 상당한 수준의 헬리코박터 파이로니균 억제 효능을 보였다. 또 이 균으로 인한 위 점막 세포의 손상을 막고 위를 보호하는 효과를 나타냈으며 균에 의해 염증을 유발하는 물질이 증가하는 것을 차단하는 효능이 있었다.

참고문헌

강두희(1998) 생리학. 서울: 신광출판사. 18-1.

권용욱(2007). 늘 푸른 젊음 20세 몸으로 100세까지. 월간조선사.

권유찬, 박상갑(2002). 유산소 트레이닝이 고령여성의 림프구 아형 및 NK세포에 미치는 영향. 한국체육학회지, 41(2): 543-552.

김남익, 김영일, 최건식, 김창규(2001) 유산소 운동과 저항성 운동프로그램이 고령여성의 심혈관계 및 견관절 등속성 근력에 미치는 영향. 한국체육학회지 40(2): 547-557.

김남익, 김영일, 최건식, 최춘길, 윤 성(2002) 고도비만자들의 신체조성, 심근 산소소비량 및 심전도반응. 한국체육학회지 41(1): 395-405.

김남익, 장지훈, 성기홍, 윤 성(2002) 소방대원들의 실내, 실외 근무 형태에 따른 유산소 운동능력 및 등속성 근력. 한국유산소운동과학회지 6(1): 17-32.

김남익, 최건식, 황수관(1998) 지구성 훈련이 사이클 선수들의 혈액량 및 산소 운반능력에 미치는 영향. 제36회 한국체육학회 학술발표회 753-759.

김병국(2000) 노인병학; 혈액질환. 대한노인병학회, 서울: 의학출판사, 757-762.

김종덕, 최건식, 황수관(1994) Treadmill 운동부하 검사 시 비만 중년 여성의 유산소능력, 심근산소소비 및 심전도 ST의 변화. 대한스포츠의학회지 12(2): 232-245.

김치정(2001) 고지혈증이 심혈관 질환에 미치는 영향. 2001년 심장재활 심포지움, 삼성서울병원 심혈관센터, 15-24.

김현수(2000) 저강도 근력트레이닝이 고령자의 활동체력과 생리적 기능에 미치는 영향. 한국체육학회지 39(3): 432-442.

대한암예방학회(2000) 암을 이기는 한국인의 음식 54가지. 연합뉴스.

변재철(2003) 점진적 최대부하 운동이 마라톤 동호인의 WBC와 C-reactive protein 농도에 미치는 영향. 대한스포츠의학회지 21(2): 119- 126.

보건복지부(1995) 국민영양보고서.

안의수, 외 6인(2001) 운동과 건강관리. 현문사.

원장원(2000) 한국 노인의 건강증진과 질병예방. 서울: 의학출판사, 10-11.

유형준(2000) 노인병학; 동맥경화증과 지질대사. 대한노인병학회, 서울: 의학출판사, 325-336.

의료보험연합회(1998) 1997년도 의료보험 보건예방사업 실적분석.

이성현, 김대익, 조소영, 정현진, 조수묵, 박홍주, Lillehoj, H.S.(2005). 도토리 급여가 치매모델 마우스 뇌조직의 아세틸콜린 및 관련효소 활성에 미치는 영향. 한국식품영양과학회지, 34(5): 738 -742.

정경희, 조애오, 오영희, 변재실(1998) 1998년도 전국 노인생활 현황 및 복지 욕구 조사. 한국보건사회연구원, 서울: 대명사, 194-217.

지용석, 김동진, 유신환(2004) 장기간 운동이 노인들의 심혈관계기능 변화에 미치는 영향. 대한스포츠의학회지 22(1): 1-11.

최상배(2001) 50대 이후 고혈압 및 비만 환자의 수영운동이 심혈관 질환 위험요소에 미치는 영향. 미간행 박사학위 논문. 국민대학교 대학원.

추연만, 박재식, 황수관, 주영은(1984) 남자 고등학생 운동선수의 폐기능 검사. 경북의대 잡지 25:82-91.

통계청(1999) 심혈관계 질환별 발병률과 사망률. www.nso.go.kr.

한국의학연구소(1993) 임상검사 의학사전. 도서출판 시월, p.47.

한국화이자 제약(주)(2002) 건강한 삶, 질환별 정보: 고지혈증, www.pfzerkorea.co.kr.

황수관(1990) 건강진단 및 운동능력 평가를 통한 심폐적성 운동처방 프로그램 개발. 미간행 박사학위 논문. 국민대학교 대학원.

황정숙, 이승훈, 박혜순(2002) 한국 남성에서 CRP와 비만과의 관련성. 대한비만학회지 11(3): 303.

Abbot, R.D., White, L.R., Ross, G.W., Masaki, K.H., Curb, J.D., & Petrovitvh, H. (2004). Walking and dementia in physically capable elderly men. *JAMA, 292(12)*: 1447-1453.

Albeck, D.S., Sano, K., Prewitt, G.E., & Dalton, L. (2006). Mild forced treadmill exercise enhances spatial learning in the aged rat. *Behav. Brain Res., 168(2)*: 345-348.

Alway, S.E.(1991) Is fiber mitochondria volume density a good indicator of muscle fatigue ability to isometric exercise? *J. Appl. Physiol.* 70: 2111-2119.

American Heart Association.(2001) American Heart Association 1999 Heart and stroke A-Z Guide. www.americanheart.org.

Applegate, W.B.(1994) Hypertension. In: Hazzard WR, Bierman EL, Blass JP, Ettinger Jr WH, Halter, JB,(Eds) Principles of Geriatric Medicine and Gerontology, ed. 3. McGraw-Hill Book Company, New York, 541-554.

Arroyo, P., Fernandez, V., & Avila-Rosas, H.(1997) Overweight and hypertension: data from the 1922-1993 Mexican survey. *Hypertension* 30(3) II : 646-649.

Balakrishana, K., Verdile, G., Mehta, P.D., Beilby, J., Nolan, D., Galvao, D.A., Newton, R., Gandy, S.E., & Martins, R.N. (2005). Plasma Abeta42 correlates positively with increased body fat in healthy individuals. *J. Alzheimers Dis., 8(3)*: 269-282.

Barnes, D.E., Yaffe, K., Satariano, W.A., & Tager, I.B. (2003). A longitudinal study of cardio respiratory fitness and cognitive function in healthy older adults. *J. Am. Geriatr. Soc., 51(4)*: 459-465.

Bartlett, D. Jr, & Remmer, J.E.(1971) Effect of high altitude exposure on lungs of young rats. *Reespir. Physiol.* 13: 116-125.

Behrman, R.E., Klieqman, R., & Jenson, H.B.(1999) *Nelson Textbook of Pediatrics.* 16th ed. W.B. Saunders Company. Philadelphia.

Benfante, R., Reed, D., & Frank, J.(1992) Do coronary heart disease risk factors measured in the elderly have the same predictive roles as in the middle aged? Comparisons of relative and attributable risks. *Ann. Epidemiol.* 2: 273-282.

Berg, J.E., & Høstmark, A.T.(1994) Cardiovascular risk determination: dicrepancy between total cholesterol evaluation and two compound laboratory indices in Norway. *J. Epid. Comm. Health* 48: 338-343.

Berlin, J.A., & Colditz, A.G.(1990) A meta-analysis of physical activity in the prevention of coronary heart disease. *Am. J. Epidemiol.* 132: 612-628.

Biessels, G.J., Staekenborg, S., Brunner, E., Brayne, C., & Scheltens, P. (2006). Risk of dementia in diabetes mellitus: A systematic review. *Lancet Neuroi., 5(1)*: 64-74.

Bjontorp, P. (1997). Body fat distribution, insulin resistance, and metabolic disease. *Nutrition, 13(9)*: 795-803.

Blair, S.N., Goodyear, N.N., Gibbons, L.W., & Cooper, K.H.(1984) Physical fitness and incidence of hypertension in healthy normotensive men and women. *JAMA* 252(4): 487-490.

Bonita, R.(1992) Epidemiology of stroke. *Lancet* 339: 342-347.

Booth, F.W., Gordon, S.E., Carlson, C.J., & Hamilton, M.T.(2000) Waging war on modern chronic disease: primary prevention through exercise biology. *J. Appl. Physiol.* 88: 774-787.

Braith, R.W., Pollock, M.L., Lowenthal, D.T., Graves, J.E., & Limacher, M.(1994) Moderate and high-intensity exercise lowers blood pressure in normotensive subjects 60 to 79 years of age. *Am. J. Cardiol.* 73: 1124-1128.

Brown, R.C., Cascio, C., & Papadopoulos, V. (2000). Neurosteroids: oxidative stressmediated dehydroepiandrosterone formation in Alzheimer's disease pathology. *Neurobiol. Aging, 21*: S238.

Bruce, R.A.(1984) Normal values for VO2 and VO2-HR relationship. *Am. Rev. Resp. Dis.* 129(suppl): 41.

Bruce, R.A., Cooper, M.N., Gey, G.O., Fisher, L.D., & Peterson, D.R.(1973a) Variations in responses to maximal exercise in health and in cardiovascular disease. *Angiology* 24(11): 691-702.

Bruce, R.A., Kusumi, F., & Hosmer, D.(1973b) Maximal oxygen intake and monographic assessment of functional aerobic impairment in cardiovascular disease. *Am. Heart J.* 85: 546-562.

Bucinskaite, V., Theodorsson, E., Crumpton, K., Stenfors, C., Ekblom, A., & Lundeberg, T. (1996). Effects of repeated sensory stimulation (electro-acupuncture) and physical exercise (running) on open-field behaviour and concentrations of neuropeptides in the hippocampus in WKY and SHR rats. *Eur. J. Neurosci., 8(2)*: 382-377.

Bustrick, E.R., & Barlett, H.L.(1980) *Pulmonary function and obesit*y. Pathodox, Park Forest South, 401-404.

Carro, E., Nunez, A., Busiguina, S., & Torres-Aleman, I. (2000). Circulating insulin-like growth factor I mediates effects of exercise on the brain. *J. Neurosci., 20(8)*: 2926-2933.

Carro, E., Trejo, J.L., Busiguina, S., & Torres-Aleman, I. (2001). Circulating insulin-like growth factor I mediates the protective effects of physical exercise against brain insults of different etiology and anatomy. *J. Neurosci., 21*: 5678-5684.

Carroll, J.F., Pollock, M.L., Graves, J.E., Leggett, S.H., Spitler, D.L., & Lowethal, D.T.(1992) Incidence of injury during moderate and high-intensity walking training in the elderly. *J. Gerontol.* 47: M61-M66.

Caspersen, C.J., Kriska, A.M., & Dearwater, S.R.(1994) Physical activity epidemiology as applied to the elderly populations. *Baillieres Clin. Rheumatol.* 8: 7-27.

Castelli, W.P.(1984) Epidemiology of coronary heart disease. The Framingham Study. *Am. J. Med.* 76: 4.

Center for Disease Control and Prevention.(1998) Self-reported physical inactivity by degree of an Urmanization-United States. *Morb. Mortal. Wkly. Rep.* 47: 1097-1100.

Cherubini, A., Lowenthal, D.T., Williams, L.S., Maggio, D., Mecocci, P., & Senin, U.(1998) Physical activity and cardiovascular health in the elderly. *Aging Clin. Eap. Res.* 10: 13-25.

Cho, J.Y., Hwang, D.Y., & Kang, T.S. (2003). Use of NSE/PS2m-transgenic mice in the study of the protective effect of exercise on Alzheimer's disease. *J. Sports Sci., 21(11)*: 943-951.

Chung, E.K.(1983) *Interpretation of the exercise ECG test.* In Exercise Electrocardiography, 2nd ed. p.164, Baltimore- London, Williams Wilkins.

Colcombe, S.J., & Kramer, A.F. (2003). Fitness effects on the cognitive function of older adults: a meta-analytic study. *Psychol. Sci., 14(2)*: 125-130.

Colcombe, S.J., Erickson, K.J., Raz, N., Webb, A.G., Cohen, N.J., McAuley, E., & Kramer, A.F. (2003). Aerobic fitness reduces brain tissue loss in aging humans. *J. Gerontol. A. Biol. Sci. Med. Sci., 58(2)*: 176-180.

Colcombe, S.J., Kramer, A.F., Erickson, K.I., Scalf, P., McAuley, E., Cohen, N.J., Webb, A., Jerome, G.J., Marquez, D.X., & Elavsky, S. (2004). Cardiovascular fitness, cortical plasticity, and aging. *Proc. Natl. Acad. Sci., 101(9)*: 3316-3321.

Convertino, V.A.(1991) Blood volume; its adaptation to endurance training. *Med. Sci. Sports Exerc.* 23: 1338-1348.

Cooper, K.H., Pollock, M.L., Martin, R.P., White, S.R., Linnerud, A.C., & Jackson, A.(1976) Physical fitness level vs. selected coronary risk factors; a cross-sectional study. *AMA* 236(2): 166-169.

Corti, M.C., Guralnik, J.M., & Bilato, C.(1996) Coronary heart disease risk factors in older persons. *Aging Clin. Exp. Res.* 8: 75-89.

Cotman, C.W., & Berchtold, N.C. (2002). Exercise: a behavioral intervention to enhance brain health and plasticity. *Trends Neurosci., 25(6)*: 295-301.

De Angelis, K.L.D., Oliveira, A.R., Werner, A., Bock, P., Bell-Klein, A., Fernandes, T.G., Bello, A.A., & Irigoyen, M.C.(1997) Exercise training in aging: Hemodynamic, metabolic, and oxidative stress evaluations. *Hypertension* 30(2): 767-771.

Deev, A., Shestov, D., Abernathy, J., Kapustina, A., Muhina, N., & Irving, S.(1998) Association of alcohol consumption to mortality in middle aged US and Russian men and women. *Ann. Epidemol.* 8: 147-153.

DeLissio, M., Goodyear, L.J., Fuller, S., Krawitt, E.L., & Devlin, J.T.(1991) Effects of treadmill exercise on fuel metabolism in hepatic cirrhosis. *J. Appl. Physiol.* 70(1): 210-215.

Despres, J.P., Bouchard, C., & Malina, R.M.(1990) Physical activity and coronary disease risk factors during childhood and adolescence. *Exerc. Sports Sci. Rev.* 18: 243.

Diesfeldt, H.F., & Diesfeldt-Groenendijk, H. (1977). Improving cognitive performance in psychogeriatric patients: the influence of physical exercise. *Age Ageing, 6(1)*: 58-64.

Dik, M.G., Deeg, D.J. H., Visser, M., & Jonker, C. (2003). Early life physical activity and cognition at old age. *J. Clin. Exp. Neuropsychol., 25(5)*: 643-653.

Ekbolm, B.(1969) Effect of physical training on adolescent boys. *J. Appl. Physiol.* 27: 350-355.

Elward, K., & Larson, E.B.(1992) Benefits of exercise for older adults. *Clin. Geriatr. Med.* 8: 35-50.

Everhart, J.(1994) *Digestive diseases in the United States*: Epidemiology and impact. NIH Publication No.94-1447.

Fagard, R.H., & Tipton, C.M.(1994) *Physical activity, fitness and hypertension.* In: Bouchard C, Shephard RJ, Stephens T, eds. Physical Activity, Fitness and Health. Champaign, Ⅲ: Human Kinetics Publishers, 633-655.

Farmer, J., Zhao, X., van Praag, H., Wodtke, K., Gage, F.H., & Christie, B.R. (2004). Effects of voluntary exercise on synaptic plasticity and gene expression in the dentate gyrus of adult-male Sprague-Dawley rats in vivo. *Neuroscience, 124(1)*: 71-79.

Ferketich, A.K., Kirby, T.E., & Alway, S.E.(1998) Cardiovascular and muscular adaptations to combined endurance and strength training in elderly women. *Acta Physiol. Scand.* 164: 259-267.

Fischer, J.E., & Kane, T.D.(1996) *Nutrition in liver disease.* In: Ziegler EE, Filer LJ, ed. Present knowledge in nutrition 7th ed. ILSI Press Washington, DC, 472-481.

Fishman, A.P.(1988) *Pulmonary diseases and disorders.* 2nd eds. McGraw-Hill Book Co. New York 2469-2541.

Fletcher, C.F.(1997) *How to implement physical activity in primary and secondary prevention.* AHA Medical/Scientific Statement.

Ford, E.S.(2001) Does exercise reduce inflammation? Physical activity and C-reactive protein among U.S. adults. *Epidemiol.* 13: 561-568.

Fortmann, S.P., & Varady, A.N.(2000) Effects of a community- wide health education program on cardiovascular disease morbidity and mortality. *Am. J. Epidemiol.* 152: 316-23.

Foster, T.C. (2006). Biological markers of age-related memory deficits: treatment of senescent physiology. *CNS Drugs, 20(2)*: 153-166.

Friedman, R., & Tappen, R.M. (1991). The effect of planned walking on communication in Alzheimer's disease. *J. Am. Geriatr. Soc., 39(7)*: 650-654.

Frisoni, G.B., Padovani, A., & Walhlund, L.O. (2004). The predementia diagnosis of Alzheimer's disease. *Alzheimer Dis. Disord., 18(2)*: 51-53.

Fritz, T., & Rosenquvist, U.(2001) Walking for exercise- immediate effect on blood glucose levels in type 2 diabetes. *Scand. J. Prim. Health Care* 19: 31-33.

Fry, R.W., Morton, A.R., Crawford, G.P.M., & Keast, D.(1992) Cell numbers and in vitro responses of lucocytes and lymphocyte subpopulations following maximal exercise and interval training session of different intensities. *Eur. J. Appl. Physiol.* 64: 218-227.

Gartside, P.S., Wang, P., & Glueck, C.J.(1998) Prospective assessment of coronary heart disease risk factors: the NHANESI epidemiologic fellow-up study(NHEFS) 16-years fellow-up. *J. Am. Coll. Netr.* 17: 263-269.

Garza, A.A., Ha, T.G., Garcia, C., Chen, M.J., & Russo-Neustadt, A.A. (2004). Exercise, anti depressant treatment, and BDNF mRNA expression in the aging brain. *Pharmacol. Biochem. Behav., 77(2)*: 209-220.

Geffken, D.F., Cushman, M., Burke, G.L., Polak, J.F., Sakkinen, P.A., & Tracy, R.P.(2001) Association between physical activity and markers of inflammation in a healthy elderly population. *Am. J. Epidemiol.*, 153: 242-250.

Glynn, R.J., Field, T.S., Rosner, B., Hebert, P.R., Taylor, J.O., & Hennekens, C.H.(1995) Evidence for the positive linear relation between blood pressure and mortality in elderly people. *Lencet* 345: 825-829.

Goldstein, L.B., Adams, R., Becker, K., & Wolf, P.A.(2001) Primary prevention of ischemia stroke: A statement for healthcare professionals from the Stroke Council of the American Heart Association. *Stroke* 32: 2575-2579.

Gómez-Pinilla, F., So, V., & Kesslak, J.P. (1998). Spatial learning and physical activity contribute to the induction of fibroblast growth factor: neural substrates for increased cognition associated with exercise. *Neuroscience, 85(1)*: 53-61.

Goodpaster, B.H., Carlson, C.L., Visser, M., Kelley, D.E., Scherzinger, A., Harris, T.B., Stamm, E., & Newman, A.B. (2001). Attenuation of skeletal muscle and strength in the elderly: the health ABC study. *J. Appl. Physiol., 90(6)*: 2157-2165.

Grand, A., Grosclaude, P., Bocquet, H., Pous, J., & Albarede, J.L.(1990) Disability, psychosocal factors and mortality among the elderly in a rural French population. *J. Clin. Epidemol.* 43: 773-782.

Guccione, A.A.(2000) *Geriatric physical therapy*. In: Protas, E. J., eds. Physiological changes and adaptation to exercise in the older adult.

2nd edition. New York, Mosby. 33-43.

Guttin, B., Islam, S., Manos, T., Cucuzzo, N., Smith, C., & Stachura, M.E.(1994) Relation of percentage of body fat and maximal aerobic capacity to risk factor for atherosclerosis and diabetes in black and white seven-to eleven-year-old children. *J. Pediatrics* 125(6): 847-852.

Haglund, O., Hemfelt, A., Hambraeus, L., & Saldeen, T.(1993) Effects of fish oil supplemented with pyridoxine and folic acid on homo cysteine, atherogenic index, fibrinogen and plasminogen activator inhabitor-1 in men. *Nut. R.* 1351-1365.

Hakkinen, K., Alen, M., & Komi, P.V.(1985) Changes in isometric force- and relaxation-time, electromyograpic and muscle fiber characteristics of human skeletal muscle during strength training and detraining. *Acta. Physiol. Scand.* 125: 573-585.

Hakkinen, K., Pakarinen, A., Kraemer, W.J., Newton, R.U., & Alen, M. (2000). Basal concentrations and acute responses of serum hormones and strength development during heavy resistance training in middle-aged and elderly men and women. *J. Gerontol. Biol. Sci. Med. Sci., 55(2)*: B95-105.

Hammer, N., Romelsjo, A., & Alfredssom, L.(1997) Alcohol consumption, drinking pattern and acute myocardial infarction. A case referent study based on the Swedish Twin Register. *J. Intern. Med.* 241: 125-131.

Harber, V.J., & Sutton, J.R. (1984). Endorphins and exercise. *Sports Med., 1(2)*: 154-171.

Hartz, R.J., Rupley, C.D., Kalkhoff, R.D., & Rimm, A.A.(1983) Relationship of obesity to diabetes: influence of obesity and body fat distribution. *Prev. Med.* 12: 351.

Haskell, W.L.(1994) Health consequences of physical activity: understanding and challenges regarding dose-response. *Med. Sci. Sports Exerc.* 26: 649-660.

Haskell, W.L.(2001) What to look for in assessing responsiveness to exercise in a health context. *Med. Sci. Sports Exerc.* 33(6 Suppl.): S454-S458.

Hedden, T., & Gabrieli, J. (2004). Insights into the ageing mind: a view from cognitive neuroscience. *Nat. Rev. Neurosci., 5(2)*: 87-96.

Helmrich, S.P., Ragland, D.R., Leung, R.W., & Paffenbarger, R.S. Jr.(1991) Physical activity and reduced occurrence for non insulin dependent diabetes mellitus. *N. Engl. J. Med.* 325: 147-152.

Hickson, R.C., Hagberg, J.M., Fbsani, A.A., & Holloszy, J.O.(1981) Time course of the adaptive response of aerobic power and heart rate of training. *Med. Sci. Sports Exerc.* 13: 17-20.

Houmard, J.A., Bruno, N.J., Bruner, R.K., McCammon, M.R., Israel, R.G., & Barakat, H.A.(1994) Effects of exercise training on chemical composition of plasma LDL. *Arterioscler. Thromb.* 14: 325-330.

Hubert, H.B., Feinleib, M., McNamara, P.M., & Castelli, W.P.(1983) Obesity as an independent risk factor for cardiovascular disease: A 26 year follow up of participants in the Framingham heart study. *Circulation* 67: 968-977.

Hurley, B.(1993) Aerobic or strength training for coronary risk factors intervention? *Ann. Med.* 26: 153-155.

Iber, F.L.(1988) *Alcohol-associated disease.* In: Kinney JM, Jeejeebhoy KL. Hill GL Owen OE, ed. Nutrition and metabolism in patient care. W. B. Sauder Com. PA, 429-444.

Jackson, A.S., Wier, L.T., Ayers, G.W., Beard, E.F., Stuteville, J.E., & Blair, S.N.(1996) Changes in aerobic power of women, ages 20-64 yr. *Med. Sci. Sports Exerc.* 28: 884-891.

JNC-Ⅵ(1997) The sixth report of the Joint National Committee on Prevention, Detection, Evaluation, and Treatment of High Blood Pressure. *Arch. Intern. Med.* 157: 2413-2446.

Kahn, S.E., Larson, V.G., Beard, J.C., Cain, K.C., Fellingham, G.W., Schwartz, R.S., Veith, R.C., Stratton, J.R., Cerqueira, M.D., & Abrass, I.B.(1990) Effects of exercise on insulin action, glucose intolerance and insulin secretion in aging. *Am. J. Physiol.* 258: E937-E943.

Kallinen, M., & Markku, A.(1994) Sport-related injuries in elderly men still active in sports. *Br. J. Sports Med.* 28: 52-55.

Kambara, H., & Phillips, J.(1976) Long-term evaluation of early repolarization syndrome(Normal variant RS-T segment elevation) *Am. J. Cardiol.* 38: 157.

Kannus, P., Nittymaki, S., Jarvinen, N., & Lehto, M.(1989) Sports injuries in elderly athletes: a three-year prospective, controlled study. *Ageing* 18: 263-270.

Kaplan, N.(1990) *Clinical Hypertension.* 5th Ed, Baltimore: Williams and Wilkins, 3-5, 17, 138, 149-153, 165-171.

Kario, K., Matsuo, T., Imiya, M., Kayaba, T., Kuroda, T., Nago, N., Matsuo, H., & Shimada, K.(1994) Close relation between lipo-protein(a) levels and atherothrombotic disease in Japanese subjects>75 years of age. *Am. J. Cardiol.* 73: 1187-1190.

Keill, U., Chmbless, L.E., Doring, A., Filipiak, B., & Stiber, J.(1997) The relation of alcohol intake to coronary heart disease and all-cause mortality in a beer-drinking population. *Epidemiology* 8: 150-156.

Keteyian, S.J., Levine, A.B., Brawner, C.A., Kataoka, T., Rogers, F.J., Schairer, J.R., Stein, P.D., Levine, T.B., & Goldstein, S.(1996) Exercise training in patient with heart failure. randomized controlled trial. *Ann. Intrn. Med.* 124: 1051-1057.

Kiely, D.K., Wolf, P.A., Cupples, L.A., Beiser, A.S., & Kannel, W.B. (1994) Physical activity and stroke risk: The Framingham Study. *Am. J. Epidemiol.* 140: 608-620.

Kim, N.I., & Hwang, S.K.(1998) The effects of aerobic exercise capacity and coronary artery disease risk factor on atherogenic index in normal and degenerative disease groups. *The 98 Seoul International Sport Science Congress* 680-691.

Kim, Y.P., Kim, H., Shin, M.S., Chang, H.K., Jang, M.H., Shin, M.C.,

Lee, S.J., Lee, H.H., Yoon, J.H., Jeong, I.G., & Kim, C.J. (2004). Age-dependence of the effect of treadmill exercise on cell proliferation in the dentate gyrus of rats. *Neurosci. Lett., 355(1-2)*: 152-154.

King, A.B., Haskell, W.L., Young, D.R., Oka, R.K., & Stefanick, M.L., (1995) Long-term effects of varying intensities and formats of physical activity on participation rates, fitness and lipoproteins in men and women aged 50 to 65 years. *Circulation* 91: 2596-2604.

King, N.A., Tremblay, A., & Blundell, J.E.(1997) Effects of exercise on appetite control: implications for energy balance. *Med. Sci. Sports Exerc.* 29: 1076-1089.

Kissebah, A.H., Vydelingum, N., & Murray, R.(1982) Relation of body fat distribution to metabolic complications of obesity. *J. Clin. Endocrinol. Metab.* 54: 254.

Kitamura, A., Iso, H., Sankai, T., Naito, Y., Sato, S., & Kiyama, M.(1998) Alcohol intake and premature coronary heart disease in urban Japanese men. *Am. J. Epidemiol.* 147: 59-65.

Kohrt, W.M., Malley, M.T., Dalsky, G.P., & Holloszy, J.O.(1991) Body composition of healthy sedentary and trained, young and older women. *Med. Sci. Sports Exerc.* 24: 832-837.

Krumholz, H.M., Seeman, T.E., Memill, S.S., Mendes de Leon, C.F., Vaccarino, V., Silverman, D.J., Tsukahara, R., Cstfeld, A.M., & Berkman, R.F.(1994) Lack of association between cholesterol and coronary heart disease mortality and morbidity and all cause mortality in persons older than 70 years. *JAMA* 272: 1335-1340.

Kyle, U.G., Genton, L., Hans, D., Karsegard, V.L., Michel, J.P., Slosman, D.O., & Pichard, C. (2001). Total body mass, fat mass, fat-free mass, and skeletal muscle in older people: crossectional differences in 60-years-old persons. *J. Am. Geriatr. Soc., 49(12)*: 1633-1640.

La Croix, A.Z., Leveille, S.G., Hecht, J.A., Grothaus, L.C., & Wagner, E.H.(1996) Does walking decrease the risk of cardiovascular disease hospitalization and death in older adults? *J. Am. Geriatr. Soc.* 44: 113-120.

Laederach-Hofmann, K., Kupferschmid, S., & Mussgay, L. (2002). Links between body mass index, total body fat, cholesterol, high-density lipoprotein and insulin sensitivity in patients with obesity related to depression, anger, and anxiety. *Int. J. Eat. Disord., 32(1)*: 58-71.

Langer, R.D., Klauber, M.R., Criqui, M.H., & Barrett-Connor, E.R.(1994) Exercise and survival in the very old. *Am. J. Geriatr. Cardiol.* 3: 24-34.

LaRosa, J.C.(1996) Dyslipidemia and coronary heart disease in the elderly. *Clin. Geriatr. Med.* 12: 33-40.

Larson, E.B., Wang, L., Bowen, J.D., McCormick, W.C., Teri, L., Crane, P., & Kukull, W. (2006). Exercise is associated with reduced risk for incident dementia among persons 65 years of age and older. *Ann. Intern. Med., 144*: 73-81.

Laurin, D., Verreault, R., Lindsay, J., MacPherson, K., & Rockwood, K. (2001). Physical activity and risk of cognitive impairment and dementia in elderly persons. *Arch. Neurol., 58(3)*: 498-504.

Lavie, C.J., & Milani, R.V.(1997) Benefits of cardiac rehabilitation and exercise training in elderly women. *Am. J. Cardio.* 79(5): 664-666.

Law, M.R., Wald, N.J., & Thompson, S.G.(1994) By how much and how quickly does reduction in serum cholesterol concentration lower risk of ischaemia heart disease? *BMJ* 308: 367-372.

Lee, C.D., Blair, S.N., & Jackson, A.S.(1999) Cardiorespiratory fitness, body composition, and all-cause and cardiovascular disease mortality in men. *Am. J. Clin. Nutr.* 69: 373-380.

Lee, I.M., Hsieh, C.C., & Paffenbarger, R.S.(1995) Exercise intensity and longevity in men. The Harvard alumni study. *JAMA* 273: 1179-1184.

Lee, M.G., Chrobak, J.J., Sik, A., Wiley, R.G., & Buzsaki, G. (1994). Hippocampal theta activity following selective lesion of the septal cholinergic system. *Neuroscience. 62(4)*: 1033-1047.

Leon, A.S., Connett, J., Jacobs, D.R., & Rauramaa, R.(1987) Leisure time physical activity level and risk of coronary heart disease and death: The Multiple Risk Factor Intervention Trail. *JAMA* 258: 2388-2395.

Li-Yu, J., Clayburne, G., Sieck, M., Beutler, A., Rull, M., Eisner, E., & Schumacher, H.R. Jr.(2001) Treatment of chronic gout. Can we determine when urate stores are depleted enough to prevent attacks of gout? *J. Rheumatol.* 28: 577-580.

Lowenthal, D.T., Kirschner, D.A., Scarpace, N.T., Pollock, M., & Graves, J.(1994) Effects of exercise on age and disease. *South. Med. J.* 87: S5-S12.

Maclure, M.(1993) Demonstration of deductive meta-analysis: ethanol intake and risk of myocardial infarction. *Epidemiol. Rew.* 15: 328-351.

Maggi, S., Langliis, J.A., & Minicuci, N.(1998) Sleep complaints in community dwelling older persons: Prevalence, associated factors, and reported causes. *J. Am. Geriatr. Soc.* 46: 161-168.

Manson, J.E., Hu, F.B., Rich-Edwards, J.W., Colditz, G.A., Stampfer, M.J., Willet, W.C., Speizer, F.E., & Hennekens, C.H.(1999) A prospective study of walking compared with vigorous exercise in the prevention coronary heart disease in women. *N. Engl. J. Med.* 341: 650-658.

Manson, J.E., Rimm, E.B., Stampfer, M.J., Colditz, G.A., Willett, W.C., Krolewski, A.S., Rosner, B., Hennekens, C.H., & Speizer, F.E.(1992) Physical activity and incidence of non insulin dependent diabetes mellitus in women. *Lancet* 338: 774-778.

Marti, B., & Howald, H.(1990) Long-term effects of physical training on aerobic capacity: controlled study of former elite athletes. *J. Appl. Physiol.* 69(4): 1451.

Martin, A., & Wail Hashimi, A.(1993) Obesity and the heart. *Am. J. Med. Sci.* 306(2): 117-123.

Martin, M.J.(1986) Serum cholesterol, blood pressure, and mortality: Implications from a cohort of 361,662 men. *Lancet* 2: 933.

McGinnis, J.M., & Foege, W.H.(1993) Actual causes of death in the United States. *JAMA* 270: 2207-2212.

McKelvie, R.S., Teo, K.K., McKartney, N., Humen, D., Montague, T., & Yusuf, S.(1995) Effects of exercise training in patients with congestive heart failure. A critical review. *J. Am. Coll. Cardiol.* 25: 789-796.

Miller, J.P., Pratley, R.E., Goldberg, A.P., Gordon, P., Rubin, M., Treuth, M.S., Ryan, A.S., & Hurley, B.F.(1994) Strength training increases insulin action in healthy 50 to 65 yr older men. *J. Appl. Physiol.* 77: 1122-1127.

Morris, G.S., Baldwin, K.M., Lash, J.M., Hamlin, RL., & Sherman, W.M.(1990) Exercise alters cardiac myosin isozyme distribution in obese Zucker and Wistar rats. *J. Appl. Physiol.* 69: 380-383.

Muntwyler, J., Hennekens, C.H., Buring, J.E., & Gaziano, J.M.(1998) Mortality and light to moderate alcohol con- sumption after myocardial infarction. *Lancet* 352: 1882-1885.

Myers, J., Prakash, M., Froelicher, V., Do, D., Partington, S., & Atwood, J.E.(2002) Exercise capacity and mortality among men referred for exercise testing. New England J. Med. 346(11): 793-801.

Nathan, D.M., Singer, D.E., Godine, J.E., & Perlmuter, L.C.(1985) Non insulin dependent diabetes mellitus in older patients. Complications and risk factors. *Am. J. Med.* 81: 837-842.

National High Blood Pressure Education Program Walking Group.(1993) Report on primary prevention of hypertension. *Arch. Int. Med.* 153: 186-208.

Nehlsen-Cannarella, S.L., Nieman, D.C., Jessen, J., Chang, L., Gusewith, G., Blix, G., & Ashley, E.(1991) The effect of acute moderate exercise on lymphocyte function and serum immunoglobulin levels. *Int. J. Sports Med.* 12: 391-398.

Newschafer, C.J., Rush, T.L., & Hale, W.E.(1992) Aging and total cholesterol levels: cohort, period, and survivorship effects. *Am. J. Epidemiol.* 136: 23-24.

Noakes, T.D., Higginson, L., & Opie, L.H.(1983) Physical training increases ventricular fibrillation thresholds of isolated rat hearts during normoxia. *Circulation* 67: 24-30.

Norstrom, J., & Conroy, H.E.(1995) *The physical activity pyramid and the new physical activity recommendations.* The Bulletin. St. Louis Park(MN): Park Nicolett Medicine Foundation, 39: 107-111.

Paffenbarger, R.S., Jung, D.L., Leung, R.W., & Hyde, R.T.(1991) Physical activity and hypertension: an epidemio- logical view. *Ann. Med.* 23: 319-327.

Palleschi, L., Vetta, F., De Gennaro, E., Idone, G., Sottosanti, G., Gianni, W., & Marigliano, V. (1996). Effect of aerobic training on the cognitive performance of elderly patients with senile dementia of alzheimer type. *Arch. Gerontol. Geriatr.* 22(1): 47-50.

Pate, R.R., Pratt, M., & Blair, S.(1995) Physical activity and public health. A recommendation from the Centrs for Disease Control and Prevention and the American College of Sports Medicine. *JAMA* 273: 402-407.

Pollock, M.L., & Wilmore, J.H.(1999) *Exercise in Health and Disease*: Evaluation and Prescription for Prevention and Rehabilitation. 3rd ed. W.B. Saunders Company. Phila- delphia.

Pollock, M.L., Carroll, J.F., & Graves, J.E.(1991) Injuries and adherence to walk/jog and resistance training programs in elderly. *Med. Sci. Sports Exerc.* 23: 1194-1200.

Potempa, K., Lopez, M., Braun, L.T., Szidon, P., Fogg, L., & Tinknell, T.(1995) Physiological outcomes of aerobic exercise training in hemiparetic stroke patient. *Stroke* 26: 101-105.

Poutlton, N.P., & Muir, G.D. (2005). Treadmill training ameliorates dopamine loss but not behavioral deficits in hemi-parkinsonian rats.

Exp. Neurol., 193(1): 181-197.

Powell, K.E., & Blair, S.N.(1994) The public health burdens of sedentary living habits: theoretical of obesity. *Med. Sci. Sports Exerc.* 26: 851-856.

Prinz, P.N., Vitiello, M.V., Raskind, M.A., & Thorpy, M.J.(1990) Geriatrics: Sleep disorders and aging. *N. Engl. J. Med.* 323: 520-526.

Rankine, T., Rauramaa, R., Vaisanen, S., Halonen, P., & Penttila, I.M.(1994) Blood coagulation and fibrinolytic factors are unchanged by aerobic exercise or fat modified diet. *Fibrinolysis* 8: 48-53.

Rauramma, R., & Leon, A.S.(1996) Physical activity and risk of cardio-vascular disease in middle-aged individuals: Recommendations. *Sports Med.* 22(2): 65-69.

Raymond, T., Howare, F., & Brocklehust, J.C.(1998) *Brocklehust's textbook of geriatric medicine and gerontology.* 5th ed. pp.1247-91, Edinburgh, Churchill Livingstone.

Raz, N., Lindenberger, U., Rodrigue, K.M., Kenedy, K.M., Head, D., Williamson, A., Dahle, C., Gerstorf, D., & Acker, J.D. (2005). Regional brain changes in health aging adults: general trends, individual differences and modifiers. *Cereb. Cortex, 15(11)*: 1676-1689.

Reaven, P.D., McPhillips, J.B., Barret-Connor, E.L., & Criqui, M.H.(1990) Leisure time exercise and lipid and lipoprotein levels in an older population. *J. Am. Geriatr. Soc.* 38: 847-854.

Rehm, J.T., Bondy, S.J., Sempos, C.T., & Vuong, C.V.(1997) Alcohol consumption and coronary heart disease morbidity and mortality. *Am. J. Epidemiol.* 146: 495-501.

Renaud, S.C., Gueguen, R., Schenker, J., & d'Houtaud, A.(1998) Alcohol and mortality in middle aged men from eastern France. *Epidemiology* 9: 184-188.

Reubner, B.H., Mikai, K., & Abbey, H.(1961) The low incidence of myocardial infarction in hepatic cirrhosis. *Lancet* 1: 858-860.

Richards, M., Hardy, R., & Wadsworth, M.E.J. (2003). Does active leisure protect cognition? Evidence from a national birth cohort. *Soc. Sci. Med., 56(4)*: 785-792.

Ridker, P.M., Hennekens, C.H., Buring, J.E., & Rifai, N.(2000) C-reactive protein and other markers of inflammation in the prediction of cardiovascular disease in women. *N. Engl. J. Med.* 342: 836-843.

Ritland, S., Foss, N.E., & Gjone, E.(1982) Physical activity in liver disease and liver function in sportsmen. *Scand. J. Soc. Suppl.* 29: 221-226.

Rogers, R.L., Meyer, J.S., & Mortel, K.F. (1990). After reaching retirement age physical activity sustains cerebral perfusion and cognition. *J. Am. Geriatr. Soc., 38(2)*: 123-128.

Rolland, Y., Rival, L., Pillard, F., Lafont, C., Rivere, D., Albarede, J., & Vellas, B. (2000). Feasibily of regular physical exercise for patients with moderate to severe Alzheimer disease. *J. Nutr. Health Aging, 4(2)*: 109-113.

Rost, R., & Hollamann, W.(1992) *Cardiac problems in endurance in sports.* In: Shephard RJ, Astrand PO, eds. Endurance in Sport. Oxford, UK: Blackwell Scientific Publishers, 438-452.

Rovio, S., Helkala, E.L., Viitanen, M., Winblad, B., Tuomilehto, J., Soininen, H., Nissinen, & Kivipelto, A.M. (2005). Leisure time physical activity at midlife and the risk of dementia and Alzheimer's disease. *Lancet Neurol., 4(11)*: 705-711.

Rowland, M., & Roberts, J.(1982) *NCHS Advance Data.* No.84, October 8.

Ruigome, A., Alonso, J., & Anto, J.M.(1995) Relationship of health behaviors to five-years mortality in an elderly cohort. *Ageing* 24: 113-120.

Russo-Neustadt, A., Ha, T., Ramirez, R., & Kesslak, J.P. (2001). Physical activity-antidepressant treatment combination: impact on brain-derived neurotrophic factor and behavior in an animal model. *Behav. Brain Res., 120*: 87-95.

Sandvik, L., Erikssen, J., Thaulow, E., Erikssen, G., Mundal, R., & Rodhal, K.(1993) Physical fitness as a predictor of mortality among healthy, middle-aged Norwegian men. *N. Engl. J. Med.* 328: 533-537.

Schneider, S.H., Vitug, A., & Ruderman, N.(1986) Atherosclerosis and physical exercise. *Diabetes Metab. Rew.* 1: 513.

Schulte, H., Cullen, P., & Assmann, G.(1999) Obesity, mortality and cardiovascular disease in the Munster Heart Study(PROCAM) *Atherosclerosis* 144: 199-209.

Schwartz, R.S., Cain, K.C., Shuman, W.P., Larson, V., Stratton, J.R., Beard, J.C., Kahn, S.E., Cerqueira, M.D., & Abrass, I.B.(1991) Effect of intensive endurance training on lipoprotein profiles in young and older men. *Metabolism* 41: 545-551.

Schwarz, A.J., Brasel, J.A., Hintz, R.L., Mohan, S., & Cooper, D.M. (1996). Acute effect of brief low and high-intensity exercise on circulating insulin-like growth factor (IGF) I, II, and IGF-binding protein-3 and its proteolysis in young healthy men. *J. Clin. Endocrinol. Metab.,* *81(10)*: 3492-3497.

Seals, D.R., & Hagberg, J.M.(1984) The effects of exercise training on human hypertension: a review. *Med. Sci. Sports Exerc.* 16: 207-215.

Sesso, H.D., & Gaziano, J.M.(1999) Alcohol intake and cardiovascular morbidity and mortality. *Curr. Opin. Nephrol. Hypertens.* 8: 353-357.

Shaper, A.G., Pocock, S.J., Phillips, A.N., Whitehead, T.P., & McFarlane, P.W.(1985) Risk factor for ischemic heart disease: the prospective phase of the British Resional Heart Study. *J. Epidemiol. Community Health* 39: 197-209.

Shephard, R.J.(1997) Exercise and relaxation in health promotion. *Sports Med.* 23: 211-217.

Shephard, R.J., & Balady, G.J.(1999) Exercise as cardiovascular therapy. *Circulation* 99: 963-967.

Shephard, R.J., Kavanagh, T., Mertens, D.J., Qureshi, S., & Clark, M.(1995) Personal health benefits of Masters athletics competition. *Br. J. Sports Med.* 29: 35-40.

Shimokata, H., Muller, D.C., Fleg, J.L., Sorkin, J., Ziemba, A.V., & Andres,

R.(1991) Age as independent determinant of glucose tolerance. *Diabetes* 40: 44-51.

Shimokata, H., Tobin, J.D., Muller, D., Elahi, D., Coon, P.J., & Anders, R.A.(1989) Studies in the distribution of body fat. I. Effects of age, sex and obesity. *J. Gerontol.* 44: M66-M73.

Siskovick, D.S., Weiss, N.S., Fletcher, R.H., & Lasky, T.(1984) The incidence of primary cardiac arrest during vigorous exercise. *N. Engl. J. Med.* 311: 874-877.

Slavick, J.M., & Kirby, T.E.(1991) The influence of exercise and training on parasymptathetic tone in the older population. *Med. Sci. Sports Exerc.* 23(Suppl): 19.

Smith, A.D., & Zigmond, M.J. (2003). Can the brain be protected through exercise? Lessons from an animal model of parkinsonism. *Exp. Neurol., 184(1)*: 31-39.

Sowers, J.R., & Lester, M.(2000) Hypertension, hormones, and aging. *J. Lab. Clin. Med.* 135: 379-386.

Spirito, P., Maron, B.J., Bonow, R.O., & Epstein, S.E.(1983) Prevalence and significance of an abnormal S-T segment response to exercise in young athletic population. *Am. J. Crdiol.* 51: 1163.

Stamler, J., Stamler, R., & Neaton, J.D.(1993) Blood pressure, systolic and diastolic and cardiovascular risks: US population data. *Arch. Intern. Med.* 153: 598-651.

Stewart, K.J., Bacher, A.C., Hees, P.S., Tayback, M., Ouyang, P., & Jan de Beur, S. (2005). Exercise effects on bone mineral density relationships to changes in fitness and fatness. *Am. J. Prev. Med., 28(5)*: 453-460.

Stratton, J., Levy, W., Cerqueira, M., Schwartz, R., & Abrass, I.(1991) Cardiovascular responses to exercise effects of aging and exercise training in healthy men. *Circulation* 89: 1648-1655.

Stunkard, A.J.(1980) Obesity. WB Sounders company, Philadelphia.

Sumic, A., Michael, Y.L., Carlson, N.E., Howieson, D.B., & Kaye, J.A.

(2007). Physical activity and risk and dementia in oldest old. *J. Aging Health, 19(2)*: 242-259.

Teri, L., Gibbons, L.E., McCurry, S.M., Logsdon, R.G., Buchner, D.M., Barlow, W.E., Kukull, W.A., LaCroix, A.Z., McCormick, W., & Larson, E.B. (2003). Exercise plus behavioral management in patients with Alzheimer disease: a randomized controlled trial. *JAMA, 290(15)*: 2015-2022.

The Joint National Committee on prevention, detection, evaluation, and treatment of high blood pressure and the national high blood pressure education program coordinating committee.(1997) The sixth report of the joint national committee on prevention, detection, evaluation and treatment of high blood pressure. *Arch. Intern. Med.* 157: 2413-46.

Thompson, P.D.(1996) The cardiovascular complications of vigorous physical activity. Arch. Intern. Med. 156: 2297-2302.

Thompson, W.R., Goodroe, E.A., Jonson, K.D., & Lamberth, J.G.(1991) The effects of hand-held weight on the physiological responses to aerobic dance. *J. Appl. Sport Sci. Res.* 5: 208-212.

Thun, M.J., Peto, R., Lopez, A.D., Monaco, J.H., Henley, S.J., & Heath Jr, C.W.(1997) Alcohol consumption and mortality among middle-aged and elderly US adults. *N. Engl. J. Med.* 337: 1705-1714.

Ting, F.H., & William, C.I.Y.(1995) Evaluation of rate-pressure product in obese children. *Acta Paediatrica Japonica* 37: 599-603.

Trejo, J.L., Carro, E., & Torres-Aleman, E.I. (2001). Circulating insulin-like growth factor mediates exercise-induced increases in the number of new neurons in the adult hippocampus. *J. Neurosci., 21(5)*: 1628-1634.

Van den Hoogen, P.V.W., Feskens, E.J.M., Nagelkerke, N.J.D., Menotti, A., Nissinen, A., & Kromhout, D.(2000) The relation between blood pressure and mortality due to coronary heart disease among men in different parts of the world. *N. Engl. J. Med.* 342: 1-8.

Van Itallie, T.B.(1985) Health implication of overweight and obesity in the United States. *Ann. Intern. Med.* 103: 983-988.

Van Pelt, R.E., Evans, E.M., Schechtman, K.B., Ehsani, A.A., & Kohrt, W.M. (2002). Contributions of total and regional fat mass to risk for cardiovascular disease in older women. *Am. J. Physiol. Endocrinol. Metab., 282(5)*: E1023-1028.

Van Praag, H., Kempermann, G., & Gage, F.H. (1999). Running increases cell proliferation and neurogenesis in the adult mouse dentate gyrus. *Nat. Neurosci., 2(3)*: 266-270.

Van Praag, H., Shubert, T., Zhao, C., & Gage, F.H. (2005). Exercise enhances learning and hippocampal neurogenesis in aged mice. *J. Neurosci., 25(38)*: 8680-8685.

Vander, A.J., Sherman, J.H., & Luciano, D.S.(1994) Human physiology. McGraw-Hill, Inc. 395-396.

Verdile, G., Fuller, S., Atwood, C.S., Laws, S.M., Gandy, S.E., & Martins, R.N. (2004). The role of beta amyloid in Alzheimer's disease: still a cause of everything or the only one who got caught? *Pharmacol. Res., 50(4)*: 397-409.

Visser, M., Kritchevsky, S.B., Goodpaster, B.H., Newman, A.B., Nevitt, M., Stamm, E., & Harris, T.B. (2002). Leg muscle mass and composition in relation to lower extremity performance in men and women aged 70 to 79: the health, aging and body composition study. *J. Am. Geriatr. Soc., 50(5)*: 897-904.

Wannamethee, S.G., Lowe, G.D.O., Whincup, P.H., Rumley, A., Walker, M., & Lennon, L.(2001) Physical activity and hemostatic and inflammatory variables in elderly men. *Circulation* 105: 1785-1790.

Wei, M., Kampert, J.R., Barlow, C.E., Nichaman, M.Z., Gibbons, L.W., Paffenbarger, R.S., & Blair, S.N.(1999) Relationship between low cardiorespiratory fitness and mortality in normal weight, overweight, and obese men. *JAMA* 282: 1547-1553.

Whelton, P.K.(1994) Epidemiology of hypertension. Lancet 344: 101-106.

WHO Expert Committe.(1995) *Physical Status*: The use and interpretation of antropometry, Geneva. WHO Technical Report Series no.854.

Wiebe, C.G., Gledhill, N., Jannik, V.K., & Perguson, S.(1999) Exercise cardiac function in young through elderly endurance trained women. *Med. Sci. Sports Exerc.* 31(5): 684-691.

Willich, S.N., Lewis, M., Lowel, H., Harntz, H.R., Schubert, F., & Shroder, R.(1993) Physical exertion as a trigger of acute myocardial infarction. *N. Engl. J. Med.* 329: 1684-1690.

Woo, R., Garrow, J.S., & Pi-Sunyer, F.X.(1982) Effect of exercise on spontaneous calorie intake in obesity. *Am. J. Clin. Nutr.* 36: 470-477.

Yaffe, K., Barnes, D., Nevitt, M., Lui, L.Y., & Covinsky, K. (2001). A prospective study of physical activity and cognitive decline in elderly women. *Arch. Inter. Med., 161(14)*: 1703-1708.

Yusuf, H.R., Croft, J.B., Giles, W.H., Anda, R.F., Casper, M.I. Caspersen, C.J., & Jones, D.A.(1996) Leisure-time physical activity among older adults. *Arch. Intern. Med.* 156: 1321-1326.

부 록

부록 1. 의학적 운동처방 시스템 및 검사 동의서

귀하는 건강증진을 위한 의학적 검사와 운동능력 검사를 받으시고, 그 결과에 따라 귀하의 건강 및 운동능력에 알맞은 운동처방을 받으시게 됩니다.

1. 의학적 문진

문진을 통하여 병력 중에 개인의 병력과 가족의 병력을 검사받고, 생활습관으로 흡연습관, 음주습관, 식생활습관 및 스트레스 정도를 검사받으며, 운동습관 등을 검사받게 됩니다.

2. 의학적 검사

1) 안정 시 검사

심장순환계 질환을 검사하기 위해서는 심박수, 혈압 및 심전도 검사를 받게 되고, 폐질환 및 폐기능 검사를 위해서는 폐활량, 초시폐활량 및 최대 환기량 측정과 X-ray 검사를 받게 됩니다. 또한 간기능 검사, 당뇨검사, 혈중 지질, 소변검사를 받게 되고, 아울러 비만도를 검사받게 됩니다.

2) 운동부하 검사

트레드밀을 이용하여 전문가의 입회하에 운동부하 검사를 받게 되며, 이 운동검사를 통하여 안정 시에 나타나지 않은 심장 질환이 발견되고, 최대 산소섭취량을 측정하여 운동능력을 평가받게 됩니다.

3) 운동지도 및 처방

위의 각종 검사의 결과를 토대로 하여 성인병 예방 및 치료를 위한 과학적인 운동처방을 받게 됩니다. 이상의 모든 검사결과와 운동처방을 보다 효율적으로 활용하기 위하여 전산프로그램을 개발하여 이용하고 있습니다.

이와 같이 의학적인 검사를 토대로 하여 운동처방을 실시하는 것은 운동부하 검사 중이나 평소 운동 중에 발생할 수 있는 위험부담을 줄이고, 소기의 목적을 최대한 달성하기 위함입니다.

검 사 동 의 서

본인은 의학적 운동처방에 대해서 잘 이해하고, 이에 응할 것을 동의합니다.

20   년   월   일
성 명: ______(인)

부록 2. 건강평가 설문


```
회원번호: __________   주민등록번호:              －
성 명: ____   성 별: 남·여   생년월일: 19 . . .
연 령: 만 _ 세   신 장: _ cm
체 중: ___kg
주 소: _________________________
전 화: 자 택:( )  －  직 장:( )  －  직 업:
```

※ 다음 설문지에 성의 있게 기입해 주시기 바랍니다. 이 설문
내용은 건강진단과 운동처방에 귀한 자료가 됩니다.

Ⅰ. 의학적 문진

1. 일반사항

1) 마지막으로 의사의 검진을 받으신 것은 언제입니까? (19   년   월)

2) 약물, 음식, 기타 물질에 대한 알레르기가 있으면 모두 적어주
   십시오.

____

3) 만성질병이 있으면 병명을 적어 주십시오.

   병   명: _____________________

   병 원 명: __________   입 원 년 월: 19 년 월

2. 과거병력(지난 12개월 동안)

(예)(아니오)

1) 병원(의원)에서 치료를 받은 일이 있었습니까? □ □

2) 체중이 2-3kg 이상 변동한 일이 있었습니까? □ □

3) 체중조절을 위하여 식사조절이나 운동을 해보셨습니까? □ □

4) 정신을 잃은 일이 있었습니까? □ □

5) 자주 잠을 설치는 편입니까? □ □

6) 시야가 흐려지거나 눈앞이 캄캄해진 일이 자주 있었습니까? □ □

7) 심한 두통이 있거나, 자주 두통이 있었습니까? □ □

8) 기침이나 담(가래)이 많은 편입니까? □ □

9) 일시적으로 언어장애를 일으킨 일이 있었습니까? □ □

10) 이유 없이 신경과민이 되거나, 불안을 느낀 일이 있었 □ □
  습니까?

11) 심장이 불규칙하게 뛰는 것을 느껴본 적이 있습니까? □ □

12) 이유 없이 가슴이 두근거린 일이 있었습니까? □ □

3. 현재병력

(예)(아니오)

1) 길을 빨리 걷거나, 계단, 오르막을 오를 때 같은 나이
  의 다른 사람보다 숨이 많이 차다고 느끼십니까? □ □

2) 누워 있거나, 앉았다가 갑자기 일어날 때 자주 어지럼
  증(현기증)을 일으킵니까? □ □

3) 팔, 다리 혹은 신체의 다른 부위에 감각이 둔하거나
   이상한 곳이 있습니까? □ □

4) 날씨가 춥지 않은 데도 손이나 발이 차고 시립니까? □ □

5) 다리나 발목이 부을 때가 있습니까? □ □

6) 걸음을 걸을 때 다리에 통증이 생겨서 고통스럽거나 걸
   음을 멈추어야만 할 때가 있습니까? □ □

7) 일상생활 또는 가벼운 운동을 할 때 가슴에 통증이나
   압박감을 느낄 때가 있습니까? □ □

8) 혈압이 높다는 말을 들은 적이 있습니까? □ □

9) 혈액검사에서 콜레스테롤 또는 지방이 높다는 말을 들은
   적이 있습니까? □ □

10) 의사로부터 병에 대한 치료나 건강을 위해서 운동을 하
    라는 지시를 받은 적이 있습니까? □ □

11) 뼈, 관절, 근육통 등이 운동하는 데 지장을 줄만한 어
    떤 문제를 가지고 있습니까? □ □

12) 당뇨병이 있거나, 소변에서 당이 나온다는 말을 들은
    적이 있습니까? 있다면 어떻게 치료하고 계십니까? □ □
    □ 식이요법   □ 운동요법
    □ 약물요법(인슐린 또는 복약)   □ 치료하지 않음

13) 아래와 같은 심장병을 가졌다고 들은 적이 있습니까? □ □
    □ 고혈압 □ 협심증 □ 동맥경화증 □ 심근경색증
    □ 심장판막증 □ 심부전 □ 심장이 약하다

4. 가족병력

(예)(아니오)

직계 가족 가운데 아래와 같은 질환을 가진 분이 계십니까?　□　□
있다면 <보기>의 가, 나, 다, 라의 항목을 참고하여 귀하와 그 사
람과의 관계를 적어 주십시오.(예: 아버지, 어머니, 누나, 동생 등)

1) 심 장 질 환: □ 가 □ 나 □ 다 □ 라　관계: ＿＿＿＿＿

2) 고　　혈　　압: □ 가 □ 나 □ 다 □ 라　관계: ＿＿＿＿＿

3) 뇌졸중 (중풍): □ 가 □ 나 □ 다 □ 라　관계: ＿＿＿＿＿

4) 당　　뇨　　병: □ 가 □ 나 □ 다 □ 라　관계: ＿＿＿＿＿

< 보　기 >

가. 가족 중 이 질환을 가졌던 사람이 없음
나. 가족 중 이 질환을 가졌던 사람이 있으나, 60세 이상 생존했음
다. 가족 중 1명이 이 질환으로 60세 이전에 사망
라. 가족 중 2명 이상이 이 질환으로 60세 이전에 사망

Ⅱ. 생활양식

1. 흡연습관

(예)(아니오)

1) 담배를 조금이라도 피운 적이 있습니까?　　　　　　□　□
2) 현재 담배를 피우고 계십니까?　　　　　　　　　　　□　□
3) 하루에 몇 개비나 피우십니까?　　　＿＿＿＿＿ 개비
4) 담배를 몇 년 피우셨습니까?　　　　　　　　　　년　개월

5) 담배를 끊으셨다면, 그것은 언제였습니까?   19   년   월

  2. 음주습관

1) 지난 한달 동안 술을 마신 날은 며칠이나 됩니까?_______일
2) 일주일에 평균적으로 몇 잔이나 술을 마십니까?
    맥 주: ____ 잔,   포도주: _____잔,   소 주: ____ 잔
    기 타: ____

  3. 식사습관

1) 식사는 규칙적으로 하십니까?
    ☐ 규칙적이다   ☐ 가끔 불규칙적이다   ☐ 거의 매일 불규칙적이다
2) 식성은 어떻습니까?
    ☐ 싱겁게 먹는 편이다   ☐ 보통이다   ☐ 짜게 먹는 편이다
3) 육류는 어느 정도 자주 드십니까?
    ☐ 일주일에 한 번 정도   ☐ 일주일에 2-3회 정도
    ☐ 하루에 한 번, 또는 그 이상
4) 채식과 육식 중 어느 쪽을 더 좋아하십니까?
    ☐ 채 식   ☐ 육 식   ☐ 가리지 않는다
5) 커피, 홍차 등 카페인 음료를 자주 마십니까?
    ☐ 거의 안 마심   ☐ 하루에 한 잔 정도
    ☐ 하루에 2-3잔, 또는 그 이상
6) 체중을 줄이기 위해 식이요법을 시도해 보셨습니까?
    ☐ 예   ☐ 아니오

4. 스트레스

일상생활에서 스트레스를 어느 정도 느끼십니까?

　□ 없 음　　　　□ 약 간　　　　□ 보 통

　□ 심 함　　　　□ 매우 심함

Ⅲ. 운동습관

1) 규칙적으로 운동을 하고 계십니까?　　　□ 예　□ 아니오

2) 어떤 운동을 규칙적으로 하시고 계십니까? ________

3) 걷기, 조깅, 달리기를 하고 계신다면, 한 번에 하시는 거리는 어
느 정도 됩니까?______m

4) 한 번에 운동을 하시는 시간은 평균 몇 분입니까?　______분

5) 일주일에 평균 몇 회의 운동을 하십니까?　　　______회

6) 귀하의 직업(생활)은 어느 정도 활동적입니까?

　□ 비활동적　　　□ 가벼운 활동　　□ 보통의 활동

　□ 힘든 활동　　　□ 심한 활동

7) 규칙적인 운동프로그램으로서 하시고 싶으신 운동은 무엇입니까?

　□ 걷기/달리기　　□ 테니스　　　□ 제자리 달리기

　□ 자전거 타기　　□ 농 구　　　□ 수 영

　□ 볼 링　　　　□ 에어로빅댄스　□ 기 타(　　　)

김남익

▎약력

국민대학교 체육학과 체육학 석·박사 (스포츠 의학)
(재)한국의학연구소 스포츠클리닉 실장
세브란스병원 건강증진센터 스포츠클리닉 팀장
연세대학교 의과대학 스포츠과학연구소 상임연구원
한국걷기과학학회 이사
한국스포츠학회 이사
(주)키네스 대전본원 원장

▎주요논문 및 저서

「심혈관계 질환 위험 요소와 운동 참여 여부가 고령자들의 건강도,
운동능력, 성인병 발병률 및 사망률에 미치는 영향」
『성인병과 운동』
『선수트레이닝』
『노화와 운동』
『포커스, 건강과 운동처방』
『재활 스포츠 개론』
외 다수

노화와 운동

초판인쇄 | 2005년 11월 30일
초판발행 | 2005년 11월 30일
개정판인쇄 | 2009년 5월 30일
개정판발행 | 2009년 5월 30일

지은이 | 김남익
펴낸이 | 채종준
펴낸곳 | 한국학술정보㈜
주　소 | 경기도 파주시 교하읍 문발리 파주출판문화정보산업단지 513-5
전　화 | 031) 908-3181(대표)
팩　스 | 031) 908-3189
홈페이지 | http://www.kstudy.com
E-mail | 출판사업부　publish@kstudy.com

등　록 | 제일산-115호(2000. 6. 19)
가　격 | 26,000원
ISBN （　　　　　　　　　Paper Book)
　　　978-89-268-0050-8 18510 (e-Book)

는 한국학술정보(주)의 지식실용서 브랜드입니다.